中医外治疗法治百病丛书

雷火灸疗法

总主编 陈秀华 陈全新

主 编 赵时碧

U0392105

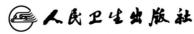
人民卫生出版社

图书在版编目（CIP）数据

雷火灸疗法 / 赵时碧主编 . —北京：人民卫生出版社，2014

（中医外治疗法治百病丛书 / 陈秀华，陈全新总主编）

ISBN 978-7-117-18811-1

I. ①雷… Ⅱ. ①赵… Ⅲ. ①灸法 Ⅳ. ①R245.8

中国版本图书馆 CIP 数据核字（2014）第 158123 号

人卫智网	www.ipmph.com	医学教育、学术、考试、健康，购书智慧智能综合服务平台
人卫官网	www.pmph.com	人卫官方资讯发布平台

中医外治疗法治百病丛书
雷 火 灸 疗 法

主　　编：赵时碧
出版发行：人民卫生出版社（中继线 010-59780011）
地　　址：北京市朝阳区潘家园南里 19 号
邮　　编：100021
E - mail：pmph @ pmph.com
购书热线：010-59787592　010-59787584　010-65264830
印　　刷：北京九州迅驰传媒文化有限公司
经　　销：新华书店
开　　本：710×1000　1/16　　**印张**：16　　**插页**：4
字　　数：296 千字
版　　次：2014 年 9 月第 1 版　2023 年 6 月第 1 版第 7 次印刷
标准书号：ISBN 978-7-117-18811-1
定　　价：35.00 元

打击盗版举报电话：010-59787491　E-mail：WQ @ pmph.com
（凡属印装质量问题请与本社市场营销中心联系退换）

编委会

顾　问　李维衡　张　缙

主　编　赵时碧

主　审　张正明

策　划　朱　辉

编　委　马　麟　朱　辉　张正明　张　丽
　　　　张　强　赵时碧　赵时惠　韩德英

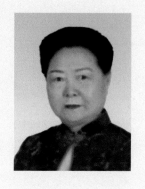

雷火灸创始人赵时碧,名老中医,女,1937年出生,现年76岁,重庆市人,中国共产党党员。现任中国重庆赵氏雷火灸传统医药研究所所长,中国针灸学会理事,重庆市非物质文化遗产赵氏雷火灸第四代传承人。曾任重庆市民营科技委员会副理事长,香港商会理事,香港新闻出版社顾问。

1957年9月,赵时碧到重庆市中医骨科医院工作,师从于全国著名骨科医师武术家赵锦才老师,在其指导下已开始运用灸疗治病。1960年,毕业于重庆市中医学校,之后在第三军医大学西南医院骨科进修西医骨科。从事中西医骨科专业50余年,先后任科室负责人、门诊部主任、医务科长、住院部主任等职,1978年,首先研究针刺神经干在中医骨科手术中的麻醉运用,并撰写了"针刺神经干麻醉100例"论文,在全国运动学术会议上进行交流,先后撰写了学术论文20篇左右,在全国学术会议上进行交流与发表,获得重庆市优秀论文数篇。赵时碧在几十年的医疗实践中,把"满招损,谦受益"始终作为自己的座右铭,坚持取他人之长,补己之短,她深知"良医不能措其术,百药无所施其功"之理,扎实的医术才是硬道理。退休后,在继承祖传灸疗的基础上,全心致力于祖国传统医学灸疗的研究与应用,在1992年创办重庆赵氏雷火灸传统医药研究所,任所长至今。同时

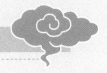

开设重庆赵氏雷火灸门诊部。先后研制发明了棒式悬灸(专利号：91226375.X)和雷火灸及医用雷火灸,并获得3项国家专利,在国际国内获得专业性奖项16项。2007年雷火灸被国家卫生部和国家中医药管理局列为新增医药服务项目。2012年11月,国家中医药管理局组建了中医医疗技术协作组,将雷火灸研究所作为灸疗协作组组长单位,任协作组组长。

赵氏雷火灸继
承又发展敬业几
十年功成春意
鸿沟病果作丸
针家授专眼颈
再造高巅莫
道桑榆晚

张绪
二〇〇八年三月

张绪　国家级专家,博士研究生导师,教授,中国针灸代表性传承人

挖掘祖国医药学
发扬光大不忘报
主凛国粹参药
燃出更加燥操的
坐玄疗顽疾治
陈病解除世人更
多的痛苦

戊子李善友
赵时碧

赵时碧　中华名医,雷火灸传承人暨创新发明人

7

前　言

中医学浩瀚无垠、博大精深。灸，又是中医学宝库中的一个重要组成部分，是我们祖先在与疾病作斗争中首先应用发明的一种治疗方法，它方法独特，操作简便，疗效显著，为保障民众体魄强健、安居乐业立下了汗马功劳，颇受百姓青睐。历代医家在探索中，提出了"药之不到，针之不及，宜灸之"的精辟论述。但由于种种原因，灸疗在医疗阵地上的份额和运用却发生了萎缩，目前在国内国外有关灸疗的著作寥寥无几。现在，如何研究、挖掘、发扬、发展灸疗的理论与实践，总结、提高灸疗与疾病作斗争的操作与范例，让人类的灸疗之花再放异彩，已成了医疗界专家、学者"以天下为己任"的义务了。

《雷火灸疗法》在这个终极目标之下撰写问世。但愿《雷火灸疗法》的出版，能对我国雷火灸事业的发展与进步，以及中医雷火灸界对灸疗的理论研究和临床实践起到一些促进作用。

雷火灸有其独有的特点。它是在中西医理论指导下产生的，并以辨证施治为指导，治疗时以解剖学病变部位为主，结合穴位治疗。雷火灸温度可达240℃，功效显著，可代替多种灸的功效而不产生瘢痕，雷火灸成了一种完全非侵入疗法，并且突破了历代灸的治疗范围，如塑身、治青少年眼疾、不育不孕等，对各种疾病治疗的效果均有很大的提高。广泛的使用灸具可节省灸疗医师体力，节约灸的材料，方便灭火，操作简便，无毒副作用，在新的实验中发现，雷火灸还有杀灭癌细胞的功效。

《雷火灸疗法》实现了灸的革新理想。本书在撰写过程中，整理、收集了应用雷火灸治疗多种疾病的案例，汇集了雷火灸在全国几十家医院及上百位专家、学者临床应用雷火灸的总结、评价资料，还收集整理了大量的灸法文献资料，从多种角度论述了灸疗法的发展、基础理论与现代医学的结合，以及各医学专家应用雷火灸治病的总结和探索，为广大中医师和灸疗师进行灸疗理论研究和临床实践提供了一个探索空间。

为让更多的人民大众的健康受益，应人民卫生出版社的要求，编写出版《雷火灸疗法》一书，以使雷火灸疗法得到更好地推广和普及。广大群众阅读此书后可以增进亲情，夫妻可互相治疗，孙子可帮爷爷、奶奶治病，而且疗效甚佳，节约经济，还可减少频繁就医的烦恼。

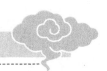

　　《雷火灸疗法》分为上、下两篇。上篇为雷火灸的理论基础。介绍灸的起源、发展及种类;雷火灸的产生;中医经络学说为理论依据;灸与中医基础理论;雷火灸以中西医结合为理论基础;手法创新;灸具革新;雷火灸的特色等内容。

　　下篇为雷火灸的临床实践。介绍雷火灸的特色、主要治疗疾病等内容:首创雷火灸塑身疗法,美容疗法;女人保卵巢疗法;男人养肾疗法;防癌、延年益寿疗法;改善血液循环系统、内分泌系统功能;调节造血系统;治疗消化系统、神经系统、呼吸系统、骨伤科、五官科、皮肤科、妇科、儿科等疾病及止痛。

　　雷火灸即是赵氏雷火灸,赵氏雷火灸是产品名称,雷火灸是专利名称。笔者运用其掌握的医学理论和几十年的临床实践经验,发明了雷火灸,并申请了国家专利,批准为实用新型专利名称"雷火灸",专利号:ZL94236918.1。又获得实用新型医用雷火灸专利,专利号:ZL200620001637.3。所以书内出现的赵氏雷火灸疗法即是雷火灸疗法。

　　国家非常重视中医灸疗事业的发展,整理、规范、推广、开放中医医疗技术,2013年3月,国家中医药管理局批准组建了中医医疗技术协作组雷火灸技术小组,雷火灸发明人赵时碧任组长。技术协作组目前正在开展雷火灸疗法临床病例验证工作。

　　国家中医药管理局科研技术项目"赵氏雷火灸治疗常年性变应性鼻炎临床研究",赵氏雷火灸通过了国家中医药管理局专家评审验收,并获得科研成果鉴定,批准向全国及世界推广应用;雷火灸被国家发展和改革委员会、原卫生部、国家中医药管理局列为新增医疗项目。《雷火灸疗法》的出版相信会受到广大读者的欢迎。

赵时碧

2013年4月

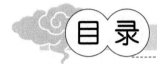

目录

下篇　临　床　篇

基 础 篇

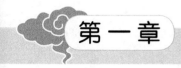

第一章

灸的起源与发展

第一节 灸 的 起 源

"灸"就是烧灼或烘烤的意思。灸疗是我国古代人民在同疾病进行的斗争中总结出来的一种治疗方法。我国人民在远古时期,掌握了用火的方法,人们在烘烤食物和取暖时,可能偶尔不慎被火烧灼而减轻了某些病痛,如取暖时烘烤腹部,缓解了腹部的寒痛及胀痛等症状,于是大家主动用火烧灼或烘烤治疗更多疾病,这样就产生了灸疗。《灵枢·官能》中有"针所不及,灸之所宜"的记载,就说明了灸的疗效和作用。最初的用灸材料当然是很简单的,比如用树枝等。

第二节 灸 的 发 展

在古代,由于在治疗疾病中的显著作用,以及用灸材料的方便易寻,灸疗在当时是非常盛行的,灸的材料以及治疗技术得到了很大的发展。用灸的材料发展到一是用某些刺激性中草药物,二是专用燃烧的艾叶或使用其他一些药物作为燃烧的材料。从治疗技术的发展来看,历代医家都非常重视灸法,早期灸疗的专著《曹氏灸方》(已佚),宋代庄绰有《膏肓腧穴灸法》,闻人耆年有《备急灸方》、西方子有《明堂灸经》,在清代有叶广祚《采艾编》,吴亦鼎《神灸经纶》等历史上有影响的灸疗专著。此外,其他的中医文献中有关灸疗的记载是多不胜数。在宋代还出现了专门施灸的医师。从灸的种类来看,可分为火热灸与非火热灸,在此只谈火热灸。火热灸中又有悬灸与实按灸两种,在明代出现的"雷火神针"就是实按灸,它多用于治疗风湿寒痹、闪挫肿痛疾病,它的治疗方法是点燃后用七层绵纸垫着进行熨灸。这种治疗方法叫实按灸(当然,太乙神针也是其中之一),还有专门的医师和门诊。可见在历史上灸疗是受到相当重视的并得到了发展。

第三节　灸 的 意 义

灸的涵义是烧灼和熨烫。

运用燃烧的物质产生的红外线及温热效应做灸疗,称火热灸法。

运用一些能产生刺激性的物质对机体产生的强烈刺激作用来达到灸疗目的。分别作为对疾病预防与治疗的一种外治法。灸的方法可分为直接灸法和非直接灸法。以往应用上述灸法都是在经络和腧穴上施灸治病。赵氏雷火灸的涵义是用燃烧的物质悬灸在人体患病部位及周围相关组织等大面积部位,以悬灸为主,灸至皮肤发红,深部组织发热为度,适当配1~2个腧穴来预防与治疗疾病。

第四节　灸的材料及种类

一、灸的材料

在古代灸的材料是以艾为主,因此艾作为灸疗的代名词,在古医书记载有"镵石针艾治其外"的说法。灸的取材种类繁多,如艾绒、桑枝、白芥子、桃枝、灯心草、盐、酒、麻捻、硫黄、黄蜡、毛茛、旱莲草、五味子等。还有许多中草药均可用于灸的原材料,可做成药饼、药捻、药包、药条,还可以用自身发热的物质敷贴在人体表面的方法来做灸疗。现代还增加了多种电疗灸疗仪器,它们都是运用电的作用产生热的能量达到灸疗目的。

二、灸的种类

灸可分为两大类:火热灸和非火热灸。

1. **火热灸**　即是把燃烧的物质用以接触皮肤或不接触皮肤的灸疗方法。

2. **非火热灸**　是用对皮肤会产生有强烈刺激性的物质,直接放在人体的腧穴或患处进行灸疗的方法。

它们产生的结果有两种:①使皮肤红晕,皮下组织发热即可(燃烧着的物质、刺激皮肤的物质及增温的物质均可);②使皮下组织破坏称为瘢痕灸(所用的材料相同,只是增加用灸时间的问题)。

另外还有一些灸的类型,如温针灸、隔姜灸、隔蒜灸、隔多层布灸或隔多层纸灸(如雷火神针、太乙神针)。

第五节 灸的近代情况与振兴

一、灸的近代情况

1949年以后,政府对中医药事业非常重视,专门制定了继承发展中医药的政策,在全国建立了1000多所中医院及多所中医学院,培养了不少新的中医药高级人才,深受广大患者的欢迎。但近40年来,中医的针、灸发展极不平衡,人们重针不重灸,所以,银针治疗很快普及全国并蜚声世界,为祖国争了光,而早于银针的灸疗技术及应用却处于没落状态。其原因是传统灸使用的材料种类繁多,备用不便,灸疗的方法尺度不易掌握,容易给患者造成痛苦,效果比起近代治疗方法来又不是特别好,现代电子灸疗仪的应用,使传统灸疗更加无用武之地。

二、灸的振兴

灸法是中医学宝库中的一颗璀璨明珠,在中国几千年治病防病的历程中有不可磨灭的功勋,而且有非常辉煌的历程,我们必须继承、挖掘、发扬光大灸法这一宝贵技术。灸到了需要改革振兴的时代,我们要扬长避短,重建灸的理论思路,改进灸的治疗技术,简化灸的原材料组合,创新灸具,增加灸的治疗功能,方便使用,易于掌握,这是我们灸疗工作者共同奋斗的目标。因为振兴灸的责任已刻不容缓,只要我们在灸的科研上作出新的成绩,国家的政策就会给予大力的支持和帮助,如赵氏雷火灸治疗常年性变应性鼻炎临床研究就已获得了国家中医药管理局新科技技术产品称号,并批准向全国及世界推广和应用。

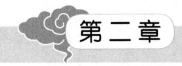

第二章

雷火灸对人体各系统的作用

第一节　雷火灸与人体的关系

　　灸在原始社会是人们在偶然中发现火热的物质撞击在人体患病之处，感觉到疼痛部位的疼痛就会减轻。因此原始人自然地运用火或烧热的物质来烧灼自己的疼痛处治病。经过若干年的变迁，社会的进步，形成了有专业的灸疗医生，而医家们又创始了阴阳五行、经络学说来指导灸疗的进一步发展。但为了祖国的灸疗更好地发展，我们的灸疗理论指导就不能仅仅局限在原有的理论基础中，笔者认为必须了解正常人体解剖学各个系统的正常生理组织功能，雷火灸与它们的作用才能使灸疗得到更加广泛、正确、良好的治疗功能与疗效，所以必须熟悉正常人体解剖各个生理系统。

第二节　对人体各系统的作用

一、对人体组织细胞的作用

　　细胞是生物体形态结构和生命活动的基本物质单位，人体各种器官都由相应的细胞组成。细胞的物质基础由有机物和无机物组成，有机物有糖类、脂类、蛋白质、酶、核酸；无机物由水和无机盐组成。细胞由细胞核、细胞质、质膜内凹、中膜体、蛋白质及外边一层细胞膜包裹形成。细胞膜的功能是新陈代谢物质交换最基础的体现，它也允许光和热参与其功能活动。人体各种细胞的形态具有多样性，但每种细胞的形态是固定的。

　　各种细胞形态的维持靠细胞骨架的作用和受相邻细胞的制约，也与细胞的生理功能有关，例如，具有收缩功能的肌细胞多为柱形或长梭形；起支持保护作用的上皮细胞多为扁平鳞状,或紧密排列呈柱状;而受刺激传导冲动的神经细胞呈星芒形;白细胞呈球形;红细胞成凹形等。此外,细胞的形状也可随环境的改变而发生变化。以上各细胞是组织成人体各个器官的基础,是生命的源泉,它们的共同功能均能吐故纳新,完成新陈代谢,维持生命的继续。雷火灸对人体各种细胞的热刺激后,能增加细胞膜的活跃性,可以促进它的新陈代谢,降低细胞质的黏稠度,均会增强细胞的生命活动,以达到促进细胞再生,恢复坏死细胞的生命的目的。

二、对人体肌肉组织的作用

根据肌肉组织构造和功能的不同,可将人体的肌肉分为平滑肌、心肌和骨骼肌三种。

平滑肌主要构成内脏和血管的壁;心肌则构成心壁;骨骼肌是分布于头、颈、躯干和四肢,通常附着于骨,可随人的意志收缩,故又称随意肌。骨骼肌都是由肌腹和肌腱两部分组成。肌的形态多样,可概括地分为长肌、短肌、阔肌和轮匝肌4种。肌的辅助组织还有筋膜,它分深筋膜和浅筋膜,还有滑膜囊和腱鞘。

全身肌肉约有513块,还有覆盖在肌肉上的大面积皮肤。人体的运动神经、末梢神经、皮神经、血管、毛细血管、淋巴、内分泌网络均遍布人体肌群中。雷火灸的热辐射能渗透到各种肌肉组织,包括深筋膜和浅筋膜还有滑膜囊和腱鞘,能够增强肌群内的运动神经、末梢神经、皮神经、血管、毛细血管、淋巴、内分泌等组织的生理功能。

三、对人体血液循环的作用

血液循环系统的基本功能是由心脏舒张收缩作用产生的动力,使人体的血液在全身周而复始的循环,心脏器官起血泵的作用。动脉输送血液离开心脏,到身体各部分并反复分支,最后移行于毛细血管,并引导血液回心。毛细血管连通最小动脉与最小静脉,管壁极薄,具有渗透性,呈网状分布于全身各组织器官。根据血液循环途径不同,可分为体循环和肺循环,体循环是由左心室射出的动脉血进入主动脉,又经动脉各级分支,流向全身各器官的毛细血管,进行气体交换,使动脉血变成静脉血。

雷火灸的热能量能增强心脏搏动力,增大血流量;加速心脏收缩速度,能够促进人体血液循环的流通速度,供给全身各组织器官新鲜的血液物质;增大白细胞的吞噬功能,对病变组织的修复起很好的作用;可减少血液中的凝固体,对微循环的畅通和组织细胞的代谢功能起着良好的作用,由于微循环的畅通,就不容易使机体组织内产生阻塞发生病变。对局部组织来讲,促进血液循环,能够消除局部组织内的血液循环障碍物如瘀血,促进组织细胞的新陈代谢,达到病体康复,如损伤后的血肿消失,对骨折后骨痂生长速度的加快等。

四、对人体神经系统的作用

神经系统可分为中枢神经系统和周围神经系统。

1. **中枢神经系统**　包括位于颅腔内的脑和椎管内的脊髓。两者都含有躯体神经中枢和内脏神经中枢。

2. **周围神经系统**　包括与脑连接的脑神经(12对)与脊髓连接的脊神经(31对)。两者都含有躯体神经和内脏神经。

躯体神经分布到皮肤和运动系统;内脏神经分布到内脏、心血管和腺体(包括交感神经、副交感神经)。两种神经都有感觉(传入)和运动(传出)纤维,分别由周围向中枢和由中枢向周围传递神经冲动。

神经系统是在机体内起主导作用的系统,其基本功能如下:①协调人体内部各系统器官的功能活动,保证人体内部的完整统一;②调整人体的功能活动,使之与外界环境相适应;③人类的大脑,特别是大脑皮质进化到非常复杂的程度,它可以在实践中产生高级思维活动。

由于神经系统有以上的生理功能,雷火灸的热辐射刺激作用,通过皮肤肌肉可以在局部起到对中枢神经系统和周围神经系统的兴奋和镇静作用,达到止痛、安眠的作用;通过呼吸各种药物的芳香气息,可以直接刺激大脑中枢神经,而增加脑神经调节全身自主神经系统和运动神经系统的功能,促使内分泌、免疫系统的作用增加;同时药物气息对肺部的刺激能增加肺的呼吸功能,减少肺、气管内黏液程度,增加肺内氧气的供应量,能提高动脉血液质量,对人体的健康起到良好的作用。对神经系统的调节若在兴奋时适用先温灸,时间可较长;神经兴奋处于低下时,适用重刺激,然后用温灸法。灸的部位主要以大脑及脊髓部位为主,对患处疼痛的止痛方法,用温灸法灸患处,配合应用重刺法灸相关的腧穴。用以上的办法均能调节神经的低下与兴奋(松弛与紧张)。

五、对内分泌系统的作用

内分泌系统指全身内分泌腺而言,是神经系统以外的另一种重要功能调节系统。内分泌腺可归纳为两类:一类是在形态结构上可以独立存在,肉眼可见者,称为内分泌器官,如垂体、松果体、甲状腺、甲状旁腺、胸腺和肾上腺等;另一类为分散在其他器官组织中的内分泌细胞团,称为内分泌组织,如胰腺内的胰岛,睾丸内的间质细胞和卵巢内的卵泡细胞及黄体细胞等。其分泌物称为激素,直接进入血液或淋巴,借循环系统运送至全身,主要调节机体的新陈代谢、生长发育或生殖功能等。

雷火灸在局部或在内分泌腺生长的体表位置施灸,均可以刺激内分泌激素的增长。直接在女性卵巢、子宫、输卵管等部位施灸可以使不孕症妇女怀孕生育,这就说明了能使女性睾酮下降,血浆雌二醇呈显著上升,提高女性性激素水平;对男性睾丸或相关的部位施灸,也同样能提高男性性激素,避免阳痿、早泄的发生。此外,还能降低甲状腺素,调节甲状腺生理功能恢复正常,使甲状腺患者的症状得到明显的改善。

六、对五官的作用

1. **眼** 眼是一个充满液体的球状物,它有一层柔韧的外表,称为巩膜。角膜是一层透明的薄膜,位于巩膜的前方,允许光线进入眼球。眼为视觉器官,由接受光刺激的眼球及其辅助作用的眼睑、眼外肌、泪器等器官组成。从外至内可分为三层,纤维膜、血管膜、视网膜,眼球内有房水、晶状体和玻璃体,均无色透明,与眼角膜一起组成眼球的屈光间质。

了解了眼睛的构造和功能,我们就消除了眼球不能灸的顾虑,雷火灸植物柱燃烧时产生的温热可以被眼球接收,因此采取直接在眼球外施灸,是灸对眼睛的治疗上非常大的进展,因为温热可以直接通过眼球达到眼底动静脉处,使眼部血液循环增加,眼球各晶体组织透明度增加,刺激眼神经兴奋,能更好地调节眼球屈光度,对于治疗近视、远视、干眼症及消除眼部的多种炎症均有良好的疗效。研究通过动物眼部切片实验检查,还发现能减少眼部内的癌细胞。

2. **耳** 耳是人体接收声响信息的器官,在头部两侧成对称分布,由外耳和内耳两部分组成。外耳部由皮肤、软骨、外耳门与鼓膜组成;内耳部由中耳(鼓室内有外侧壁和内侧壁、咽鼓管和乳突小房三部)、内耳道、听骨、听神经等构成。雷火灸的热辐射力能直接通过外耳到达内耳,能调节外耳及内耳的血液循环,使神经系统的生理功能恢复正常,提高听神经的听觉程度,能治疗突发性耳聋;降低听神经的杂音(如耳鸣),能消除内外耳部的炎症(如中耳炎),可预防耳聋的发生。

3. **鼻** 鼻是呼吸系统的入口,它由突出于脸部的鼻外部和内部的鼻腔组成。鼻腔把鼻孔和咽喉连接起来,其顶部由颅骨的一部分形成,底部则由分隔口腔与鼻腔的腭形成。鼻腔的入口处有许多起保护作用的鼻毛。鼻腔内存在几十种细菌,所以鼻部常发生多种炎性疾病,如鼻窦炎等。这些炎性病变都发生在鼻腔内部。雷火灸在鼻外部进行施灸时,产生的远近红外线能渗透鼻外部的肌肉和骨组织,对鼻内各种细菌诱发的炎症有显著的疗效。这说明雷火灸能杀死鼻腔内的多种细菌,能治愈鼻腔内的多种炎症。

4. **口腔** 口腔是饮食进入的首要器官,是消化系统的起始部分。在口腔内有牙齿、牙龈以及唾液腺的开口,上部有上腭骨及软组织,开口处有上下唇。

口腔内常发生的口腔黏膜溃疡、牙龈红肿发炎均能影响口腔饮食功能,还会发生胃部疾病。雷火灸在口腔外施灸,可以改善口腔内的血液循环,增加白细胞数量和它的吞噬功能,使炎性病变得以控制;口腔血液循环中红细胞的增加可使坏死组织的修复加速。然后再增加对患者五指尖部的灸疗刺激,可以协同治疗口腔内的炎症和痛症,效果非常明显。

5. 咽喉　咽喉是摄入饮食及呼吸空气的必经部位。人体咽喉器官是长形软组织组成的管道,上接口腔与鼻腔,下与食管和气管相连接。人体摄入饮食与呼吸空气,是靠长形软组织组成的通道,不断地收缩运动产生的接纳作用而实现的。

咽喉部经常会发生咽炎和扁桃体炎,许多患者常因急性咽炎或扁桃体急性炎症治疗不当,形成上述部位的慢性炎症,发生咳嗽、咽痛、分泌物不断的慢性疾病,迁延不愈,影响身体健康。雷火灸在咽喉外部施灸,能起很好的治疗的作用,调节血液循环,增强该部的免疫功能,达到治疗慢性炎症的目的。

七、对呼吸系统的作用

呼吸系统是人体与外界气体交换的重要器官之一,是由呼吸道(口腔、鼻腔、气管)和肺两大部分组成,还附属有胸膜组织。肺是由大量的肺泡组成,分左右两部分,右侧部分分上、中、下三叶,左侧部分分上、下两叶。它们由支气管、气管与口腔、鼻腔相接,吸入新鲜空气,在肺泡内与肺泡周围的毛细血管内进行空气交换。

肺部支气管及肺叶疾病往往使支气管内分泌物黏稠,堵塞气管,发生支气管哮喘、肺泡组织炎症等疾病。用雷火灸在前胸或者后背部支气管部位进行治疗,可以减少和排出支气管内的分泌物,并使分泌物黏稠度降低,治疗这种疾病最好是在夏天,冬天就不容易出现支气管哮喘疾病发作。肺部呼吸了雷火灸的药香气味可以调节肺部呼吸活动功能,对预防肺部疾病的发生起到预防作用。

八、对消化系统的作用

消化系统是人体接纳食物、吸收营养、排泄废物、新陈代谢的重要组织器官。消化系统由口腔至肛门是一条很长的软组织肌肉管道,它包括口腔、咽、食管、胃(贲门、幽门)、小肠(十二指肠、空肠、回肠)、大肠(盲肠、结肠、直肠、肛门)等部分组成。消化系统的功能作用是消化食物,吸收营养、水分和无机盐,排泄出废物残渣。

雷火灸对消化系统的治疗能起着调节消化功能的作用,增强胃肠的蠕动,吸收营养物质,排泄废物,增加肠系膜的血液循环,提高胰腺的分泌能力,增强肝脏与胆囊的生理功能。能治疗胃和十二指肠溃疡,还能治疗胃肠的多种炎性疾病,如慢性胆囊炎和慢性胰腺炎,还有治疗肝硬化腹水的作用。

九、对骨骼系统的作用

骨骼系统是由规则的长骨、短骨、扁平骨及不规则骨组织组成。颅骨8块、颜面骨14块、舌骨1块、听骨6块、颈椎骨7块、胸椎骨12块、腰椎骨5块(所有椎骨每块之间有椎间盘,盘中央有髓核)、骶椎1块、尾椎1块、上肢骨62块、下肢骨64块、胸骨1块、肋骨24块。人体骨骼共有206块,骨骼系统是支撑人体各种器官的支架,起着维持人体运动、保护内脏器官的作用。但是人在各种生活,工作或运动中均会发生意外,造成骨质的伤害,发生骨折,需要新的骨痂生长来愈合骨折,在骨折发生后或术后10天左右,用雷火灸在骨折部位及与骨折处相关的上下或左右部位施行温灸,可以增加患处的血液循环,促进瘀血肿胀消退,增加骨痂生长速度,可以防止及治疗骨不连接的情况。雷火灸的强辐射力还可以穿透骨质,进入骨松质部分,可以激发骨松质的造血功能,延缓骨的退行性病变发生。

十、对淋巴系统的作用

淋巴系统是循环系统的组成部分,为体液回流的辅助装置,由淋巴管道、淋巴器官和淋巴组织组成。淋巴管道内含有流动的液体,称为淋巴。淋巴器官包括淋巴结、脾、胸腺和扁桃体等,主要具有产生淋巴细胞、过滤淋巴和参加免疫反应等功能。淋巴组织是含有大量淋巴细胞的网状结缔组织,主要分布于消化管及呼吸道等的黏膜处,具有防卫功能。

雷火灸治疗疾病是在人体表面用悬灸法施灸,它产生的远近红外线与热效应能量,对淋巴系统的生理功能有调节作用,可传到人体内的各个生理器官,能抗击病菌、疏通体内循环、增加免疫功能。这些作用在灸疗的过程中会同时产生。也可在淋巴器官,如脾脏、扁桃体、淋巴结等部位进行灸疗,可以消除淋巴结部位的肿大及炎症。

十一、对生殖系统的作用

生殖系统分男生殖器、女生殖器。男生殖器和女生殖器系统是人类生衍繁殖的重要器官,它们的生理组织介绍如下:

1. **男性生殖系统** 是由内生殖器和外生殖器两个组织器官形成。内生殖器由生殖腺(睾丸)、输精管(附睾、输精管和尿道)及附属腺(精囊腺、前列腺、尿道球腺)构成。外生殖器由阴茎、阴囊两部分组成,阴茎内有射精管和尿道,阴囊内有睾丸。

雷火灸对男性生殖器官进行直接治疗,能提高男性血浆睾酮及血浆雌二醇,明显提高性激素水平,防止和治疗阳痿、早泄。

2. **女性生殖系统** 是由内生殖器与外生殖器两个器官组成。内生殖器由生殖腺(卵巢)、输卵管道(输卵管、子宫、阴道)和附属腺(前庭大腺)等构成。外生殖器是女性外阴部分,由阴道口、小阴唇、大阴唇等部分组成。女性卵巢即是分泌女性激素的器官。成熟的卵细胞从卵巢排出,进入输卵管,受精后移至子宫内膜发育生长,胎儿分娩时经阴道产出。子宫在盆腔内,膀胱和直肠之间,子宫颈下通阴道。

女性乳房在上胸部,分为左右的一对器官,是最大的皮肤腺。女性乳房的功能活动和女性生殖有非常密切的联系。从青春期开始,女性乳房逐渐发育生长。月经周期会影响乳房的生理状态。怀孕时乳房组织会增长发育得更充分,分娩后是乳腺组织最旺盛的泌乳活动时期。随年龄增大,乳房逐渐萎缩。

雷火灸对女性生殖器的治疗能治疗女性不孕症、输卵管炎、输卵管堵塞、子宫闭塞、子宫移位、阴唇炎症、乳房哺乳期的炎症、乳腺增生,防止乳腺肿瘤的发生。有以上治疗作用是因为雷火灸能调节内分泌系统的激素水平,如使女性睾酮下降,血浆雌二醇上升,促进性激素提高,调节血液循环增加,提高神经系统的兴奋性和内分泌系统的激素水平等。

十二、对泌尿系统的作用

泌尿系统是人体内排泄储存水液的系统,它包括肾、输尿管、膀胱、尿道。

1. **肾** 位于腹腔后部,脊柱两旁各有一个肾脏器官,具体位置在第11胸椎至第3腰椎的左右平行线上,肾的中部侧面有凹陷处,称肾门。肾门是肾动脉、肾静脉、肾输尿管、肾神经进出连接部分。肾脏的功能主要是生化尿液,排出代谢产物,对维持电解质和酸碱平衡起重要作用。

2. **输尿管** 上接肾盂,下连接膀胱。尿管壁不断产生有节奏性的蠕动,将尿液从肾运输入膀胱内。若发生输尿管结石阻塞,蠕动频率加快,力量加大,会产生输尿管痉挛疼痛,表现为腰部有剧痛感。

3. **膀胱** 是储存尿液的平滑肌囊性器官,伸缩性大,其大小、形状、位置以及壁的厚度均随尿液充盈程度、年龄大小和性别差异而有所不同。

4. **尿道** 是连接膀胱,排出尿液的通道。男性的尿道较长,女性的尿道较短。尿道若发炎,就会产生排尿不尽,尿急,尿痛。

雷火灸对肾的治疗可以使肾功能增加,还可以明显提高血清免疫球蛋白含量,防止肾功能的减退而发生肾脏的多种疾病,如肾功能减退、肾水肿,对膀胱部位的直接治疗,可以治疗膀胱炎、尿潴留等疾病。

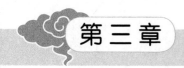

第 三 章

灸与中医基础理论

第一节　阴阳五行学说

阴阳五行学说,是古代医家们的一种以物质作比喻的唯物观和朴实的辩证法。他们认为金、木、水、火、土五种元素物质是构成人们生活中不可缺少的部分,以它们的相生相克,互相制约的循环关系,形成了五行学说,如果五行之间的关系失去了相生相克的平衡状态,就会产生变故失调,如果在人体的相属器官发生了某部位的失调,就认为人体的所属脏腑发生病变。还认为整个物质世界是阴阳两种相对抗的物质力量互相推移、转换、平衡与发展,形成的阴阳学说,如不平衡,则会产生障碍变故。用以上的两种思维观念,运用在中医学的辨证理论基础上。

1. **五行学说**

(1) 相生:即相互资生和助长。金生水,水生木,木生火,火生土,土生金,依次资生,循环无限(图3-1)。

(2) 相克:即相互制约和克制。金克木,木克土,土克水,水克火,火克金,也是循环无静止的(图3-2)。

(3) 相乘:是指正常的相生相克失去了制约之间的平衡,产生的异常相克现象,即是相克过盛(图3-3)。

(4) 相侮:是说相生过盛,反侮相生者,也是属于相生相克失去了正常的循环,生者成了弱者(图3-3)。

(5) 五行学说与五脏的关系:金属肺,水属

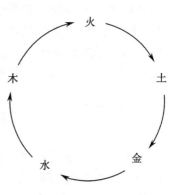

图3-1　五行相生图

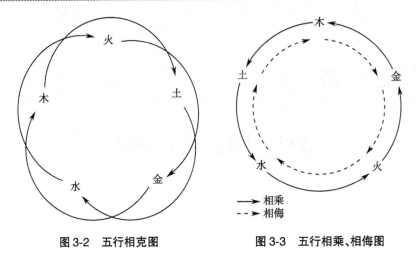

图 3-2　五行相克图　　　　图 3-3　五行相乘、相侮图

肾,木属肝,火属心,土属脾。

2. **阴阳学说**　即认为宇宙间的任何事物,都包含着阴、阳相互对立的两个方面。如方位的上与下,左与右;一天的白昼与黑夜,气候的炎热与寒冷,天气的晴天与阴雨;运动形式的活动与静止;物质存在的状态与功能等。由于阴阳两方面的运动变化,构成了一切事物,并推动着事物的发展变化。所以《素问·阴阳应象大论》说:"阴阳者,天地之道也,万物之纲纪,变化之父母,生杀之本始。"古医家把这些阴阳的对立、平衡之间的统一与失调,运用在人体正常与病变之间的辨证理论基础上。如人体前为阴,后为阳;上体部位为阳,下体部位为阴;血为阴,气为阳;脏腑内为阴,体表外为阳。以脏腑而言,六腑属阳,五脏属阴。五脏之中又分阴阳,即心、肺属阳,肝、脾、肾属阴。具体到每一脏腑,又有阴阳之分,如心阴、心阳,肾阴、肾阳等。人体的各个器官的阴阳所属可以此类推。如发生了相对器官的阴阳失调,说明了人体相应器官有了疾病。

3. **雷火灸与阴阳五行学说**　阴阳五行学说贯穿在中医学理论体系的各个方面,用来说明人体的组织结构、生理功能、疾病的发生和发展规律,并指导各科临床诊断和治疗。它也指导雷火灸如何调节阴阳平衡的统一,指导雷火灸的治疗,调节五行相生相克的失调,同时也可以平衡阴阳的失调。

第二节　气、血、津液与瘀血

气、血、津液是构成人体生命的物质基础。气即是指人的生理功能物质,血、津液是构成脏腑器官的基础物质,瘀血是气、血、津液产生病理变化的产物。

一、气

在中医学概念中认为气有元气、宗气、营气、卫气。

1. **元气** 总称运动着的物质,是人体器官主要的布施功能物质。它可以分为体内流动着的富有营养的精微物质,如水谷之气,呼吸之气;还指人体脏腑器官的各种功能作用,这两种气互为推动作用,它们的来源秉承于父母,为先天之气;还有后天之气,来源于水谷、精微。元气充沛,人的精神饱满,四肢活动灵活;元气不足,就会产生精神萎靡、少言寡语、行动迟缓。

2. **宗气** 是由口、鼻、气管呼吸入肺的清气及胃肠吸收的水谷、精微产生的精气相结合而成。它们贮于胸中以推动脏腑运输水谷、精微及营养物质,贯注于血脉,滋养四肢百骸,还有助于肺呼吸功能的作用。

3. **营气** 是指脾胃转化的水谷、精微产生的精华之液,起营养各器官的作用。营气主要是贯注于脉管,由血液经心肺布施全身各个器官产生滋养作用,《灵枢·邪客》曰:"营气者,泌其津液,注之于脉,化以为血,以荣四末,内注五脏六腑。"

4. **卫气** 即有保卫机体的能量。卫气来源于水谷、精微之气化生,而且是指身体的阳气。其功能为保护机体,防御外邪侵入,温煦、滋养皮毛,排泄汗液。卫气充足,则体轻身盈;卫气弱,则畏寒、体重。

二、血

分清血与浊血,清血来源于水谷,是经过脾胃化生的精微,衍生灌注到脉管内的营养精液;浊血是由机体各个器官与组织吸收了脉管中的营养物质,而重新灌入脉管中的液体。血液也是人体精神活动的物质基础,若血液充足才能精力充沛,神志清晰,目视远注;若血气不旺,易于疲劳,头昏眼花,精神不足。《素问·五脏生成》说:"肝受血而能视,足受血而能步,掌受血而能握,指受血而能摄。"

三、津液

是指人体内各种正常液体,津是液体中清澈的部分,液是指液体中浑浊的部分,两者不可分离,形成一体,可互相衍变,还可参与血液的组成。它们都来源于水谷、饮食之精微气化而成。津液还包括胃液、肠液、唾液、汗液、四肢关节部分的润滑液。若脾胃功能正常,气化衍生的津液充足,则脏腑的各种生理功能,肢体的运动,汗液的排泄都会正常的运行。

四、瘀血

瘀血的产生分内因和外因,内因之一是气不能摄血,血液滞涩于机体某部,为正气不足而产生;内因之二阳气过盛,致使大、小脉管破裂,血液溢出脉管外,滞留于脏腑或机体组织内。外因是因为外力撞击人体时,出现气阻、气滞部分的脉管内的血液就失去了卫气的保护与推动作用,成为血管内瘀血,该处血管如破裂,血液会溢出脉管,形成瘀血。中医基础理论中说"气行则血行,气滞则血瘀"、"气为血之帅,血为气之母",则说明了瘀血产生的病理关系。不论内伤或外伤均可造成瘀血。

第三节 脏 腑 学 说

中医的脏腑学说是对人体各个脏腑的生理功能、病理变化及其相互关系学说的研究。即是脏腑学说不单是一个解剖学的概念,它还包括人体各个系统的生理学和病理学的概念。

脏腑包括五脏与六腑。五脏为心(包括心包络)、肝、脾、肺、肾,六腑为胆、胃、小肠、大肠、膀胱、三焦。

脏与腑是根据它们的生理功能特点而区别的。五脏贮藏精、气、血和津液,六腑则有主管食物受纳、消化、吸收、运转和排泄的生理功能。所以脏以贮为主,腑以输导运转为主。

五脏六腑之外,还有"奇恒之腑",包括脑、脉、骨、髓、胆、女子胞。它们的生理功能和病理变化均与脏腑关系极为密切,在人体组织发生病理变化时,与相关的五脏六腑均有实质上的联系。

一、五脏

1. 心 心位于人体胸部稍偏左的位置,心被心包络包裹,它的主要生理功能是主血脉和神志,其华在面,开窍在舌,体位在舌尖。与小肠为表里。

(1)心主血脉:是指心能产生搏动,推动血管内血液的运输作用。《素问·痿论》说:"心主身之血脉。"经脉、络脉、孙脉是运送血液的通道,只要心气充足,心搏动正常,全身的血液流动会正常的通行,人体的各个器官就会正常,其华表现在我们的面部红润、光泽。如果心气不足,会影响全身的血液正常流通,经脉、络脉、孙脉在某部分发生了生理功能障碍,就会产生局部的血液流通障碍,面色发黄,精神萎靡。

(2)心主神志:神志,即是指的精神与思维活动。精神饱满、思维敏捷,中医学上认为与脏腑学说的脏腑功能有关,尤其是与心的功能有关,人体的精神状态与思维活动与血液物质的供应充足与否有密切的物质关系。如果心气充盈,血液供应流通正常,各脏腑得以滋润,人体的精神则充沛,神志则清晰,思考问题则敏捷。相反,如果心血不足,则会导致精神状态不佳,出现心悸、失眠、多梦、健忘等状态,人则会呈现精神状态萎靡,神志则迟钝,思维能力减弱。

(3)心包络:是心脏的外围组织,有保护心脏和滋养心脏的作用,如果心包络产生了疾病,则会导致心肌和心脏功能的失调、病变。正如《灵枢·邪客》说:"故诸邪之在于心者,皆在于心之包络。"如温邪侵入心包就会出现舌尖赤红、神昏谵语、心神失常的症状。如果痰湿侵入心包就会发生意识混乱、神志模糊、手脚发凉的症状,这就说明了心包络产生的疾病症状与心主血、心主神志的功能相关。

2. **肝**　位于右胸下部前肋沿内,它的主要生理功能有疏泄、藏血、主筋,开窍于目,其华在爪。与胆相表里。

(1)肝藏血:是指肝脏具有贮藏血液和调节血循环血量的功能。这种功能的体现是指它有随人体运动量加大及人在静止状态和睡眠状态有自动增大或减少血液流量的作用,如人在劳动时,肝脏就会调节血流量的增多而支持劳动的付出;人在静坐或休息时,多余的血液就会自动贮藏在肝脏内,所以有肝藏血之说。这种调节功能与人体气的运行有关系,故在中医学说内曰"气行则血行"也。

(2)肝主疏泄:是指肝具有疏展、生发气机的生理功能。肝的气机调畅,表现在肝脏功能的正常,若气机不调,肝的升降疏畅功能就受障碍,发生病患,影响肝的功能。中医学在长期临床实践观察中认为人的精神活动与情志状态会影响到肝的舒畅与生发功能。若肝气不疏,常见胸闷胀满、忧郁不乐、失眠、沉闷、月经不调;若肝气过旺,会产生烦躁易怒、失眠多梦、头晕目眩、耳鸣等症状,这些都跟人的情志和过分劳累有关。

(3)在饮食消化方面:如果过饱或者过饥会影响肝正常疏泄气机的功能,这说明了消化不良或脾气功能的减退,会影响到肝的疏泄功能畅通,亦即胃气侵犯了肝气。

(4)肝主筋:是指全身的筋膜与肌腱需肝血的滋养,阴血供给充足,手足肌腱灵活有力,所以肝主筋,"其华在爪"是也。

(5)肝开窍于目:五脏六腑的精华之气皆上注于目,因此目能视与否与五脏六腑功能的正常与否有关。但肝脏主要是藏血的,目得血的滋养而能视是其主要关系。若肝血不足,则两目干涩,或视物不清,甚则夜盲;肝经风热,则可发生目赤肿痛。

3. **脾**　位于左胸肋下沿,它的主要生理功能是运化、统血、主肌肉及四肢,开窍于口,其华在唇。与胃相表里。

(1)运化水谷精气:是指脾具有消化、吸收和运输营养物质的作用。脾的精气健运,则消化、吸收功能旺盛。反之,若脾的精气不健运,则会产生消化、吸收功能不良,就会出现腹胀、腹痛、腹泻、消瘦、营养不良等症状出现。

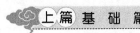

(2) 脾统血：是指脾气有统摄血液,使其不致溢出脉外的作用。如脾气虚衰,失去统摄之气,则血离脉道,出现各种出血病症。如机体经常出现青紫色瘀斑、血崩等脾不统血的症状,也就是脾气不能摄血的结果。

(3) 脾主肌肉、四肢：是指脾有运化水谷精微以营养肌肉和四肢百骸的作用。脾气健运,营养就会充足,肌肉就会健壮丰满。因此脾的运化功能是否正常,会关联到人体肌肉的健壮与衰萎,即《素问·痿论》曰"脾主身之肌肉"是也。

(4) 开窍于口：是指人的饮食通过口的味觉与脾的运化功能有联系。口的味觉功能正常,饮食吞纳,口味即开,表示脾的运化功能正常。反之,如果出现不欲进食,口腻无味,则表示脾的运化功能失调。故曰："脾和则口能知五谷矣。"

4. **肺**　位于胸上部,肺有五叶,华盖于内脏之上,有气管上连接咽喉部,开窍于鼻。它的生理功能是主呼吸,统一身之气,宣发与肃降,统领水道,主皮毛。与大肠相表里。

(1) 肺主气：包括两个方面：一是肺主呼吸之气;二是指肺主一身之气。呼吸之气是指肺接纳自然界中清新的空气,呼出人体内的废气,这样使人体内外之气不断得到交换,使新鲜的、有营养成分的气贯注于全身器官与机体。若肺的呼吸产生了障碍或失调就会影响肺吐故纳新的功效。

(2) 主宣发与肃降：是指肺有布施气血津液至全身脏腑及外部肌肉皮毛的功能,若废气不能宣发而壅滞就会出现咳嗽、吐痰、胸闷、鼻阻、流清涕等症状。肃降是指肺有下降清肃之功能。因肺居上焦,其气肃降则为肺气顺;其气上逆,则肺气闭塞,不能肃降,就会发生胸闷气紧、咳嗽、喘息等症状。宣发与肃降是既对立又统一的,如果它们发生失调,就会互为因果地产生矛盾或病变。

(3) 主皮毛,通理全身水道：皮毛是指一身之表面,包括皮肤、汗腺、汗毛、头发等部分。肺主皮毛是指肺的布施功能直接与以上各组织有密切的联系。肺通过它的宣发作用可以把带有营养的物质布施给皮肤、汗腺、汗毛、头发等组织以滋养它们,产生卫气,抵御外寒,舒张收缩皮肤与毛孔,以此输送水谷精微,滋养毛发。如外邪侵犯皮肤,皮肤立即产生反应,感觉寒战,肺部也立即产生病理变化反应,会出现咳嗽,恶寒发热,鼻塞声重,曰"肺主皮毛"是也。

通理水道是指肺部将水液布施到全身各个部分,直达肌肉皮肤,有代谢与调节功能。这一功能是通过肺气宣发和肃降的作用来完成的。多余的水液转归肾脏,其余的水液通过肃降从尿液、大便、汗腺、肺部呼出。故有肺为水之上源之称。

(4) 鼻为肺窍：是指肺开窍于鼻,肺有气管,直接与鼻的呼吸通道相通,鼻腔内有嗅觉器官,鼻部能呼吸,嗅觉才能产生作用,均与肺的宣发功能有关,肺部宣发正常,则鼻腔通畅、嗅觉灵敏。若寒邪侵犯鼻部或温邪侵入肺部,多为鼻呼吸道传入,所以鼻是肺部的开窍处。

5. **肾** 在腰部,两侧各一。肾有藏精、主水、纳气、生髓、主骨等功能,肾是水脏,主津液,开窍于耳和二阴。与膀胱相表里。

(1) 藏精:是指肾有储存精液、产生精液及生殖的功能。精是构成人体的基础物质,也是机体各种功能活动的物质能源,它有先天和后天之分,先天之精禀受于父母,后天之精来源于水谷之精华,由脾胃化生而来。故《素问·金匮真言论》曰:"夫精者,身之本也。"精藏于肾,产生肾气,肾气盛与衰,关系到人体格的强壮,生殖繁衍。即是说肾气盛,体魄健壮,骨骼发达,生殖能力强;反之,肾气衰,体弱多病,生殖能力弱。在阴阳学说中认为精属阴,肾气属阳,精与肾气相协调,肾的功能就正常。如果肾精滋养失调,就会发生精少肾衰,腰膝酸软无力,目眩健忘,称为肾阴虚;若肾气过旺,会发生潮热、盗汗,头晕耳鸣,称为肾阳上亢;若肾气不足,男子易产生早泄、阳痿。所以肾功能正常与否和人的生长发育有密切的关系。

(2) 主水:人体内的水液主要靠肾气调节和输布。水液经过胃纳,脾的转运,肺的肃降,归纳于肾,清澈之水液由肾升华于肺部,由肺施布全身内外脏腑。浊液下由膀胱排出,水液的输布与胃、脾、小肠、肺、膀胱、三焦等脏腑有关,但都靠肾气的温化推动作用。

(3) 纳气:肾主纳气是指肾有帮助肺呼吸的作用。若肾气充足,呼吸就均匀正常;若肾气弱,呼吸就会产生呼多吸少,喘息等病症。

(4) 主骨、生髓:肾藏精,有供给骨生长的功能,同时还有生长骨髓的作用,骨髓在骨之中,骨强则髓相应而滋生,肾纳精旺,生骨养髓,骨骼坚固也。

二、六腑

1. **胆** 依附在肝上,胆囊内藏胆汁(精液),故称胆为"中精之府"。胆汁来源于肝脏分泌的精液,胆汁进入肠中,起着帮助消化食物的作用。胆液味苦,色黄绿。胆病会出现口苦,呕吐物苦涩,胃不能纳食,胃上部疼痛难忍,严重时还会出现高热等症状。

2. **胃** 位于膈下,居上腹中部,上连食管,下接小肠、大肠,直到肛门。胃受纳食物与水液,故称"水谷之海"。水谷通过胃液的腐熟、温化与消磨,排入肠道,其精华在小肠内被吸收,转运至脾脏,脾输布全身。胃消化良好,脾转输功能正常,则身安气和,若有其他疾病,治愈也顺;反之,消化不良,有病治愈也慢。

3. **小肠** 上连接于胃,其主要功能是受物化物,接受经过胃腐熟磨化的水谷,把它分成精华与糟粕两部分,水谷精华之部分转运至脾脏,水谷糟粕之部分排入大肠,水浊液分运至膀胱。若小肠功能失调也会影响小便的异常。

4. 大肠 小肠下通阑门,接大肠,下端为肛门。大肠是接受小肠排下的浊物,吸收、排出多余的水分,转化为粪便,由肛门排出。若大肠燥化水分的功能失调,则会出现肠鸣、便溏、腹泻;排水过盛时,津液耗伤,则会出现便闭。

5. 膀胱 位于下腹中部,是人体贮藏排泄水液的主要器官,有贮藏和排泄尿液的代谢功能,若膀胱病变有湿热,会出现尿急尿频、疼痛;若膀胱气化能力弱,会出现尿多、遗尿。

6. 三焦 是人体胸腹部中,脏腑及包括之间联系的筋膜部分,分上、中、下焦,总称三焦。三焦也即是包括脏腑各部的功能作用和病理变化。上焦是指肺和心脏,它们有布施精液的作用,把这种作用形容成自然界中的雾露,可以滋润万物生长;中焦主要是指脾胃,有纳食、消化、转运、生化精微的功能;下焦主要指肾、肠道与膀胱,有转运水液与排泄粪便的功能。所以有"上焦如雾,中焦如沤,下焦如渎"之称。

第四节 腧 穴

一、腧穴的起源与发展

人体体表的腧穴,是人类在长时期与疾病作斗争的过程中逐渐发现的。原始人类群居洞穴野外,产生了肢体疼痛,用按、拿、揉、捶打、火烤、火灼等会减轻身体疼痛感觉,随着人类的进步,手揉、捶、打、火烤不及艾灼熏灸。针刺与艾灸的发明及运用,是人类在医疗上一大飞跃性的进展,将原始的医疗手段向针灸医学方面进展,也促使了腧穴的形成。

中国现存最早的医学巨著——《黄帝内经》是中国针灸学的奠基之作。在漫长的医疗实践中,"以痛为输"的腧穴雏形朝定穴定位定向定名的方向研究,逐渐发现腧穴,随之研究出经络与全身五脏六腑、四肢百骸的经络途径,如此而知腧穴的种类和归经,在《内经》中已奠定了医学基础。腧穴专论的第一部书为《明堂孔穴》,但该书已散佚,晋代时皇甫谧《针灸甲乙经》是我国现存最早的记载有人体经穴学的巨著。

二、腧穴的概念

腧穴是人体与脏腑器官和有关部位相联系的特殊敏感区域,它从属于经络途径上,具有输注气血、反映疾病和感受、传递信息的特殊属性。是针灸医学基础理论的重要组成部分,是一门专门的课程,是灸疗医学工作者必学之课。

腧穴又称孔穴、气穴、气府、骨空、穴道、穴位。《内经》中又称它为"输"、

"空"、"节"、"会"、"气"、"孔"等。腧是脏腑之气积聚于胸腹,而输运于其他人体组织部位之意义。穴是空隙凹陷的意思,说明它多位于肌肉腠理和骨节空隙凹陷处。起到连接经络,兴奋经络传导于脏腑,产生卫气,输布脏腑营卫气血的作用。

腧穴不但在生理上可以使经络气血输布于全身器官及体表,还是疾病在体表的反应处,包括局部或全身的自发性疼痛,或用检查的方法发现的皮肤色泽异常,压痛及过敏性疼痛,这种反应说明腧穴有诊断上的意义,更是灸疗熏考的治疗处。

三、腧穴的命名

腧穴的命名奠定了经络学说的基础,是针灸腧穴中重要组成部分。对腧穴命名的探讨和掌握腧穴的位置、功能及特点都十分必要,十四经络的腧穴都具有各经络腧穴的一定位置及名称。腧穴的命名多数利用自然类属、物象类属、人体类属以及其他属象给以意义上的、印象性的、属象性的对应命名。

1. **自然类** 如利用天文、地理、山丘构成的形象与物质作为腧穴选用名称或功效。

（1）天文:如星、晨、日、月等,例如,上星、天枢、天冲、太白、太乙、日月等,利用天象命名的有风、云、天、气等,如丰隆(意打雷)、列缺(如闪电)、翳风(如风)、云门(如浮云开)、天容、气冲等。

（2）地理:结合地理属象形,利用自然地形名称与腧穴部位的形象和生理功能作用而命名。以地理形态取名的山陵、丘墟之形态与穴位相似的如承山、大陵、梁丘、丘墟等;以五谷和水的储存在自然界形成的形式命名,如前谷、水泉、天池、少海、曲泽等命名。

2. **物象类** 以动物形态、植物形状、建筑物格式形态命名腧穴的部位。如动物形态有鱼际、伏兔、鹤顶;以植物状态如攒竹等;以建筑物格式和形态与功能特性命名的有门、房、窗、车库、井等,如风市、手三里、水道等。

3. **人体类** 以解剖、意义、功能、五脏六腑、生理、治疗命名的。解剖如腕骨、大椎、曲骨、上腕、脊中、耳门、乳根、气海、血海、承浆、听宫、神道、魄户、肺俞、心俞、肝俞、脾俞、肾俞、胆俞等;水道、光明、睛明、风门、迎香、环跳等。

4. **其他** 以阴阳譬喻解剖特点,以经络气血的流注,以数字命名,用距离命名的腧穴,如阴谷、阳溪、委阳、阳池等;如气冲、太冲、人迎、会阳、合谷等;如二间、十宣、百会等;如内庭、外陵、下关、足三里等。

四、腧穴的分类

经过历代医家临床实践,积累的丰富经验,目前大致把腧穴分成四类:

十四经穴、奇穴、阿是穴、新穴（不断发现的新穴）。

1. **十四经穴** 即是分布在十二正经和任、督二脉上的各个腧穴,共计361个穴位,十二经脉的腧穴,分布在躯干与四肢,是对称的双穴,任脉和督脉的腧穴是分布在前后正中线的单穴。十四经穴中的腧穴是经过临床实践逐渐归纳在各个经络上定位定名的。

2. **奇穴** 是指在十二经腧穴以外的经穴,有明确的位置,但无一定的腧穴名称。这些穴位对一些疾病有明显的治疗作用,称为"经外奇穴"。如在头部的太阳穴对治疗头痛有作用,腰部的腰眼穴治疗腰痛病等。经外奇穴的分布没有集中,而它与经络系统仍关系密切,如丹田是分布在任脉循行线上的,如印堂是分布在督脉的循行线上的。从历代以来经络系统上的腧穴是逐渐归系形成十四经络的。

3. **阿是穴** 阿是穴是以痛点或压痛点为穴位,对痛点和压痛点进行治疗的部位,古代又叫"以痛为输"。这是十四经腧穴和经外奇穴的补充治疗点,没有一定的数字来表示和统计。

4. **新穴** 是近代广大灸疗工作者在临床实践中,发现的一些新的、效果良好的、对某些疾病有特殊效果的穴位。如治疗阑尾炎的阑尾穴、治疗哮喘的定喘穴等。而新的穴位不断报道,出现了一些治病穴位相同,但名称不同的穴位,还在继续验证,统一名称后才有归经的可能。

五、腧穴的定位方法

腧穴的定位对治疗产生效果有相当重要的关系,因此历代灸疗工作者对穴位的分布与了解它的准确性都比较重视,所以制定了一些找准穴位的方法,有骨度折量定位法、体表解剖标志定位法、手指同身寸法、简易取穴法四种。

1. **骨度折量定位法** 是以体表骨节为主要标志折量全身各部的长度和宽度,定出分寸,用以确定腧穴位置的方法,又称骨度分寸法、折骨定穴法。现存最早的医学文献《灵枢·骨度》,撰写的内容就是将人体各部分用规定的分寸进行分析的方法以作为量度取穴的准则,也就是说不论男、女、老、少、高、矮、胖、瘦均可以这个标准测量。量度分寸法经历代医家补充修改,已成为临床医生腧穴定位的基本准则。

2. **体表解剖标志定位法** 是以体表的各种解剖标志取定腧穴,这种方法也是临床治疗中常用的腧穴定位基本方法之一。可分以下两种:

（1）固定标志:是指人体各种固定而不移动的标志,如毛发、五官、肚脐、乳头、指甲以及各种突起和凹陷部,这些是人体固定不移的自然标志,它有利于腧穴的定位,如两眉之间的中线取印堂穴,眼内侧角与鼻骨之间取睛明穴。

（2）动作标志:是指采取一定的动作姿势才能出现的标志,如握拳于掌横纹头取后溪等。

3. **手指同身寸量度法** 一般指用患者的手指测量的方法,分为以下三种:

(1) 中指同身寸法:是以患者中指屈曲时,指骨第二节的长度作为一同身寸。四肢以长度为量法取穴,躯干以横度为量法取穴。

(2) 拇指同身寸量法:是以患者拇指关节的横度作为1寸,四肢以直寸为量法取穴。

(3) 横指同身寸:是患者将2~5指并拢,以中指第二指间关节横行线为准,四指横量为3寸计数。

4. **姿势简易取穴法** 临床上常用的取穴简易法,如两耳尖直上头顶取百会穴,两手虎口相交叉取列缺穴,两手垂直于身侧中指尖端取风市穴等。

根据经络循行途径,十四经的取穴方法均可采用以上的取穴法。

第五节 经 络 学 说

经络学说是指对人体经络系统的生理功能与脏腑之间的关系以及病理变化研究的学说。经络学说组成有十二正经、奇经八脉、十五络脉、十二经别、十二经筋、十二皮部。它是中医理论基础的重要组成部分,对临床实践起着指导作用,尤其是对灸疗治病方面有着重要临床意义。

1. **生理方面** 经络联系人体内各个脏腑组织器官,起到感应传导、通理气血及调节人体各个功能的作用。中医学认为五脏六腑、四肢、皮、肉、筋、脉、骨、九窍(眼、耳、口、鼻、前阴、后阴)、毛孔等各种器官组织,有着各种不同的生理功能,进行着有机的整体活动,使人体保持着统一协调的作用,有机的生命统一整体,是靠各个器官相互联系、配合的作用来完成的。

2. **病理方面** 在病理情况下,经络就成为病邪传入和反应病变的路径,如《素问·皮部论》云:"邪客于皮则腠理开,开则邪入客于络脉,络脉满则注于经脉,经脉满则入舍于脏腑也。"由于经络是联系内外上下器官的统一整体,若内脏的病变也可通过经络的传导反应于体表,表现在相关的部位或孔窍,这就是应用在辨证方面的依据。

3. **治疗方面** 虽适用于临床各科的治疗及药物的应用,但在指导灸疗治疗也有着特殊的重要意义。

一、十二正经

包括手三阴、手三阳、足三阴和足三阳等。①手三阴:手太阴肺经、手少阴心经、手厥阴心包经;②手三阳:手阳明大肠经、手太阳小肠经、手少阳三焦经;③足三阴:足太阴脾经、足少阴肾经、足厥阴肝经;④足三阳:足阳明胃经、足太阳膀胱经、足少阳胆经。

（一）手三阴

1. **手太阴肺经** ①起始于中焦胃部,向下散络大肠,回过来沿着胃上口,②穿过膈肌,属于肺脏,③从肺系——气管、喉咙部横出腋下(中府、云门),④下循上臂内侧,走手少阴、手厥阴经之前(天府、侠白),⑤下向肘内(尺泽),沿前臂内侧桡骨边缘(孔最),⑥进入寸口——桡动脉搏动处(经渠、太渊),上向大鱼际部,沿边际(鱼际),出大指的末端(少商)。腕后一支:⑦从腕后(列缺)分出,走向食指内(桡)侧,出于末端(接手阳明大肠经)(图3-4)。

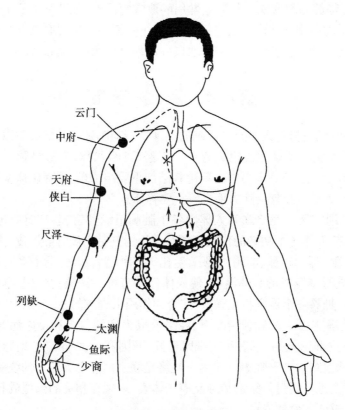

图 3-4　手太阴肺经

主要病症:咳嗽、气喘、咯血,咽喉肿痛,胸部胀满,胸闷,缺盆疼痛,手臂内侧前缘疼痛及肩背部痛,心烦,或掌心发热等。

2. **手少阴心经** ①起始于心中,出来属于心脏的系带(与他脏相连的组织);②下过膈肌,散络小肠。上行的一支:③从心脏的系带部向上夹咽喉,而与眼脑的系带(目系)相联系。外行的主干:④从心系(心脏的系带)上行至肺,向下出于腋下(极泉);⑤沿上臂内侧后缘,走手太阴、手厥阴经之后(青灵);

⑥下向肘内(少海),沿前臂内侧后缘(灵道、通里、阴郄、神门);⑦到掌后豌豆骨部进入掌内后边(少府),沿小指的桡侧出于末端(少冲,接手太阳小肠经)(图3-5)。

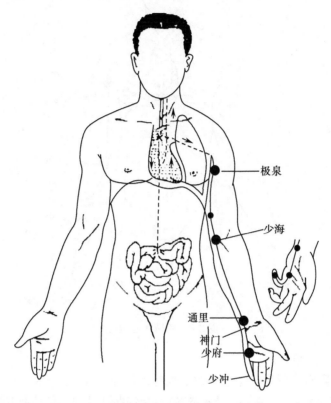

图3-5　手少阴心经

　　主要病症:耳聋、目黄、咽痛,下颌及颈部胀痛,肩、臂外侧后缘疼痛或厥冷,胸胁疼痛,腹痛,腹胀,尿频;心口痛,口渴欲饮;还可发为前臂部的气血阻逆,麻木、手掌心热等症。

　　3. 手厥阴心包经 ①起始于胸中,浅出属于心包,通过膈肌,经历胸部、上腹和下腹,散络上、中、下三焦。胸部一支:②沿胸内出胁部,③当腋下三寸处(天池)向上到腋下,④沿上臂内侧(天泉),行于手太阴、手少阴之间,⑤进入肘中(曲泽),下向前臂,走两筋(桡侧腕屈肌腱与掌长肌腱)之间(郄门、间使、内关、大陵),⑥进入掌中(劳宫),沿中指桡侧出于末端(中冲)。掌部一支:⑦从掌中分出,沿无名指出于末端(接手少阳三焦经)(图3-6)。

　　主要病症:心悸、心烦、心前区痛、胸闷、精神失常、腋肿、肘臂拘急、掌心发热、面赤、眼睛昏黄、喜笑不止等。

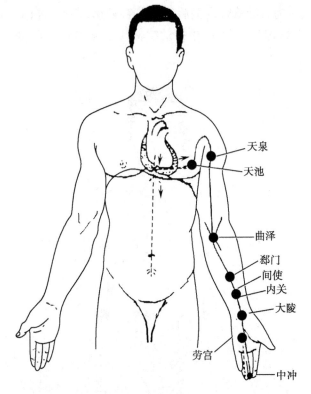

图 3-6　手厥阴心包经

（二）手三阳

1. 手阳明大肠经　①从食指末端起始（商阳），沿食指桡侧缘（二间、三间）出第一、二掌骨间（合谷），②进入两筋（拇长伸肌腱和拇短伸肌腱）之间（阳溪），沿前臂桡侧（偏历、温溜、下廉、上廉、手三里），③进入肘外侧（曲池、肘髎），经上臂外侧前边（手五里、臂臑），④上肩，出肩峰部前边（肩髃、巨骨，会秉风），向上交会颈部（会大椎），⑤下入缺盆（锁骨上窝），⑥散络肺，通过横膈，属于大肠。上行的一支：⑦从锁骨上窝上行颈旁（天鼎、扶突），通过面颊，进入下齿槽，出来夹口旁（会地仓），交会人中部（会水沟）——左边的向右，右边的向左，上夹鼻孔旁（口禾髎、迎香，接足阳明胃经）（图3-7）。

主要病症：下牙痛、咽喉肿痛、鼻衄、鼻流清涕、口干、颈肿痛、上肢伸侧前缘及肩部疼痛或运动障碍，大指侧的次指（食指）痛而不好运用等。

2. 手太阳小肠经　①起始于小指外侧末端（少泽），沿手掌尺侧（前谷、后溪），上向腕部（腕骨、阳谷），②出尺骨小头部（养老），直上沿尺骨下边（支正），③出于肘内侧，当肱骨内上髁和尺骨鹰嘴之间（小海），向上沿上臂外后侧，④出肩关节部（肩贞、臑俞），绕肩胛（天宗、秉风、曲垣），交会肩上（肩外俞、肩

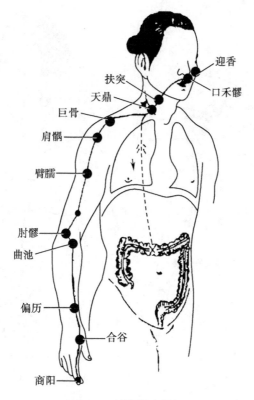

图3-7　手阳明大肠经

中俞;会附分、大杼、大椎),⑤进入缺盆(锁骨上窝),散络于心,沿食道,通过膈肌,到胃(会上脘、中脘),属于小肠。上行的一支:⑥从缺盆上行,沿颈旁(天窗、天容),上向面颊(颧髎),到外眼角(会瞳子髎);弯向后(会和髎),进入耳中(听宫)。又一支脉:⑦从面颊部分出,上向颧骨,靠鼻旁到内眼角(会睛明,接足太阳膀胱经)。此外,小肠与足阳明胃经的下巨虚脉气相通(图3-8)。

　　主要病症:耳聋、目黄、咽痛、下颌及颈部肿痛,肩、臂侧后缘疼痛,腹痛、腹胀、尿频等。

　　3. 手少阳三焦经　①起始于无名指末端(关冲),上行小指与无名指之间(液门),②沿着手背(中渚、阳池),出于前臂伸侧两骨(尺骨、桡骨)之间(外关、支沟、会宗、三阳络、四渎),③向上通过肘尖(天井),沿上臂外侧(清冷渊、消泺),向上通过肩部(臑会、肩髎),④交出足少阳经的后面(天髎,会秉风、肩井、大椎),⑤进入缺盆(锁骨上窝),分布于膻中(纵隔中),散络于心包,⑥通过膈肌,广泛属于上、中、下三焦。胸中一支:⑦从膻中上行,出锁骨上窝,⑧上向后项,联系耳后(天牖、翳风、瘈脉、颅息),⑨直上出耳上方(角孙,会颔厌、悬厘、上关),弯下向面颊,至眼下(颧髎)。耳后一支:⑩从耳后进入耳中,出耳前(和髎、耳门,

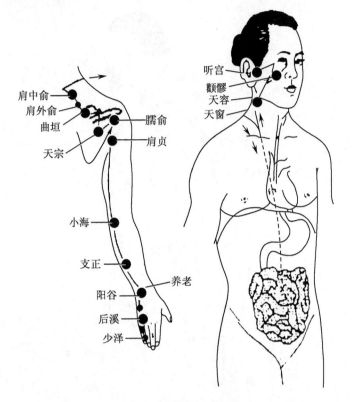

图 3-8　手太阳小肠经

会听宫),经过上关前,交面颊,到外眼角(丝竹空,会瞳子髎,接足少阳胆经)。此外,三焦与足太阳膀胱经的委阳脉气相通(图 3-9)。

主要病症:耳聋、耳鸣、咽喉肿痛、目外眦痛、颊肿,耳后、肩臂、肘部外侧疼痛,小便不利、水肿、遗尿、腹胀等。

（三）足三阴

1. 足太阴脾经　①起始于大趾末端(隐白),沿大趾内侧赤白肉际(大都),经骰骨(第一跖骨小头)后(太白、公孙),②上向内踝前边(商丘),③上小腿内侧,沿胫骨后(三阴交、漏谷),交出足厥阴肝经之前(地机、阴陵泉),④上膝股内侧前边(血海、箕门),⑤进入腹部(冲门、府舍、腹结、大横;会中极、关元),⑥属于脾,散络于胃(腹哀,会下脘、日月、期门),⑦通过膈肌,夹食道旁(食窦、天溪、胸乡、周荣,络大包,会中府),⑧连舌根,散布舌下。腹部一支:⑨从胃部分出,上过膈肌,流注心中(接手少阴心经)(图 3-10)。

主要病症:胃脘痛、腹胀、食则呕吐、嗳气、便溏、黄疸、倦怠乏力、肢体沉重、舌本强、下肢内侧厥冷或肿痛、足趾运动障碍等。

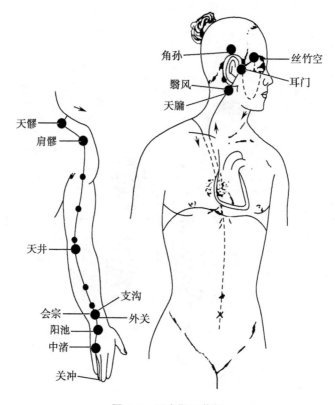

图3-9 手少阳三焦经

2. 足少阴肾经 ①起始于小脚趾下边，②斜行向脚底心(涌泉)，出于舟骨粗隆下(然谷、照海、水泉)，沿内踝之后(太溪)，分支进入脚跟中(大钟)；③上向小腿内(复溜、交信；会三阴交)，出腘窝内侧(筑宾、阴谷)，上大腿内后侧，④通向脊柱(会长强)，属于肾，散络膀胱(肓俞、中注、四满、气穴、大赫、横骨；会关元、中极)。上行一支：⑤从肾向上(商曲、石关、阴都、通谷、幽门)，通过肝、膈，进入肺中(步廊、神封、灵墟、神藏、彧中、俞府)，⑥沿着喉咙，夹舌根旁(通廉泉)。胸部一支：⑦从肺出来，散络于心，流注于胸中(接手厥阴心包经)(图3-11)。

主要病症：气短喘促、咳嗽咯血、头昏目眩、舌干、咽喉肿痛、腰痛、尿频、遗尿、遗精、阳痿、小便不利、大便秘结或泄泻、月经不调、脊或股内后侧缘疼痛、下肢无力、足心热等。

3. 足厥阴肝经 ①起始于大趾背毫毛部(大敦)，向上沿着足背上边(行间、太冲)，离内踝一寸处(中封)，上向小腿内侧(会三阴交，经蠡沟、中都、膝关)，于内踝上八寸处交出足太阴脾经之后，②上腘内侧(曲泉)，沿着大腿内侧(阴包、足五里、阴廉)，③进入阴毛中，环绕阴部，④至小腹(急脉，会冲门、府舍、曲

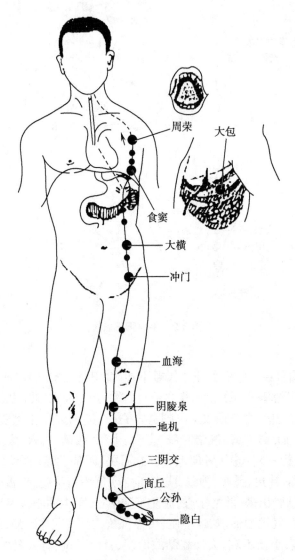

周荣　大包

食窦

大横

冲门

血海

阴陵泉

地机

三阴交

商丘

公孙

隐白

图 3-10　足太阴脾经

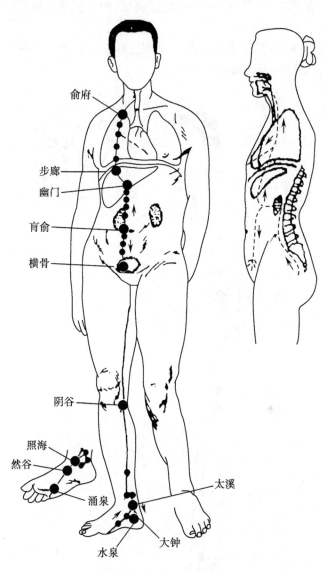

俞府

步廊

幽门

肓俞

横骨

阴谷

照海

然谷

涌泉

太溪

大钟

水泉

图3-11 足少阴肾经

骨、中极、关元),夹胃旁,属于肝,散络于胆(章门、期门);⑤向上通过膈肌,分布胁肋部,⑥沿气管之后,向上进入颃颡(喉头及鼻咽部),连接目系(眼脑的联系),⑦上行出于额部,与督脉交会于头顶。头部一支:⑧从目系下向颊里,环绕唇内。腹部一支:⑨从肝分出,通过膈肌,向上流注于肺(接手太阴肺经)(图 3-12)。

　　主要病症:胁肋胀痛、胸闷、呕吐、泄泻、巅顶痛、疝气、小便不通、遗尿、少腹胀痛、腰痛、月经不调、精神失常等。

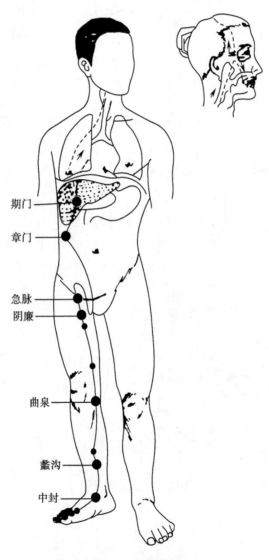

图 3-12　足厥阴肝经

（四）足三阳

1. **足阳明胃经** ①起始于鼻旁（会迎香），②交会鼻根颊中，旁会足太阳经（会睛明），③向下沿鼻外侧（承泣、四白），进入上齿槽中（巨髎），回出来夹口旁（地仓），环绕口唇（会人中），向下交会于颏唇沟（会承浆）；④退回来沿下颌出面动脉部（大迎），再沿下颌角（颊车），上耳前（下关），经颧弓上（会上关、悬厘、颔厌），沿发际（头维），至额颅中部（会神庭）。颈部一支：⑤从大迎前向下，经颈动脉部（人迎），沿喉咙（水突、气舍，一说会大椎），⑥进入缺盆（锁骨上窝部），⑦通过膈肌，属于胃（会上脘、中脘），散络于脾，⑧外行的主干：从锁骨上窝（缺盆）向下，经乳中（气户、库房、屋翳、膺窗、乳中、乳根），向下夹脐两旁（不容、承满、梁门、关门、太乙、滑肉门、天枢、外陵、大巨、水道、归来），进入气街（腹股沟动脉部气冲穴）。内行一支：⑨从胃口向下，沿腹里，⑩至腹股沟动脉部与前者会合。——由此下行经髋关节前（髀关），到股四头肌隆起处（伏兔、阴市、梁丘），下向膝膑中（犊鼻），⑪沿胫骨外侧（足三里、上巨虚、条口、下巨虚），下行足背（解溪、冲阳），进入中趾内侧趾缝（陷谷、内庭），出次趾末端（厉兑）。小腿部一支：⑫从膝下三寸处（足三里）分出（丰隆），向下进入中趾外侧趾缝，出中趾末端。足背一支：⑬从足背部（冲阳）分出，进大趾趾缝，出大趾末端（接足太阴脾经）（图3-13）。

主要病症：肠鸣腹胀、水肿、胃痛、呕吐、消谷善饥、口眼㖞斜、咽喉肿痛、鼻衄、高热、汗出、头痛、发狂，以及本经循行部位的疼痛。

2. **足太阳膀胱经** ①起始于眼内角（睛明），上行额部（攒竹、眉冲、曲差；会神庭、头临泣），交会于头顶（五处、承光、通天；会百会）。头旁一支：②从头顶分到耳上角（会曲鬓、率谷、浮白、头窍阴、完骨）。直行主干：③从头顶入内络于脑（络却、玉枕；会脑户、风府），复出项部（天柱），分出下行，④内侧一支：沿肩胛内侧，夹脊旁（会大椎、陶道；经大杼、风门、肺俞、厥阴俞、心俞、督俞、膈俞），到达腰中（肝俞、胆俞、脾俞、胃俞、三焦俞、肾俞），进入脊旁筋肉，⑤络于肾，属于膀胱（气海俞、大肠俞、关元俞、小肠俞、中膂俞、白环俞）。⑥腰部一支：从腰中（肾俞）分出，夹脊旁，通过臀部（上髎、次髎、中髎、下髎、会阳、承扶），进入腘窝中（殷门、委中）。⑦背部外侧一支：从肩胛内缘分别下行，通过肩胛（附分、魄户、膏肓俞、神堂、譩譆、膈关、魂门、阳纲、意舍、胃仓、肓门、志室、胞肓、秩边），⑧经过髋关节部（会环跳穴），沿大腿外侧后边下行（浮郄、委阳），与前者会合于腘窝中（委中）——⑨由此向下通过腓肠肌部（合阳、承筋、承山），出外踝后方（飞扬、跗阳、昆仑），⑩沿第五跖骨粗隆（仆参、申脉、金门、京骨），到小趾的外侧（束骨、足通谷、至阴，下接足少阴肾经）（图3-14）。

主要病症：小便不通、遗尿、癫狂、疟疾、目痛、见风流泪、鼻塞多涕、鼻衄、头痛、项强，背、腰、臀部以及下肢后侧本经循行部位疼痛等。

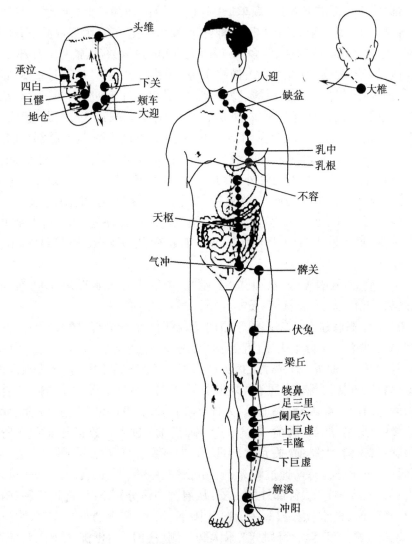

图 3-13 足阳明胃经

头维
承泣
四白
巨髎
地仓
下关
颊车
大迎
大椎
人迎
缺盆
乳中
乳根
不容
天枢
气冲
髀关
伏兔
梁丘
犊鼻
足三里
阑尾穴
上巨虚
丰隆
下巨虚
解溪
冲阳

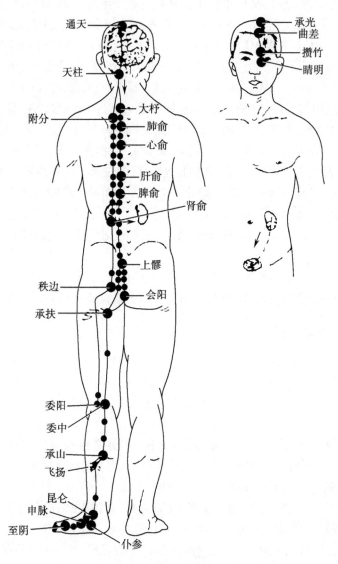

图 3-14 足太阳膀胱经

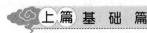

3. **足少阳胆经** ①起始于外眼角(瞳子髎),上行到额角(颔厌、悬颅、悬厘,曲鬓,会头维、和髎、角孙),下耳后(率谷、天冲、浮白、头窍阴、完骨、本神、阳白、头临泣、目窗、正营、承灵、脑空、风池),沿颈旁,行手少阳三焦经之前(经天容),②至肩上退后,交出手少阳三焦经之后(会大椎,经肩会,会秉风),③进入缺盆(锁骨上窝)。耳后一支:④从耳后进入耳中(会翳风),走耳前(听会、上关;会听宫、下关),至外眼角后。面部一支:⑤从外眼角分出,下向大迎,会合手少阳三焦经至眼下;⑥下边经过颊车(下颌角),下行颈部,⑦会合于缺盆(锁骨上窝)。由此下向胸中,通过膈肌,散络于肝,属于胆;沿胁里,出于气街(腹股沟动脉处),绕阴部毛际,⑧横向进入髋关节部。外行主干;⑨从锁骨上窝(缺盆)下向腋下(渊液、辄筋、会天池),⑩沿胸侧,过季胁(日月、京门,会章门),向下会合于髋关节部(带脉、五枢、维道、居髎、环跳)。⑪由此向下,沿大腿外侧(风市、中渎),出膝外侧(膝阳关),下向腓骨小头前(阳陵泉),直下到腓骨下段(阳交、外丘、光明、阳辅、悬钟),下出外踝之前(丘墟),⑫沿足背进入第四趾外侧(足临泣、地五会、侠溪、足窍阴)。足背一支:⑬从足背分出(足临泣),进入大趾趾缝间,沿第一、二跖骨间,出趾端,回转来通过爪甲,出于趾背毫毛部(接足厥阴肝经)(图3-15)。

主要病症:往来寒热,口苦,目眩,视物不清,胁痛,偏头痛、缺盆痛、腋窝痛,目外眦痛,疟疾,股、膝、小腿外侧及第四足趾处疼痛或运动障碍等。

二、奇经八脉

奇经八脉是督脉、任脉、冲脉、带脉、阴维脉、阳维脉、阴跷脉、阳跷脉的总称。它们与十二正经不同,既不直属脏腑,又无表里配合关系。主要有调节十二经气血的功能。当十二经气血满溢时,则流注于奇经八脉,蓄以备用。

1. **督脉** 能总督一身之阳经,故又称"阳脉之海"。起于小腹内,下出于会阴部,后行于脊柱的内部,上至项后风府,入脑内,上行巅顶,沿前额下行鼻柱、上唇,到上唇内唇系带处。(图3-16)。

主要病症:脊柱强直、角弓反张、脊背疼痛、精神失常、小儿惊风等。

2. **任脉** ①本支:《素问·骨空论》:"任脉者,起于中极之下,以上毛际,循腹里,上关元,至咽喉,上颐,循面入目。"《难经·二十八难》所载基本相同。"中极之下"其穴始于会阴,沿腹部正中上行,"上颐"至承浆,于面部承泣穴处"入目"。②起源:《灵枢·五音五味》:"冲脉、任脉皆起于胞中。"胞中,也是《难经·六十六难》所说的"脐下肾间动气"所在,一般称为"丹田",督、任、冲脉之气均发源于此(图3-17)。

主要病症:疝气、带下、少腹肿块、月经不调、流产、不孕等。

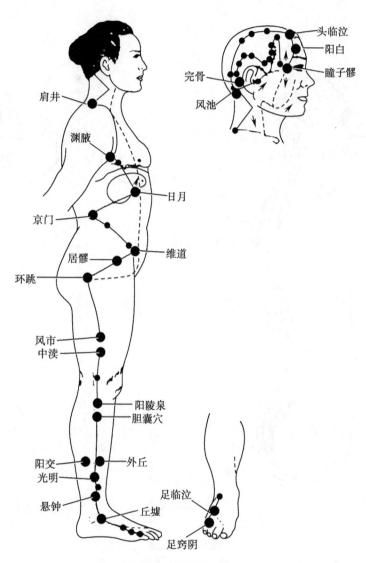

图 3-15 足少阳胆经

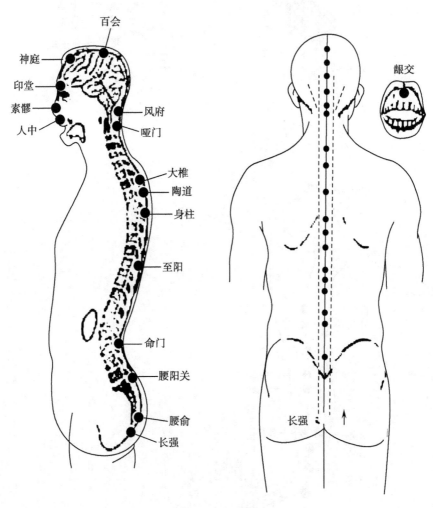

图 3-16 督脉

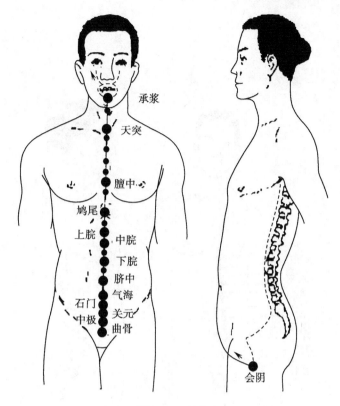

承浆
天突
膻中
鸠尾
上脘
中脘
下脘
脐中
气海
石门
中极
关元
曲骨
会阴

图 3-17　任脉

3. **冲脉**　能调节十二经气血,故有"十二经之海"和"血海"之称。冲脉起于胞中,并在此分为三支:一支沿腹腔后壁,上行于脊柱内;一支沿腹腔前壁,夹脐上行,散布与胸中,上至喉,环绕口唇;一支下出会阴,沿股内侧下行到大趾间(图 3-18)。

主要病症:月经不调、经闭、崩漏、乳少、吐血等。

4. **带脉**　有约束诸经的功能。带脉起于季胁的下面,环绕腰部一周(图 3-19)。

主要病症:腹部胀满,腰部觉冷如坐水中,痛经,月经不调,赤白带下,经闭,疝气,腰痛,及子宫脱垂,盆腔炎等。

5. **阴维脉**　与六阴经相维系,会合于任脉。阴维脉起于足内踝上五寸足少阴经的筑宾穴,沿下肢内侧后缘上行,至腹部,与足太阴脾经同行到胁部,与足厥阴肝经相合,再上行交于任脉的天突穴,止于咽喉部的廉泉穴。维脉的"维"字,有维系、维络的意思。阴维具有维系阴经的作用(图 3-19)。

主要病症:心痛、胃痛、胸腹痛、忧郁等症。

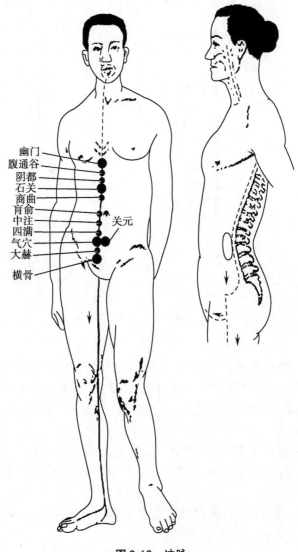

幽门
腹通谷
阴都
石关
商曲
肓俞
中注
四满
气穴
大赫
横骨

关元

图 3-18　冲脉

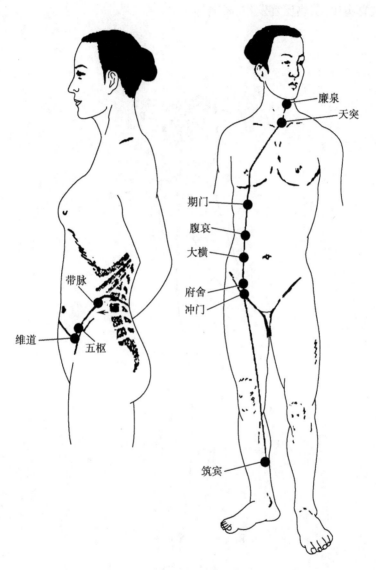

图3-19 带脉、阴维脉

6. **阳维脉**　与六阳经相联系,会合于督脉。起于足跟外侧,向上经过外踝,沿足少阳经上行髋关节部,经躯干部后外侧,从腋后上肩,经颈部、耳后部前行到额部,再到项后,合于督脉(图 3-20)。

主要病症:寒热反复发作,腰痛等。

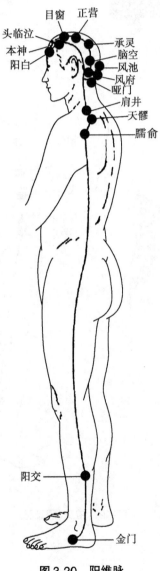

图 3-20　阳维脉

7. **阴跷脉** 有调节肢体运动和眼睑开合的作用。起于足舟骨的后方,上行内踝的前面,沿大腿内侧,经过阴部,向上沿胸部内侧,进入缺盆,上经人迎的前面,过额部,至目内眦,与足太阳经和阳跷脉相会合(图 3-21)。

主要病症:足内翻、喉痛、嗜睡、目闭、咽喉气塞、小便淋漓,膀胱气痛,肠鸣、肠风下血、黄疸、吐泻、反胃,大便艰难,难产昏迷,腹中积块,胸膈嗳气,梅核气等。

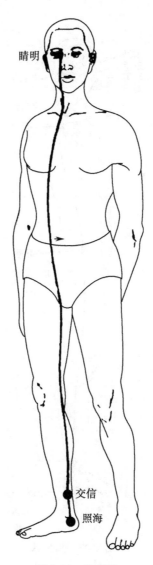

图 3-21 阴跷脉

8. **阳跷脉**　有调节肢体运动和眼睑开合的功能。起于足跟外侧,经外踝上腓骨后缘,沿股部外侧上行,经腹部,沿胸部后外侧,经肩部,过颈部,上口角,入目内眦,与阳跷会合,再沿足太阳经上额,与足少阳胆经会于项后(图 3-22)。

　　主要病症:足外翻、不眠、目内眦痛、腰背强直,癫痫,骨节疼痛,遍身肿,满头出汗等。

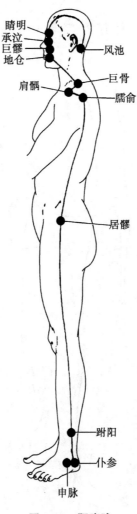

图 3-22　阳跷脉

三、十五络脉

络脉是由经脉分出的纵横交叉的支脉。共有十五条,即十二经脉的十二条络脉,加上任脉、督脉的络脉和脾之大络共十五络脉。十五络脉的分布规律:十二经脉的别络均从本经四肢肘膝以下的络穴分出,走向其相表里的经脉,即阴经别络于阳经,阳经别络于阴经。任脉的别络从鸠尾分出以后散布于腹部;督脉的别络从长强分出经背部向上散布于头,左右别走足太阳经;脾之大络从大包分出以后散布于胸胁。此外,还有从络脉分出的浮行于浅表部位的浮络和细小的孙络,遍及全身,难以计数。

四肢部的十二经别络,加强了十二经中表里两经的关系,从而沟通了表里两经的经气,补充了十二经脉循行的不足。躯干部的任脉络、督脉络和脾之大络,分别联系了腹、背和全身卫气,统属全身络脉,从而输布气血,以濡养全身器官与组织。

四、十二经别

经别在人体的分布情况,除了它有内归脏腑,外络于四肢百骸关节的分布路径以外,每条经脉均有另行入内体腔的分支,名"十二经别",即是十二正经出入离合的别行经络部分。

阳经的经别大多从膝部以上上行,如胸腹脏腑后,多数又再浅出至颈项,分别合于原来十二经中的阳经;阴经的经别从其阴经经脉分出后,又与互为表里的阳经经别并行会合,归于阳经经脉。阴经经别与阳经经别都分别从本经肘与膝上分出,最后合并于六条阳经,贯通合流。阴经经别与阳经经别进入胸腹腔后,均与其经脉所属的脏腑发生联系,足三阴经别离心而上入头循行,手三阴经别出腋部而入腑,经喉部上入头面部。

十二经别的主要作用是增强十二经脉互为表里关系的作用,紧密联系人体各部分组织之间的微细通道,增强卫气营血的输布。

五、十二经筋

十二经筋是十二经脉分布在肢体起连接组织经络与关节作用的部分。其分布要点是连接于十二经脉,循行于体表,走向四肢末端,上行入头、身。经筋的主要作用是连接骨骼支架,四肢百骸,通利关节。正如《素问·痿论》所说"宗筋主束骨而利机关也"。

六、十二皮部

十二皮部是十二经脉在体表分布的情况,即"十二经脉,皮之部也"。故十二皮部也是内属脏腑,外络体表。若体表被外邪侵犯,邪气会通过经脉传入脏腑,相关脏腑则病也;若某脏腑患病,则会在体表有反应出现。皮部的理论在中医的诊断和灸疗中有一定的指导作用。

第六节　现代研究经络学说的进展

经络学几千年来有效地指导着中医临床各科,也指导着灸疗医疗,但它对人体功能的调节代谢叙述与现代医学的观念有很大的分歧,所以受到国内外生理学、生物学、解剖学以及一些边缘科学工作者的广泛注意。

近年来根据基因工程技术研究发展对针灸作用的定点途径及经络现象的研究是比较明确,为基因芯片研究奠定了扎实的理论基础。可以采取芯片新技术观察不同的穴位,不同刺激手法、频率和强度,致使有关组织基因转录的差异,以及时间的变化和因果关系,观察不同疾病的治疗和相应方面的路径,深化对针灸经络现象的认识。

经络实质研究情况:

1. 经络与中枢神经体液调节机制有关。经络产生作用的实质是以神经系统为主要的功能,另外包括血液、淋巴、体液、已知的构成人体功能调节统一系统,均有联系。人体的功能活动和各种器官的调节与外界环境的统一主要是通过神经、体液调节等功能实现的。

2. 经络学说与周围神经系统的功能有密切关系。经络的穴位多处于四肢运动神经主干、末梢神经或末梢神经附近,对这些穴位的灸疗刺激多由周围运动神经传至中枢神经,提高人体各器官的调节作用。

3. 经络与免疫调节网络假说。经络与免疫调节网络假说的生理解剖根据是免疫细胞的主要成分淋巴细胞,其循行方式特殊,免疫过程特别复杂。免疫能力的完成不仅仅局限于免疫器官之内,还有免疫活性细胞 T 细胞的循行途径血液组织淋巴、血液循环周流不息;抗原中的单核 - 吞噬细胞系统除了存在于骨髓、淋巴结和血液中,还存在于肝、肺、皮肤、关节,结缔组织中。

4. 灸疗产生的温热、近红外线对人体体表的腧穴或患处进行的灸疗,均能有效的调节人体神经、体液、免疫系统生理功能,以及深浅部位生理功能的作用。

第七节　病因、病理

中医学认为人体患病是因为人体与自然界的变化不一致及人体内脏生理功能失常。如果人体与自然界相适应,调节应对适当,人体就会健康;人对自然界的各种变化以及反应失调、不平衡或不能即时应对,恢复正常的平衡状态,就会产生疾病。人体内部各种生理功能或某部分脏腑功能失调,可产生疾病,如会产生痰饮;因饮食起居不正常、情志失常,会产生脾胃损伤、心神方面的疾病等。在自然界能造成人体患病的有寒、火、暑、湿、燥、风(称六淫),虫咬兽伤,外力创伤,瘟疫传播等因素,致使人体生理功能或脏腑组织变生多种疾病。中医治病时通过望、闻、问、切,即是审病求因,也称"辨证施治"。

一、六淫

六淫是指自然界的寒、火、暑、湿、燥、风的变化超过正常规律,几种因素就变成了侵害人体的邪气。人与自然界在正常的自然规律情况下,就会成为一个统一的整体,人体就相安无事。在自然界发生了异常变化,人体又失去了抗卫能力时,就会产生寒证、热证、寒热错杂。五脏六腑在自身的盛衰生理功能变化时,也会产生寒、火、暑、湿、燥、风的疾病,这是内伤六淫。

1. **寒邪**　为异常寒冷之气。寒气为阴气,正常的寒气是人体可以预防和抵御的,突然产生的过寒过冷之气,称之为寒邪,人体失去了抗卫之力,而变生寒证,如寒邪侵犯肌肤产生毛孔、腠理闭塞;卫阳被遏,寒邪入侵了胃经就会产生胃痛、胃胀、呕吐、畏寒。如侵犯肢体关节处,关节会产生疼痛、酸胀,影响关节活动,出现关节运动障碍,上肢难以伸举,下肢会出现跛行。

2. **火邪**　火为热之盛(即燃烧的意思),过盛之火为邪火。火属阳性,火阳过盛为邪火,在病理上为阳邪,在人体器官上即为红肿。若火热犯心,为火热内攻,造成心脏器官的热证,轻则扰乱心神,就会发生心神不宁、烦躁、失眠;重则会产生神昏谵语、狂躁。若侵犯肺部,就会发热、口渴、舌干、咽喉红肿、咳嗽,全身的津液灼伤,产生大便秘结、小便短赤等津液损伤的症状,重则伤及血液,出现吐血、便血、尿血、女子月经过多等证候。

3. **暑邪**　即炎热之邪气,其性属阳邪。它易蒸发、散发、耗损人体津液致病。暑邪由炎热所化生,暑邪侵犯机体为阳性证候,会出现高热、肌肤灼热、心烦、脉象浮数洪大。暑气易蒸发,会耗气损津,出现口渴、饮凉、口舌干燥、大便干燥、小便少赤。若上犯头目,易现头昏、目眩、头汗。若暑夹湿邪,侵犯胃部,会出现恶心、呕吐、腹胀、腹泻。

4. **湿邪**　湿为水湿变生之邪气,故为阴邪之气。湿邪易产生的季节为长夏之季,这个季节易蒸发水汽,易纳饮生冷之食,衣着单薄,人体容易受湿邪之侵犯变生疾病。湿邪容易损害人体里的阳气,如脾脏喜燥恶湿,湿邪易侵犯脾经,伤及脾阳,气机受阻,而运化不健,会引起消化不良,出现胃腹胀满,不欲纳食,大便稀溏,肢体发冷。湿邪侵犯肢体四肢、关节,常见下肢浮肿,肌肉、关节酸胀疼痛,还可出现疮疡等症。

5. **燥邪** 即干燥变生的邪气。在四季中以秋季为主,它也是热邪中的一种,应属阳邪、干燥之邪,易耗损津液,侵犯肺经,伤阴,肺失滋润,就会产生口唇、鼻腔干燥、少津液,甚者发生皮肤干燥皲裂、大便干燥秘结,燥易伤肺,由于肺属娇脏,它若失去滋润产生宣降失常,容易出现干咳痰少,痰液黏稠,不易咯出或痰中带血。

6. **风邪** 是指不正之邪风,故风邪犯病多以春天为主,属阳邪。若风邪犯病与寒邪相夹,犯病多为风寒之症;与湿邪相夹,多为风湿之症;与热邪相夹,多为风热之症。

风邪犯病,外侵入人体,使卫气不固,皮肤腠理开泄,易出现发热、恶寒、汗出,来之快,治之也易;风邪夹湿邪犯病,多侵犯关节,使肢体出现运动异常,四肢关节不利,出现关节肿胀,形成关节痹证;风邪夹热邪犯病,侵犯神志器官,则会出现异常运动,如四肢抽搐、挛缩、角弓反张、项背强直等肝风内动之症。

二、情志所伤

情志为"七情",即喜、怒、忧、思、悲、恐、惊。

对于人的精神情绪,古代医学在临床实践中发现人的情志活动在正常范围之内对身体没有多大影响,反有助身心健康。在生活中若遇环境的变化,人体思想情绪急剧变化,发生过度喜、怒、忧、思、悲、惊、恐时,就会影响到身体内脏,使功能紊乱。古人曰:"怒则气上,喜则气缓,悲则气消,恐则气下,惊则气乱,思则气结。"不同的情志会影响相对应的脏腑发生病变,如怒伤肝、过喜伤心、悲忧伤肺、思伤脾、惊恐伤肾。人的七情过分,实则伤及、扰乱心脏的正常生理功能,进而影响到人体内其他脏腑器官发生病变,所以七情致伤与心脏有极大的关系。七情致伤多见于心、肝、脾、胃。

其他致病因素还有饮食、过劳、外伤、寄生虫、瘟疫等。

中医学几千年来运用灸疗治疗五脏六腑的各种疾病,在临床上均取得了较好的疗效,雷火灸在治疗以上疾病过程中获得了满意的效果,产生疗效的机制是灸有温煦肌肤气血,疏通腠理,恢复人体各种生理功能的作用。

第八节 中医诊断概述

诊断即是诊法,是具体调查了解病情的方法。包括有四个内容,即望、闻、问、切,称为"四诊"。

人体是一个复杂的有机整体,局部的病理变化可影响到全身症状的出现,内脏的病理改变,可以反映到身体表面,通过望、闻、问、切采收的患者各方面的情况,如病史、症状、体征,进行分析、归纳,可找出疾病的原因、性质及内部脏腑联系情况,为辨证施治提供较为准确的根据。所以四诊是诊断疾病不可缺少的环节。

1. **望诊**

(1) 望神:患者精神状态是否良好,动作是否协调、灵活,可判断疾病深浅或预后。有神则表示正气未伤,脏腑功能未被侵犯,预后则良好。失神表示精神萎靡不振,反应迟钝,甚至神志不清,表示正气已伤,疾病严重,治愈缓慢,预后不良。

(2) 望面色:面色苍白,表示虚汗、失血。面色现白色,是气血不足;面色现苍白,属阴盛或阳虚,气虚;面色发白、浮肿,多属血虚;面呈黄色,是虚证、湿证;面呈赤红,似为热证;面呈青色,是寒证、痛证、瘀血及惊风等证;面呈黑色,多为肾虚、水饮、瘀血等证。

(3) 望舌:即是望舌质的颜色,望舌的形态,望舌苔的苔质、颜色。望舌质的颜色:舌淡白属虚证、寒证;舌红色多为热证、里湿证;舌绛红即热盛;舌呈青紫色是属血瘀证。舌的形态:舌体肥大,舌边齿痕明显,色淡,多属脾肾阳虚;若舌体肿大,舌深红,属心脾热盛;舌体僵硬,多属热入心包,邪热炽盛,属中风征兆。望苔质:苔厚薄,属外邪侵入脾胃深浅的表现;苔滑,为津液上犯的现象,多寒证;舌苔干燥,属津液不能上升;而润舌,多热证;苔腻,属脾胃痰湿过盛,湿浊在舌面的呈现,多为温湿痰饮证。望舌苔的颜色:舌苔呈白色,为表证、寒证;苔呈黄色,是里证、热证;苔呈黑色,是热极变为寒盛;苔黑黄干燥,为热极伤阴;苔呈黑而滑,为阳虚寒盛的表现。

(4) 望形体:即诊断人的身体状态正常与否。包括望形体正常胖或瘦,望躯干及四肢有无长短畸形。身体形态正常说明发育正常,身体过胖为发育过盛,身体瘦弱为气血不足。躯干、脊柱、胸骨、胸肋骨有无畸形,望四肢有无短缩及跛行出现,可辨认出先天性畸形或外伤性畸形出现。

2. **闻诊**　是听其声音和嗅其气味。

(1) 听声音:语声强,多属患躁动的实证、热证;声音低微少力,多属虚证、寒证;语言错乱或谵语,多实证;精神萎靡、无力,多属虚证;呼吸少气,多为虚证;气粗,多属湿热证;气喘,喘气粗,为实喘;喘气低微,为虚喘。

(2) 闻气味:口出气臭,为胃热;闻大小便及排泄物有恶臭多属实热证;略有腥气味,属虚寒证。

3. **问诊**　是通过医生询问患者或陪护者了解病情的方法。首先要抓住患者的主诉,围绕其主要病情有目的地、按步骤地深入询问,以达到了解患者疾病的病因病理的目的,主要有:①问寒热;②问汗;③问饮食;④问便;⑤问疼痛;⑥问睡眠;⑦问月经与带下。

4. **切诊**　医生对患者进行触摸、按压检查,进一步了解病情的方法,包括切脉诊、触摸诊两个方面。

(1) 脉诊:健康人的正常脉象叫做平脉或缓脉,正常人脉象左右手的寸、关、尺三部有脉,不浮不沉,和缓有力,节律均匀,成人一息四至。若患者出现了浮、沉、迟、数、虚、实、滑、涩、细、洪、弦、紧、芤、促、结、代等脉,均代表有关各种疾病的脉象。

(2) 触诊:是对患者全身进行触摸按压,检查患者有无异常的病痛出现,从而辨别疾病的部位和性质的诊断方法。触摸肌肤温度有无过冷过热、有无凹陷的水肿出现;按压指甲,观察回血是否正常;按压胸腹是否有包块、压痛,腹肌是否紧张;按经络、腧穴有无异常反应等。

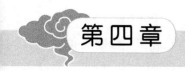

第四章

熟悉现代医学诊断

现代医学诊断学是指运用医学基本理论、基本知识和基本技能对疾病进行诊断的一种方法。内容包括采集病史,全面系统的掌握患者的体征与症状,通过视诊、触诊、叩诊和听诊,系统了解患者所存在的体征,并进行必要的实验室检查,以及器械检查,如心电图、X线或超声波等辅助检查。掌握收集这些临床资料,应用现代医学的诊断方法得出明确的诊断,再应用中医辨证施灸的方法。如施灸的部位,用灸时间长短及相关配穴选择,可以较为正确的得出施灸方案,以达到良好的灸疗效果。

第一节　熟悉现代医学诊断学的内容

1. 对患者的问诊,多数疾病通过细致的病史采集,结合系统的体格检查,就可得出初步诊断,还可指导医生的进一步检查。

2. **了解患者的症状和体征**

症状:是指患者病后自身体验的异常感觉。如头痛、胸烦闷、恶心呕吐、肢体运动失常等。

体征:是指患者的体表或体内各个器官组织结构发生可观察的客观改变,如出现皮肤斑疹、皮肤黄染、肝脾肿大、心脏杂音等。

3. **体格检查**　是医生用自己的感官或传统的辅助器具(听诊器、叩诊锤、血压计、体温计等)对患者进行系统的观察和检查,揭示机体正常和异常征象的临床诊断方法。

4. **实验室检查**　是通过物理、化学和生物学等实验室方法对患者的血液、体液、分泌物、排泄物、细胞取样和组织标本等进行检查,从而获得病原学、病理形态学或器官功能状态等资料,结合病史、临床症状和体征进行全面分析的诊断方法。当实验室检查结果与临床表现不符时,应结合临床慎重考虑或进行必要的复查。实验室检查偶尔阳性或数次阴性的结果,均不能作为肯定或否定临床诊断的依据。

5. **辅助检查** 如心电图、肺功能和各种内镜检查,以及临床上常用的各种诊断操作技术,如 X 线、CT、磁共振等,这些辅助检查在临床上诊断疾病时,亦常发挥重要的作用。

第二节 熟悉现代医学体格检查

体格检查是指医师运用自己的感官和借助于传统或简便的检查工具,如体温表、血压计、叩诊锤、听诊器、检眼镜、压舌板、电筒、检耳镜、检鼻镜、卷尺等,客观地了解和评估患者身体状况的一系列最基本的检查方法。全身体格检查时力求达到全面、系统、重点、规范和正确。体格检查的方法有五种:视诊、触诊、叩诊、听诊、和嗅诊。

一、视诊

是医师用眼睛观察患者全身或局部表现的诊断方法。视诊可用于全身一般状态和许多体征的检查,特殊部位的视诊需借助于某些仪器,如耳镜、鼻镜、检眼镜及内镜等进行检查。不同部位的视诊内容和方法不同,但它简便易行,使用范围广,常能提供重要的诊断资料和线索,有时仅用视诊就可明确一些疾病的诊断。

二、触诊

是医师通过手接触被检查部位时的感觉来进行判断的一种方法。它可以进一步检查视诊发现的异常征象,也可以明确视诊所不能明确的体征,如体温、湿度、震颤、波动、压痛、摩擦感以及包块的位置、大小、轮廓、表面性质、硬度、移动度等。触诊的适用范围很广,尤以腹部检查更为重要。由于手指指腹对触觉较为敏感,掌指关节部掌面皮肤对震动较为敏感,手背皮肤对温度较为敏感,因此触诊时多用这些部位。

触诊方法:触诊时,由于目的不同而施加的压力有轻有重,因而可分为浅部触诊法和深部触诊法。

1. **浅部触诊法** 适用于体表浅在病变(关节、软组织、浅部动脉、静脉、神经、阴囊、精索等)的检查和评估。腹部浅部触诊可触及的深度约为1cm。

2. **深部触诊法** 检查时可用单手或两手重叠,由浅入深,逐渐加压以达到深部触诊的目的。腹部深部触诊法触及的深度常常在2cm以上,有时可达4~5cm,主要用于检查和评估腹腔病变和脏器情况。根据检查目的和手法不同可分为以下几种：

　　(1) 深部滑行触诊法；

　　(2) 双手触诊法；

　　(3) 深压触诊法；

　　(4) 冲击触诊法。

三、叩诊

　　是用手指叩击身体表面某一部位，使之震动而产生音响，根据震动和声响的特点来判断被检查部位的脏器状态有无异常的一种方法。

　　根据叩诊的目的和叩诊的手法不同，分为直接叩诊法和间接叩诊法两种。

　　1. 直接叩诊法　医师右手中间三手指并拢，用其掌面直接拍击被检查部位，借助于拍击的反响和指下的震动感来判断病变情况的方法称为直接叩诊法。

　　2. 间接叩诊法　为应用最多的叩诊方法。医师将左手中指第二指节紧贴与叩诊部位，其他手指稍微抬起，勿与体表接触；右手指自然弯曲，用中指指端叩击左手中指末端指关节处或第二节指骨的远端，因为该处易与被检查部位紧密接触，而且对于被检查部位的震动较敏感。

　　叩诊时被叩击部位产生的反响称为叩诊音。在临床上分为清音、浊音、鼓音、实音、过清音五种。

四、听诊

　　是医师根据患者身体各部分发出的声音判断正常与否的一种诊断方法。

　　1. 听诊方法　听诊可分为直接听诊和间接听诊两种方法。

　　(1) 直接听诊法：用耳听的方法；

　　(2) 间接听诊法：借助工具，如听诊器等。

　　2. 听诊注意事项　①听诊环境要安静，避免干扰；要温暖、避风以免患者由于肌束颤动而出现的附加音；②切忌隔着衣服听诊，听诊器件直接接触皮肤以获得确切的听诊结果；③应根据病情和听诊的需要，嘱患者采取适当的体位；④要正确使用听诊器；⑤听诊时注意力要集中，听肺部时要摒除心音的干扰，必要时嘱患者控制呼吸配合听诊。

五、嗅诊

　　是通过嗅觉来判断发自患者的异常气味与疾病之间关系的一种方法。来自患者皮肤、黏膜、呼吸道、胃肠道、呕吐物、排泄物、分泌物、脓液和血液等的气味，根据疾病的不同，其特点和性质也不一样。例如正常汗液无特殊强烈刺激气味。

第三节　熟悉实验室诊断与器械检查

1. **实验室诊断**　根据病情需要可进行的实验室检查有血液(常规、血清、蛋白、类风湿因子、血沉、肝功能)、尿液、大便、分泌物、电解质、血糖、骨髓、血型、细胞免疫、病变组织生化培养、抗凝血功能血栓形成的异常检测、生殖系统分泌物、前列腺液等。

2. **器械检查**　临床器械检查有心电图(心电图的测量和正常数据);心房、心室有无肥大,心肌缺血与ST-T有无改变,心肌梗死情况,有无律失常,电解质紊乱和药物影响等测试,但必须强调的是,要充分发挥心电图检查在临床上的诊断作用,单纯地死记硬背某些心电图诊断标准或指标数值是远远不行的,甚至会发生误导;脑电图;肺功能检查(通气功能检查、换气功能检查、小气道功能检查);内镜检查(上消化道内镜检查、下消化道内镜检查、纤维支气管镜检查),X线检查、CT、磁共振。

通过对以上的现代医学诊断方法的熟悉,医生增加自己诊断能力和水平,以便对疾病作出更加准确的诊断,有利于灸疗师制定灸疗的计划方案,得到良好的疗效。

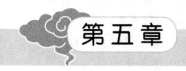

第五章

雷火灸疗法的指导思想

第一节　以西医解剖学为基础

以前各种灸疗方法以经络学说为理论指导,在腧穴上施灸为主。在临床实践中确有一定疗效,但是笔者在临床实践中认识到这种灸疗效果不十分理想,究其原因,它与现代医学病理、生理、治病效率有相当的差距。比如说,治疗心肌缺血或心血管动脉硬化,我们仅仅在心所属的手少阴心经腧穴上施灸。那么我们要提高灸的疗效,为什么不直接灸心脏所在的部位呢?经笔者的临床实践,缺血性心肌疾病、心血管动脉粥样硬化的临床效果就得到了非常明显的改善。以上的疾病状况,有的患者需做心脏搭桥手术的,就免除了手术痛苦及重额的经济负担。笔者新的理念在基础、临床上得到了灸疗防病与治病的疗效方面许多新的突破。所以雷火灸做灸疗治病主要依据人体解剖部位为基础指导施灸。这与近代灸疗以及经络学说的实质研究内涵和西医的解剖各系统均有密切联系,故以人体解剖学为灸疗指导基础,是符合提高、发展中医灸疗为现代医学同步迈进的方向。

第二节　以西医诊断学为病名

由于社会文化教育的现代化,在初中时就普及了人体知识的介绍,人的疾病在西医方面全是以解剖学的各个系统所患的疾病为基础病名。西医对人体患病的病理学、诊断学的研究,对各种疾病发生发展,细胞和组织相应损伤的修复,局部血液循环的障碍、炎症和肿瘤等的基本病理变化,研究和阐述各种不同疾病的特殊规律,其病因、发病机制、病变特点、转归以及临床表现和采取防止措施,均通过实验室研究应用于临床。因此,值得中医应用西医诊断学的理论基础。

有许多疾病如椎间盘突出所造成的病患在中医的理论及病名上就没有专门的疾病名称,还有中医的各种痹证难于使患者理解,所以雷火灸治病的病名尽量使用现代医学的名称,这样便于与患者沟通。笔者用雷火灸治疗疾病时,容易解释,让患者易于接受灸疗,易受患者青睐。以西医诊断学为病名,采用中医灸疗治法,这也不失为中西医结合治疗的又一范畴。

第三节　调节体内循环与神经系统、提高免疫力

雷火灸在治病时的方法都是在人体表面的部位进行悬灸。循环组织系统是由一系列封闭的管道联合而成,由于其中所含的液体成分不同,可分为心血管系统及淋巴系统两部分,心血管系统有心、动脉、毛细血管和静脉组成,淋巴系统参与血液循环。

微循环之间的正常细胞和组织对体内外环境变化能产生持续性的刺激作出功能和代谢的反应、调整和适应。若环境刺激超过了细胞和组织的耐受与适应能力,细胞与组织就会出现状态、功能和代谢的损伤性变化。细胞的轻度损伤,大部分可以治愈,而严重者导致不可逆转的损失,不仅由刺激的性质和强度来决定,或与细胞的易感染、分化、血液供应、营养以及平常的生理状态有关。适应性变化与损伤性变化是大多数疾病发生、发展过程中的基础病因、病理变化。如人体产生病变部位的微循环血压降低,就会影响细胞组织正常的新陈代谢、物质交换。

除有毛细血管回收沿着静脉回流入心外,还通过淋巴系统回流入静脉,所以淋巴系统是静脉的辅助管道。通过血液循环和淋巴循环不断地把消化管吸收的营养物质,肺吸收的氧和内分泌腺分泌的激素输送到全身各组织细胞,进行新陈代谢,同时将全身各组织细胞的代谢产物,二氧化碳和尿液分别送到肺、肾和皮肤等器官排出体外,从而保证人体生理活动正常进行。若体内循环在某部出现了病理变化和外伤性损害,产生了循环障碍就会影响到局部体内循环的正常功能,而发生失调。

运用雷火灸灸条燃烧时产生的红外线网及热效应来达到提高人体局部动静脉、淋巴、微循环血压的内环境。因此微循环交换的血压动力会增加,同时也会产生对该患部交感神经的兴奋,它也会促进微循环的细胞新陈代谢。同时雷火灸还可以直接对心脏、肢体血管部位施行温灸,可以增加体循环和肺循环的血压,提高它们的体循环和肺循环的速度,可增加对微循环的促进,供给病变部位的白细胞量,吞噬病变部位的细菌以及代谢出淤积的废用物质,达到正常生理功能的恢复及疾病的消除。

神经是由神经细胞、神经元构成,神经元在神经内通过特殊的细胞连接相互联系,形成复杂的神经通路和网络。

神经分中枢神经系统和周围神经系统,中枢神经系统是颅腔内的脑和椎管内的脊髓,两者都含有躯体神经中枢和内脏(自主)神经中枢。周围神经系统包括与脑连接的十二对脑神经,与脊髓连接的三十一对脊神经,两者都含有躯体神经和内脏(自主)神经。躯体神经分布到皮肤和运动系统,内脏(自主)神经分布到内脏、心血管和腺体。两种神经都有感觉(传入)和运动(传出)纤维,分别由周围向中枢和由中枢向周围传递神经冲动。内脏运动纤维又根据其作用不同,再分为交感神经和副交感神经。神经系统是机体内起着主导作用的系统,其功能有:①协调人体内部各器官的功能活动,保证人体内部的完整统一;②调整人体的功能活动,使之与外界环境相适应;③人类的脑,特别是大脑皮质进化到非常复杂的程度,它可以在时间中产生思维活动。因此,人类不只是被动地适应外界环境的变化,而且可以能动地认识客观世界,这是人类特殊的神经系统最主要的特点。

人类中枢神经元数量巨大,神经通路十分复杂,它们构成了人体的中枢神经和周围神经。神经的传递分化学性突触和电突触。雷火灸对中枢神经和周围神经的灸疗,在临床运用中会增加化学性突触和电突触的生理功能,使受了障碍的神经传递得到恢复。

雷火灸对人体内循环及神经系统的治疗在保持它们的正常生理功能的同时,还维护体内循环及保持神经传入、传出的正常生理状况,而且还能使障碍的体内循环及失调的神经系统得到恢复,使体内得到正常生理运动的良好疗效。

在淋巴系统、免疫系统方面,雷火灸产生的温热效应,不但可使皮肤浅层肌腱得到温而柔和的刺激,缓解疼痛与疾病,而且它产生的近红外线网还可以渗透到深部组织,调节淋巴系统、免疫系统的生理功能,提高人体的抗病能力,进而增强脏腑的生理功能,提高人体循环,增强免疫能力,达到消肿止痛、散瘀血、抗肿瘤、抗癌、延年益寿等功效。

第四节　以中医经络学、腧穴灸疗为辅

几千年来,灸在中医药防病治病中有它的卓越贡献,中医的经络学说与腧穴作为灸的指导治疗,确实发挥了灸在中医治疗疾病中非常重要的作用。

经络学说是研究人体经络系统的循行分布、生理功能、病理变化以及与脏腑相互关系的一种理论学说,是中医学理论体系的重要组成部分。经络对生理、病理、诊断、治疗等方面均有重要指导意义。经络内属脏腑,外络于四肢百骸,联系脏腑与体表成为一个有机的整体。运行气血,营阴协阳,保持人体功能协调、平衡。经络学说是历代医家长期的临床实践中产生和发展起来的,几千年以来一直指导中医各科的诊断和治疗,对灸疗产生的影响特别重要。

人体的腧穴繁多,现有腧穴名称 361 个。腧穴是人体脏腑经络气血在体表部位分布的特殊点,它是贯穿脏腑的通路,是脏腑气血外络于肢体之处,是人们长期医疗临床过程中陆续发现的特殊敏感部位。腧穴可分为经络穴位、奇穴和阿是穴三种。经络穴位即是十二正经脉与任、督二脉上的腧穴。奇穴是指有一定的名称,有固定的位置,但尚未归属于十四经的腧穴,它又有奇特的效果,故称为"奇穴"。阿是穴是无具体名称,也无固定的部位,而按压有疼痛、快感或特殊感觉反应之处。十四经穴、奇穴与阿是穴是灸疗工作者在治疗中常用的腧穴,都取得了良好的效果,历代医家撰写了丰富的医学论著,成为了中医学中的宝库。

所以灸疗的经络学说与腧穴治疗在灸的使用中仍不能忽视,学习运用掌握经络学说与腧穴在防病治病中的特殊指导作用,作为防病治病的理论思想。所以雷火灸在防病治病中,对疾病运用有关脏腑、经络腧穴为辅的灸疗观点,也是很有临床实践意义的。

第五节　以辨证施灸为纲要

我们历代灸家在与疾病作斗争中不断研究发明了几十种以上的灸法,来治疗各种疾病,并取得好的成就。各种灸的用途是根据各种疾病治疗需要,而发明和创造出来的,这说明在施灸的治疗时,需要辨证施治。雷火灸的研制发明是在现代医学和中医学基础上创新发展出来的,它的特点是药力峻、火力猛、渗透力强、灸疗面广。它的治疗准则也脱不了中医辨证施治法则,只有辨明了疾病的位置和性质,才能采用正确的雷火灸各种治疗方法,或用灸时间的长短来达到灸疗的目的。

一、八纲辨证

1. **表与里辨证**　表示人体的经络、肌肉部分,里是人体脏腑、骨骼、骨髓、血等部分,表证的症状表现为发热恶寒、头痛鼻塞、舌上无苔而脉浮数,而里证表现为脏腑或气血津液功能紊乱,发热或潮热、心烦口燥、舌苔厚腻黄黑、脉象沉数等。表里是辨证疾病的部位所在。

2. **寒与热的辨证**　寒与热是识别疾病证候属性的要领,寒证疾病的病性应属寒。寒又分表寒和里寒,表寒是体表、肌肤、四肢、肌肉、经络寒冷,里寒是脏腑、骨髓、骨骼发冷。寒证的症状表现为脸面发白,四肢发冷,喜食热饮,小溲清长,大便稀溏,苔淡,脉沉迟。热证属于热性病,热性病也有表里之分,表热为外感风热证,里热则分为热入脏腑气血、津液、骨骼等。热证的临床症状多为面赤红,发热,口干喜冷饮,心烦不安,尿赤少,便秘,舌质红苔黄,脉洪数而大。寒热还有真假之别,因寒极会生热象,热极会发生寒的症状,所以会出现真寒假热或真热假寒的征象。只要结合寒与热证属性,明确真寒假热、假热真寒的鉴别点,就能正确的施灸。属真热的可结合内服药的使用。

3. **虚与实的辨证** 虚与实的辨证是诊断邪气在人体盛与衰的重要措施。邪气盛为实,精气衰为虚,也就是人体内正气、津血、阴阳平衡的程度。实证患者,灸疗时间宜短,同时须结合中西医内服药物治疗。

虚与实有时会出现真虚假实现象,需要认真辨别。真虚假实即"至虚有盛候",本病属虚,但出现了实的症状,用灸时间需稍长,具体部位应在腹部。真实假虚则谓之"大实有羸状"。本病应为实证,而在症状上出现虚证的现象。此时,一定不要为患者寒战期神倦、身体肢冷现象所迷惑,这是因为热邪壅盛于肺,阻碍了肺部气机功能,不能温煦肌肤,四肢出现的虚寒假象。而此病的舌质红苔黄、口干,应是邪盛的实证,用灸时宜用四肢上的腧穴,引邪外出,同时结合中西医内服用药。辨真假虚实,舌诊有很好的诊断价值。

4. **阴与阳的辨证** 阴阳是八纲辨证的纲领,把表里、寒热、虚实、或它们之间错综复杂的变化统一起来,只要在色脉之中分清属阴属阳,就有利于指导临床的灸疗时间、面积的大小、穴位的选择和采用中西配合治疗。阴证灸法以扶正为主,阳证灸法以泻法为主,可结合中西医内服药。

二、其他辨证

卫气营血辨证,脏腑辨证,气血津液辨证,风火寒热燥湿辨证,在本书不详尽讨论,但不是说不用以上辨证方法施灸。讨论八纲辨证的目的,就是说明雷火灸的治疗也要辨证施灸。根据辨证采用不同的灸法,确定用灸时间的长短,使用泻法或补法,才能达到治疗多种疾病的目的。故而能代替其他多种灸法,而且治疗效果更佳。

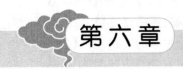

第六章

中国雷火灸的特色

第一节　雷火灸的命名

　　古有雷火神针,雷火神针主要成分是麝香、硫黄、乳香、没药、穿山甲、全蝎、冬虫夏草、红花等,做成如手指粗约1.5cm,治疗阴毒、痹证等,治疗时是用7~9层布包住火头在穴位上熨烫。雷火神针的配方、用法,与其他多种灸配方、用法不同。名称比喻在疗效上它会像雷神治病一样迅速、灵验,能治顽疾,对疾病有极大的治疗功效。雷火灸配方与雷火神针配方不同,用法为悬灸、粗细比前者粗大,雷火灸是用明火悬灸法,粗为3cm,在真正意义上是全用上了火。雷火灸为植物药柱,药效峻、火力猛、渗透力强、治疗面广,烟与火无毒,能直接杀伤多种细菌、病毒等,治疗范围、疗效更加显著。这个植物柱火的作用实际上起着灸的功效,它应该是灸的范畴,所以这个植物柱应该是灸,继雷火神针以后的另一个新的植物柱,因它含有治病迅速,疗效特好的优势,故名雷火灸。

第二节　雷火灸的特点

一、雷火灸的组成与形态

　　雷火灸是由艾绒与其他多种药物组成,形态粗壮,如大火炮形状;长10cm,宽3cm;每支灸重30克,外有灸具。使用时用悬灸法,距离皮肤1~5cm,可同时用1~5支药灸。在病灶部位施灸时必须尽量扩大病灶部位以外的皮肤组织做灸疗,可在病灶处选择1~2个阿是穴配用,另可加选与病灶相关的1~3个腧穴。一只雷火灸燃烧时间为2小时左右(图6-1、图6-2)。

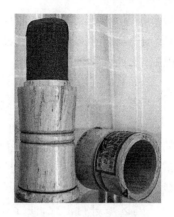

图6-1 雷火灸植物柱药   图6-2 雷火灸药及容器

二、雷火灸的生物物理作用

雷火灸是一个能燃烧的植物柱,燃烧时产生的热辐射力很强,与同是明火悬灸的艾条相比,在燃烧时产生的热辐射能量,比艾条要大2倍以上,它们在同等条件距离时测得的最高温度,雷火灸为240℃,艾条灸是90℃;雷火灸的最低温度是200℃,而艾条灸是68℃。雷火灸燃烧产生大量的远近红外线,组成了一个大的红外线网。雷火灸的近红外线在0.3~2u、远红外线是5~15u。目前实验研究还无法完全具体测定远近红外线产生的具体数量。雷火灸的物理作用有很强的热辐射功效,在人体体表及内部组织产生的刺激作用反应迅速,对增强组织细胞的代谢、体内循环神经系统的反射影响、内分泌系统的调节、免疫系统功能的提高均起到了比其他的灸明显的作用。此外,突破了以前禁灸的部位,如眼球等,拓展了治疗领域,如塑身减肥及美容。通过实验室证明,雷火灸治疗时还具备杀伤癌细胞的功效,所以具备治疗肿瘤的良好作用。

三、雷火灸的药理作用

雷火灸是由多种药物按比例组成的植物柱,各种植物燃烧时产生药化因子,这些药化因子在实践中证实,在被灸过的体表皮肤上,附着有浓郁的药物气味,这些药物因子还会随着继续燃烧的热辐射热量渗透到深部组织细胞、体内循环里,促进组织细胞的物质交换(实验证明在灸疗时有活性物质参加交换),这就说明不通过消化系统而是在病患器官处给了一剂药的作用;同时,未燃烧尽的药化因子还扩散在空气中,与空气的水蒸气相结合,出现烟雾,烟雾中有浓郁的药香气息,通过呼吸道吸入体内,产生如下作用:①通过嗅神经兴奋大脑中枢,醒脑提神,脑神经处于紧张的患者会达到镇静安神的功效;脑神经处于低下的患者会产生兴奋的作用,疗效较快;②通过呼吸道吸入肺部的药化因子可以刺激肺呼吸器官,使肺收缩力加强,增加肺活量,增加血液循环的速度,进而增加全身各个系统的生理功能,使全身气血畅通,心神得以宁静,大脑神智得以安定,而起到镇静的作用。

第三节 雷火灸施灸新法

传统的施灸方法几乎全是运用经络学说为指导,进行腧穴灸疗法,治疗各种疾病。雷火灸采用的是以现代解剖学为基础,运用中医辨证施治,以腧穴为辅的新施灸的方法。治疗时以各个系统患病部位为主(并且扩大到包括病变部位范围更广的区域进行治疗,使疗效更为保证),以腧穴为辅。灸的治疗不是银针治疗,银针刺入人体经过手捻,在腧穴上产生强烈的刺激感传作用,通过经络传导,容易到达病变部位,产生调节人体的功能作用,而灸是在皮肤或者皮肤以外的体表施灸治疗,它产生热效应的刺激作用与传导作用就不如银针那么强烈,如果要达到同样强烈的程度就会严重破坏被灸区域的机体组织,因此灸疗的方法必须改变,应该以现代医学的人体解剖患病的部位以及扩大范围的治疗方法为主,进行直接灸疗,免除了对机体的损伤,减轻了患者的痛苦,舒适地得到治疗,取得更好的疗效,雷火灸的治疗是以面罩位,带腧穴的治疗方法。面就是病灶部位以外的大面积皮肤,罩位就是包括病灶部位在内的区域,带腧穴就是与患处相关的腧穴 1~2 个或若干个。

第四节 雷火灸与其他灸的区别

1. **艾条灸** 药物艾绒,长约 15cm;宽约 1cm;柱形,距离皮肤 2cm 左右,行悬灸法,在腧穴上施灸为主,一只艾条燃烧时间在 1 小时以内(图 6-3)。

2. **隔姜灸** 姜片、艾绒,长 3~5cm,宽 1~2cm,厚约 0.3cm 的姜片上放适量艾绒,艾绒可如桃核状放置,根据姜片大小可放 1~2 个,在腧穴上施灸为主,适当在病灶部位施灸。它的燃烧时间为 5 分钟左右(图 6-4)。

3. **隔蒜灸** 蒜片、艾绒,长 1~2cm,宽约 1cm,厚约 0.2cm,蒜片上放适量艾绒,艾绒状似锥状放置,如枣核大。在腧穴上施灸为主,适当在病灶部位施灸。它的燃烧时间是 5 分钟左右(图 6-5)。

4. **雷火神针** 艾绒加药组成,粗 1.5cm,如火炮状,药点燃后,火头外包 9 层绵纸或 7 层布。在患处或腧穴

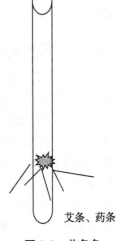

艾条、药条

图 6-3 艾条灸

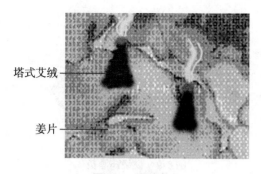

塔式艾绒

姜片

图6-4 隔姜灸

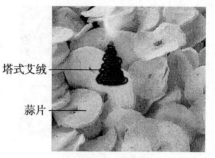

塔式艾绒

蒜片

图6-5 隔蒜灸

上做实按灸(图6-6)。

5. **太乙神针** 艾绒加药组成,细长,粗约1cm,可长可短,最长不会超过8cm。燃烧后火头处要包7层棉纸。主要在腧穴上做实按灸(图6-7)。

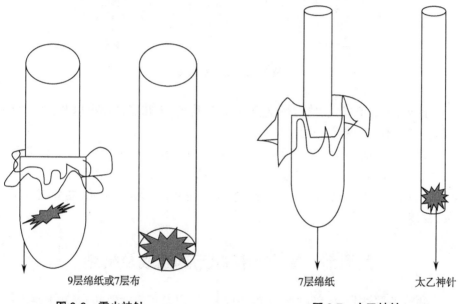

9层绵纸或7层布

图6-6 雷火神针

7层绵纸

太乙神针

图6-7 太乙神针

6. **隔盐灸** 用适量的盐铺3cm厚,长短根据病灶大小或腧穴的位置而定。在盐堆的中央放上如桃核大的艾绒,在患处或腧穴上施灸(图6-8)。

7. **燃烧药酒灸** 医者或患者本人用蘸上燃烧着的药酒在患处快速揉搓(图6-9)。

8. **直接艾绒灸** 分大、中、小三种。大的如核桃仁,中的如枣仁,小的如粟米。主要用于腧穴瘢痕灸(图6-10)。

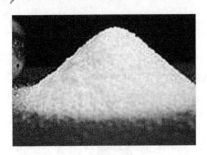

图6-8　隔盐灸

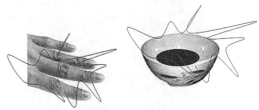

图6-9　燃烧药酒灸

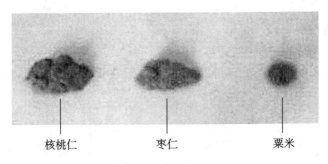

核桃仁　　　　枣仁　　　　粟米

图6-10　直接艾绒灸

　　此外,还有麻捻灸、硫黄燃烧灸、黄蜡燃烧灸、五味子加热灸以及各种电疗仪灸,在此不一一列举介绍。

　　以上提及的均属于火热灸法,另外还有一种属于非火热灸法,又称天灸。天灸是将对皮肤有刺激性的物质敷贴于患部,使局部充血、起疱,好似灸疮,以其能发疱如火燎,故名灸。此种灸的材料有毛茛、旱莲草、蒜泥、吴茱萸、白芥灸、甘遂。

第五节　雷火灸新配方的组成及机制

　　雷火灸要达到以上各种灸法的治疗目的,以及扩大疗效和病种,根据人体解剖学功能、灸疗基础理论、阴阳五行学说、脏腑学说、经络学说,中药学的性味重新组合灸条方剂。把以上繁多的灸疗方法,根据证候,辨证要领,增减组成了雷火灸新的不同配方。它燃烧时产生的温热效应及放射出的远近红外线形成的红外线网更具有渗透力和滋养人体组织的功效。

　　1. **雷火灸配方**　主方能攻补兼施,故能温经散寒、活血化瘀、消痰除湿、消肿止痛、散瘿散瘤、扶正驱邪。根据证候再增加适应证药物。如减肥再加月见草、荷叶(降脂肪);治鼻炎类疾病,加苍耳子、板蓝根(增加消炎、消肿的作用);

主方内有白树茎,属油质芳香类木质,燃烧时它除了散发出芳香气息增加艾绒的芳香作用外,由于它是带油质性的物质,还可以有助其他物质的燃烧,所以这是雷火灸的温度会比普通灸的温度增加若干倍的原因之一。

通过嗅觉,雷火灸的独特气味更加刺激神经系统的松弛与兴奋。人体的组织细胞是有生命活力的,雷火灸燃烧时,放射出药物的生物因子附着在人体皮肤上,继续燃烧的药物温热度及近红外线会使皮肤和深层组织细胞扩张和活跃。因为皮肤为人体最大的呼吸面,比如我们吃用白树枝、橘皮、花生壳等熏烤过的各种动物肉类,经过泡洗、蒸、煮熟后,吃时还能感觉香味可口,说明已无生命组织活体的肌肉组织能吸收各种物质的熏香味,何况有生命的、活跃组织细胞的人体,它也会在局部组织吸纳它应吸纳的灸疗药物渗透的营养及药理成分。

2. 雷火灸的机制和免疫　雷火灸有催化剂和调节剂的特性,在施灸后这种被激活的物质不断刺激机体,活化了机体的免疫系统。灸法的作用类似于抗原,但其本身不是抗原,它是一种温热刺激,直接刺激机体,使免疫物质得以激活。"免疫激活素"的作用就其本质来说是加强了免疫系统的功能,使其充分发挥作用,并不是在体内产生一种新的物质,它是建立在机体原有的免疫物质基础上的,这是被迄今为止的实验证明了的。

活跃了的微循环,组织间液及生命细胞就会吸纳这些药物的营养成分,增进排泄细胞内废物的能力,使局部的气血循环畅通。雷火灸熏烤的面积较大,周围的血液循环系统也会加速供给患部的营养及白细胞,产生对病灶部位的死亡细胞及其病菌的吞噬作用,又能更好地起到调节全身生理功能的积极作用。淋巴系统和免疫系统同时也会协调增加抗病毒能力。雷火灸的配方燃烧经动物、毒性实验和人体实验室实验,烟、火、热浪均无毒(动物实验在重庆市药检局检验,毒性实验和人体实验在上海毒物实验室实验)。

而雷火神针和太乙神针的主方主要是用的燥热性药物和动物类毒性药物,而且施灸时均是要用多层纸或布在腧穴或患处熨灸,作用上比雷火灸的温经散寒、消肿除湿、扶正驱邪的功效要弱。艾灸和艾药灸虽属明火悬灸,但艾灸配方单一;艾药灸配方也固定单一,在治疗功效上也受局限。治疗以腧穴为主,如以上的灸均不能熏治眼球,临床上反映治疗后,眼部更加干燥难受。治其他病的功效,温热度与近红外线产生均有一定的限制,故有许多疾病也难以治疗。而雷火灸则扩大了灸疗范围,增强了灸疗的功效。

第六节　雷火灸灸具的创新

雷火灸的治疗方法是采用悬灸法,为了便于预防和治疗各种疾病,要有各种不同的、方便使用的灸具,所以在灸具上必须创新。以前凡系灸条均没有保护灸条和便于灭火的灸具。雷火灸创制了悬灸棒灸盒（图6-11）；为了治疗深部组织，或减肥用，特制梅花灸具（图6-12-1~6-12-4）；长斗式灸具（图6-13）；为了治小孩近视眼，制了单式网罩（图6-14）及坐式网罩灸具（图6-15）；为了治疗鼻疾，制了敞式灸具（图6-16-1、图6-16-2）；为了治疗颈部疾病，制了三头式灸具（图6-17-1、图6-17-2）及双头式灸具（图6-18-1、图6-18-2）；为了点腧穴，制了单圈式灸具（图6-19）；为了治疗大小腿疾病，制了双圈式灸具（图6-20）；为了治疗肩部疾病，新制了钟座式灸具（图6-21）（可单独使用钟式灸具）；制了双挂式灸具（图6-22-1、图6-22-2）。

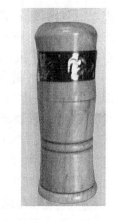

图 6-11　悬灸棒灸盒

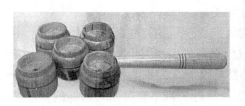

图 6-12-1　梅花灸具之一

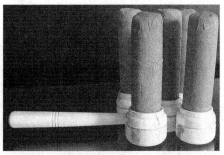

图 6-12-2　梅花灸具之一（装上雷火灸条）

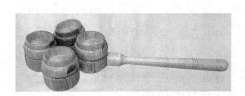

图 6-12-3　梅花灸具之二

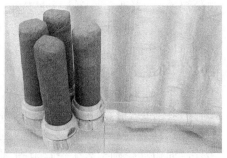

图 6-12-4　梅花灸具之二（装上雷火灸条）

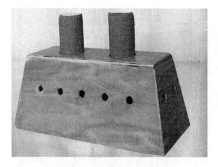

图 6-13 长斗式灸具

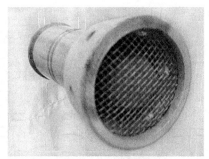

图 6-14 单式网罩

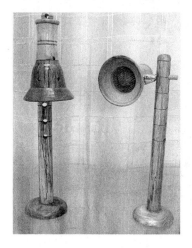

图 6-15 坐式网罩灸具

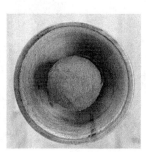

图 6-16-1 敞式灸具之一

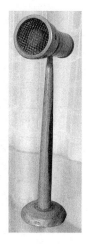

图 6-16-2 敞式灸具之二

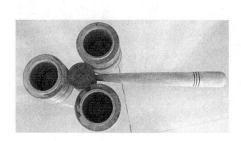

图 6-17-1 三头式灸具之一

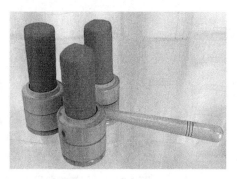

图 6-17-2 三头式灸具之二

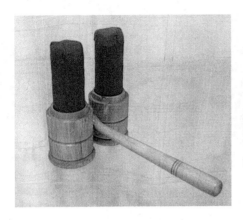 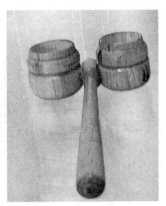

图 6-18-1　双头式灸具之一　　　　图 6-18-2　双头式灸具之二

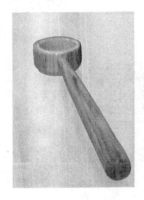 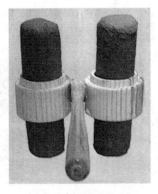 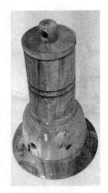

图 6-19　单圈式灸具　　　图 6-20　双圈式灸具　　　图 6-21　钟座式
灸具

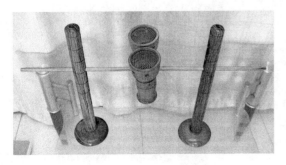 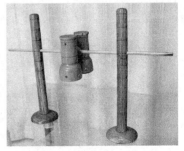

图 6-22-1　双挂式灸具之一　　　　图 6-22-2　双挂式灸具之二

第七节　雷火灸特点的具体分析

雷火灸根据实验报告,说明它有热辐射力和远近红外线产生。

1. **雷火灸与艾条灸温度的比较**　雷火灸距离火头 1cm,灸 1 分钟(吹掉燃烧表面灰头时)最高温度可达 240℃;保留燃烧表面灰头时,最低温度 200℃;温差 40℃,平均温度 220℃。艾条距离被灸处 1cm,灸 1 分钟,吹掉燃烧表面灰头时,最高温度可达 90℃;保留燃烧表面灰头时,最低温度 65℃;温差 35℃,平均温度 78℃。

2. **雷火灸的物理基础**　雷火灸燃烧时放射出来的热辐射力是比较强的,它的温热效应对人体产生的作用比较大。人体本身就是有一定温度的机体,它同时也在放射出热辐射力,它会反射对抗灸的热辐射力。

雷火灸的热辐射力增强后,对机体的热效应就会增大。雷火灸在燃烧时还会产生远近红外线,远红外线对人体的皮肤容易渗透,而产生的近红外线可以渗透到人体的深部组织,渗透力深度在 10 mm 以上,继续燃烧的热辐射力就可以把红外线渗透到人体内脏、骨骼、神经、淋巴、血液循环、内分泌等系统。促进各系统生理功能活动的能力,增强人体的抗体作用。雷火灸在灸病灶部位时,使用的方法包括灸病灶部位以外的大面积皮肤组织;在灸腧穴时,由于雷火灸粗壮,所产生的灸疗面积也比其他的任何灸要宽广。

3. **雷火灸的特点**　药力峻、火力猛、渗透力强、灸疗面广。

4. **雷火灸的功效**　通经活络、活血化瘀、消肿止痛、祛风除湿、散瘿散瘤、扶正驱邪,比其他灸的功效强。

第八节　雷火灸的灸疗原则与手法

一、灸疗原则

雷火灸是根据人体解剖学的功能,调节人体生理组织,使之恢复,与中医学的脏腑学说、经络学说相结合,产生新的灸疗方法。但由于雷火灸火力猛,渗透力强,实按灸法容易使患者机体及深部组织造成伤害,为让患者接受雷火灸,所以在灸疗方法上,只能采用悬灸疗法。

为了达到良好的灸疗目的,在灸疗时就不能仅仅只是灸疗患处,或以经络腧穴为主,而是施灸时要扩大患处周围的机体部位,以更好地调节病灶周围组织的各个有关生理系统功能的兴奋(如微循环系统、神经系统、淋巴系统、免疫系统),以能更好地达到对患处的病灶治疗目的。所以灸疗原则是以面罩位,带腧穴(灸疗包括患处周围大面积组织或肢体上下组织的机体),然后选1~3个与该病灶处相关经络上较为敏感的腧穴灸疗,以达到更好的疏通经络,增强疗效。

二、手法

就是雷火灸施灸时运用的各种技法,采取不同的灸疗技术方法,就能达到雷火灸治疗各种疾病的效果,手法如下:

1. **雀啄法** 雷火灸火头对准应灸部位或穴位,作形如鸡啄米,雀啄食运动,火头距皮肤1~2cm。此方法多用于泄邪气(图6-23)。

2. **小回旋灸法** 雷火灸火头对准应灸的部位或穴位,作固定的圆弧形旋转,距离皮肤1~2cm为泻,3~5cm为补,2~3cm为平补平泻(图6-24)。

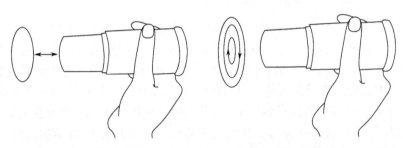

图6-23 雀啄法　　　　　　　　图6-24 小回旋灸法

3. **螺旋形灸法** 雷火灸火头对准应灸部位中心点,螺旋式旋转至碗口大,并反复操作。一般距离皮肤2~3cm,作顺时针方向旋转(图6-25)。

4. **横行灸法** 雷火灸火头悬至病灶部位之上,灸时左右摆动,距离皮肤1~2cm为泻;距离皮肤3~5cm为补(图6-26)。

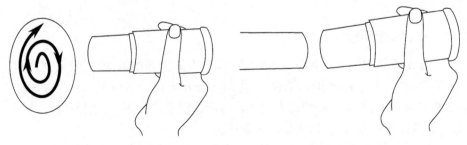

图6-25 螺旋形灸法　　　　　　图6-26 横行灸法

5. **纵行灸法** 雷火灸火头悬至病灶部位之上,灸时火头上下移动,距离皮肤1~2cm为泻;3~5cm为补(图6-27)。

6. **斜行灸法**　雷火灸火头悬至病灶部位之上,火头斜行移动,距离皮肤1~2cm 为泻;3~5cm 为补。此方法在治疗鼻炎等多种疾病时常采用(图 6-28)。

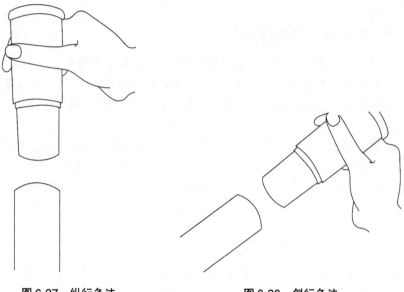

图 6-27　纵行灸法　　　　　　　　　图 6-28　斜行灸法

7. **拉辣式灸法**　此为雷火灸创新手法。用食指、中指、无名指平压躯干软组织,指尖处为施灸部位,手指往后移,火头随指尖移动,距离皮肤 2cm。用时保持红火,患者皮肤需有灼热感(图 6-29)。

8. **摆阵法**　用单、双孔或多孔温灸盒,根据患者不同的病情,在患者身体部位用两个或两个以上的温灸盒平形、斜形或丁字形摆出横阵、竖阵、斜阵、丁字阵等(图 6-30)。

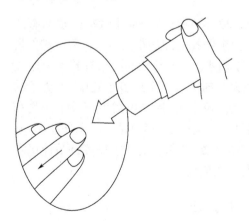

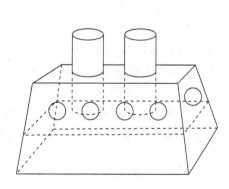

图 6-29　拉辣式灸法　　　　　　　　图 6-30　摆阵法

71

第九节　雷火灸灸具的使用方法

一、棒式悬灸的使用方法

1. 扭开盒中部,将备用大头针插入盒口小孔以固定植物柱;

2. 点燃植物柱顶端,将火头对准应灸部位,距离皮肤 2~3cm(注意随时吹掉灰,保持红火),灸至皮肤发红,深部组织发热为度(注意掌握用灸适度,避免烫伤);

3. 火燃至盒口,取出大头针,拉开底盖,用拇指推出植物柱,再用大头针固定继续使用。不用时取出大头针,盖上盒盖,使其窒息灭火,备用(注意检查灭火情况,以防火患)。盒内装的是整支高 10cm,直径 3cm 的圆柱形植物柱灸条。

二、梅花灸的使用方法

梅花灸灸具是由 4~5 个上体能转动的圆形木制体构成,并形成星体形状,星体上连接一个灸柄,灸柄长 15~16cm。圆形木制上体为凹陷内空,高 0.2cm,直径 3cm 的圆形凹陷面,0.2cm 高度处四周有 3 个穿大头钉的孔,以固定半支雷火灸条。灸条靠内的方向包装的纸燃烧过凹陷时,可以用手扭动转动木制体,把灸条的外侧转至易燃烧的内侧,这样每支灸条可以均衡的燃完。但不能要灸条燃过 0.2cm 的凹陷高度。这时可以用 4~5 个悬灸盖同时把梅花灸具上的火头灭掉。灭火时,用悬灸灸盖灭火。

三、长斗式灸具使用方法

一般高 15cm,下底内空宽 10cm,长 22cm,顶部宽 6cm,长 17cm,顶面有两个圆孔,圆孔的高度为 2cm,直径 3cm,两个圆孔之间的距离 5cm。长斗式灸具内空距顶部 6cm 处固定有一钢丝网,钢丝网上斗式部分四周钻有若干个通气孔。每次使用两支灸,每支灸点燃后,火头向下装入上底各个孔中,为灸条的 2.5~5cm。点燃的药装入灸具,放在应灸部位上后,用深色浴巾把整个灸具和药都盖上(1~2 张浴巾),尽量让燃烧的烟雾不向外泄漏(只是微雾向外泄漏,基本上看不见)。每 20~30 分钟,取出药抖灰 1 次,再放入孔内。高度调节使患者能承受灸的温度为最佳,这种属于温灸斗式灸法。

四、单式及座式网罩灸具的使用方法

网罩灸具由灸身加底盖组成,上面有连接木制茶杯式体组成,灸身顶端有两个能插入大头针的孔以固定灸条。灸燃至灸杯底取出大头针,掀开灸身底座,可将药条推向木制杯内固定继续使用,灸条若未用完,把木制灸具取下,盖上灸盖盒灭火。杯高 5cm,上端装有铁丝网罩,由木制圈固定,厚度约 3cm,灸身内空与木制茶杯体可装 1 支顶端燃烧的灸条。以上是单式网罩灸具,如果把单式灸具固定在立体的柱子上,下加底盘的支架上,就形成了座式网罩灸具,使用方法同上(座式灸具上可连接两个单式网罩灸具)。

五、敞式灸具的使用方法

敞式灸具即是网罩灸具取掉了铁丝网,其他的使用方法同网罩灸具。

六、三头式灸具及双头式灸具使用方法

三头式灸具有三个能转动的圆柱形灸体,组成三角形,灸体之间由长约 12cm,直径约 1cm 的圆柱形灸柄连接,双头式灸具由两个转动的圆柱形灸体,左右排列在长约 12cm,直径为 1cm 一端的圆柱上。装用的雷火灸均为半支。

七、单圈式、双挂式灸具的使用方法

单圈式灸具是由高 2cm,内空直径为 3cm,厚约 0.5cm,形成一个空圈,圈的前端均有两个大头针固定灸条的孔,连接一个长 12cm 的灸柄。双圈式就是在连接的长柄上,再连接一个单圈(直串,并连均可),一般一个圈插入一支灸条,灭火方式同上。

八、钟座式灸具使用方法

即是在网罩灸具上连接一个喇叭式木制圈,木制圈底口直径为 5cm,圈的敞口部为 10cm,底口部与敞口部宽约 3cm。灸条装置为 1 支,使用方法与棒式悬灸相同。

第十节　雷火灸的得气与补泻法

雷火灸施灸与其他灸一样均讲究其治病的手法,灸法与银针一样有针感得气,补法与泻法的区分。雷火灸施灸纯属非侵入疗法,即悬灸疗法。它的得气、补泻手法的操作与灸感程度、施灸时间、用药量、距离体表的程度及机体呈现的红晕来区分。

一、得气

分补法的得气与泻法的得气。

1. **补法得气** 雷火灸距离皮肤 3~5cm,施灸时间在 5~10 分钟,皮肤慢慢的呈现淡红色红晕或肌肉软组织呈现柔软,皮肤温度增加为补法得气。

2. **泻法得气** 雷火灸距离皮肤 1~2cm,悬灸时间在 0.5~1 分钟,皮肤出现红晕或皮温急剧增加,患者有刺痛感呈现,为泻法得气。得气后为 1 壮,必须用手触摸被灸处皮肤,减轻皮温后再重新反复施灸。

二、补法

雷火灸的补法距离皮肤 3~5cm,灸疗时间在 20 分钟左右,皮肤始终感觉能承受的温热度,热度又逐渐向深部组织渗透,缓吹灰,自然燃烧,为雷火灸之补法。

三、泻法

1. 雷火灸距离皮肤 1cm,①用雀啄法:固定小旋转法施灸(顺时针),速吹灰,保持火头火红;用雀啄法,雀啄 5、7、9、11 次为 1 壮(分年龄与患者承受力决定用几次为 1 壮),速吹灰,保持火头红火。②固定小旋转灸法,每旋转 7、9、11 次为 1 壮(分年龄与患者承受力决定用几次为 1 壮),速吹灰,保持火头火红。以上两种手法,每灸 1 壮要用手或手指平压一下被灸处的皮肤或腧穴,以减轻皮肤的温度,便于再次施灸,反复各灸 5、7、9 壮,灸至皮肤发红,深部组织发热为度。

2. 距离皮肤 2cm,速吹灰,保持火头鲜红,在患部及其周围灸 10~20 次左右,前后、上下连续熏灸 20~30 分钟,其中间每移动 20 次医者用手掌按压被灸皮肤 1 次,灸至皮肤鲜红,深部组织发热。

3. "十指冲"泻法。雷火灸灸法中新增加一个固定名称叫"十指冲",有手指十指冲、足趾十指冲,部位是指趾末端前侧面,用这种十指冲法,主要为泻法,尤其是泄脏腑邪热、止痛、灸疗后产生的燥热均有显著的效果,在减肥的灸疗治疗中配合十指冲治疗作用非常显著。

四、其他灸法

1. **温灸泻法** 自燃不吹灰,时间熏至 30 分钟以上,被熏处软组织红晕,出汗,深部组织亦发热。

2. **平补平泻法** 灸时距离皮肤 2~3cm,3 分钟左右吹火 1 次,在患处周围施灸,时间为 20~30 分钟。

第十一节 雷火灸的临床研究与范围

一、雷火灸治疗疾病的原理

灸疗治疗疾病是我国一种传统的治疗方法,在古代是一种外治法的重要手段。新中国成立后,50年代初期至今,运用现代医学的原理和方法,对其治疗原理的进一步研究,使灸显示出了在中医学发展中的重要贡献。而雷火灸以其新的配方组成、辨证主方的配合以及温热效应明显的增大,使机体软组织的温煦作用,对经络穴位的刺激起到了更良好的作用,雷火灸产生的近红外线网,对机体深部组织各个脏腑器官组织的刺激与调整呼吸系统、血液循环系统、内分泌系统、淋巴系统、免疫系统等整个机体功能产生了更强有力的作用。

1. 雷火灸能提高热幅度的辐射能力,是能扩大治疗范围及提高治疗疾病疗效的关键因素;

2. 机体在雷火灸温热作用下会激活体内的多种特殊受体物质,就会产生激活和加强体内免疫系统的功能,发挥治疗作用;

3. 雷火灸对机体强烈刺激,机体会产生特殊性的应激反应,也会迅速达到治疗目的;

4. 雷火灸燃烧时产生的芳香气味,通过呼吸对神经系统的反射可以产生全身性的通经活络作用,达到醒脑提神的功效;

5. 雷火灸燃烧时产生的热辐射反应,通过刺激皮肤感受器,实质上是温热刺激的效果,进而影响神经系统的传导、反射作用,故对祛风、除湿、散寒产生作用。经实验室研究发现,雷火灸燃烧时产生远近不同的两种红外线,而近红外线能渗透人体深部组织,被照射的组织内会出现活性物质渗入细胞内、渗入血管内随血液循环流动。

6. 雷火灸的抗炎作用体现在对患部局部能调节血液循环的速度,加速新鲜血液对局部的供应,白细胞等吞噬细胞对病灶部位的水肿、炎性组织细胞产生吞噬作用;患部被侵犯了的组织细胞也会吸收从皮肤、毛孔渗透到组织细胞内的药化因子和物理因子,吸收的新鲜活性物质,能增强细胞内产生排泄病灶物的能力。对疾病的恢复产生了多方面的途径,故雷火灸疗效显著提高。

目前还不能进一步阐释雷火灸的作用机制,但肯定是在通过人体各个系统,多方面途径产生的综合作用,对免疫系统、神经系统、内分泌系统等的功能调节,均是雷火灸调控后参与的广泛作用体现。各个系统产生的作用多少,目前还不能进一步的展开研究。

二、雷火灸治疗范围

1. **塑身美容**　对塑身美容有非常好的功效。灸疗在几千年的治病过程中从未在书籍上有过相关记载及经验总结之述说,为了发展中医学灸疗这一宝贵国粹,拓宽它的治疗范围。新中国成立后,在党的领导下,当今现代社会,饮食文化不断改善,广大人民群众生活条件不断提高,生活悠闲,随着社会老龄化,患肥胖症的人群迅速增加。我们在1990年就开始临床实践,经过18年的临床研究,取得了灸疗减肥的显著成效。灸疗减肥技术早已传播到了美容界,还撰写了《悬灸保健技术》一书,被广大的美容保健师们应用,受到了爱美者的好评。

肥胖患者除体形难看以外,最主要会产生心脑血管、高血压、糖尿病等致命疾病,每年肥胖患者心脑血管疾病的死亡率有很大程度增加;并且现在的女性参与社会工作较多,她们形体肥胖会影响衣着美观,甚至会妨碍社交活动及工作成效,因此人民群众需要减肥塑身的要求就来的非常必要。而使用内服药减肥的方法产生的副作用极大,在减肥过程中,有许多服药患者产生虚脱、缺血、中毒、死亡等不良反应。内服药产生这些现象的主要原因一是用脱水法;二是服药后用禁食法;三是有些药物对人体神经系统、免疫系统、血液循环系统会产生破坏生理功能的作用。所以多种减肥内服药国家宣布禁卖。

雷火灸组成新的配方,它的温热效应及热辐射力的增强,又采用新的治疗方法,就实现了中医灸疗外治减肥,而且对人体无任何毒副作用。获得了四川省新科技成果奖,而且国家允许生产推广销售使用。

2. **美容**　对影响面部形象的增生性皮肤疾病,如雀斑、黄褐斑、妊娠斑、痤疮、酒渣鼻、眼袋等皮肤疾病都能用雷火灸治疗。治疗时,无特殊痛苦,治疗效果较快,疗后使皮肤柔润、光洁,各种面部上的疾病治好后,无任何瘢痕形成,病变消退不易复发。

3. **保养女性卵巢**　女性的卵巢生理功能正常与否,与生育能力有关,与产生雌激素多少有关,也就是说对女性青春维持有关。雷火灸能治疗女性卵巢部位。雷火灸的热辐射力和近红外线的渗透作用能促进卵巢的生理功能,血液循环供应的增加,畅通神经系统及内分泌系统的功能,治疗多囊肾及卵巢萎缩等疾病。

4. **男性护肾**　男性的肾脏是一个较为重要的生理器官。功能强盛与衰退,会关系到男性的肾脏能否保持长时间的生理功能正常。若肾脏器官功能失调,就会影响工作、生活、精力等。因此保精护肾是一项非常重要的基本原则,人体的肾精不仅是繁衍人类生命之源,更是人体生命活动的重要物质基础。因此,在中医延缓衰老的理论中,男性护肾的保养是非常重要的。雷火灸治疗具有很好的渗透能力,能调节肾功能的衰退,并增强男性的肾功能,有维持和保养肾功能的作用。

5. 防癌 雷火灸在实验室证明,它无毒副作用,通过小白兔实验,红肿的小白兔眼睛用雷火灸治疗后,3~5天时间红肿逐渐消失,这是炎性细胞被熏烤过的眼部血液循环增加,白细胞吞噬细胞吞噬炎性物质,血流加快并把炎性物质排泄的结果。

癌症的形成及原因是局部组织细胞在基因水平上失去了对正常组织调控的生理功能,致使细胞发生异常增生而形成别样的新生赘物。这些新生赘物是癌细胞基因突变而成,导致正常基因失常、混乱,因此影响细胞的生物学活性和遗传基因特性,就形成了与正常细胞在形态、代谢与生理功能上均有不同的肿瘤细胞。肿瘤细胞的基因是比较多的,多次突变产生的癌变结果。不同基因的突变会产生不同性质的肿瘤,这些异常状态的肿瘤组织,会形成侵袭性的生长,使正常的代谢遭受破坏,造成生命危害。

癌症发病病理有三个方面,白细胞生长减少,白细胞被破坏及消耗过多,使白细胞分布混乱。从上述雷火灸有在局部增强血液循环的功效,使白细胞传送至病变部位的速度迅速提高,而对突变增生的癌细胞就会有更多的吞噬能力。该处受癌细胞威胁的白细胞又可以在局部吸收、补充它需要的物质,而迅速改善白细胞衰退,减少威胁。

6. 延年益寿 雷火灸在古代灸疗抗衰老的理论指导下,对经络督脉、任脉、足阳明及足太阳经,以及对这些经络穴位上进行选穴治疗,起到了保护肾脏、补脾健胃、通理全身气血的作用,促进血液循环,尤其是微循环功能增强,使机体脏腑、四肢得以正常的营血滋润,人就会延缓衰老,精、气、神等保持充沛的活力,人的寿命就会延长。

7. 治疗 雷火灸对人体各个生理系统发生的疾病,均有良好的疗效。由于雷火灸自身燃烧时独到的温热效应,以及产生的远近红外线网,在治疗疾病时使效果显著提高。

第十二节 雷火灸常用腧穴

提出雷火灸常用腧穴是因为雷火灸治疗,不是像针灸一样只选用腧穴针刺来治病,一次要选若干个,或几十个腧穴加上电疗器来治疗,它选用的腧穴,只是病灶相邻近的部位,选取较为敏感的穴位2~3个,作为施灸部位,相关的经络上的远端穴位选用要少一些。在灸疗腧穴时,对腧穴部位多使用雀啄法或小螺旋法,使用泻法时灸条距离皮肤1~2cm,连续雀啄5、7、9次各为1壮,每壮之间要用手压一下被灸疗部位。补法时距离穴位部皮肤3~5cm,采用小旋转法6、8、10次为1壮,每壮之间用手摸被灸疗部位。灸的壮数以皮肤发红,深部组织发热为度,一般灸5~8壮。此手法上还应注意一个问题,在每数到5、7、9或6、8、10次时,要稍微停顿1~2秒,这可加大热辐射的渗透力,治疗效果会更加好。另外我们在应用穴位时不是针刺,因为扎针尺寸绝对要量正确,扎针的效果才好,而雷火灸的火头有3cm粗,只需灸疗腧穴所在的部位即可,它的用意是灸穴位所在的部位,就可以起到热能量的感传作用。有时使用腧穴是在病灶部位里面的,总之是根据病情的需要选适应的腧穴。以下是在身体各部位雷火灸常灸疗的腧穴。取穴的方法基本上以腧穴所在的部位为主。

一、头部

1. **百会** 位置在头顶部中心部位,头为诸阳之首,百会又为多条经脉相交之处。百会能治百病,有醒脑开窍、镇静安神的作用。主治眩晕健忘,腹泻脱肛;高血压,脑供血不足,老年痴呆,内脏下垂,中风后遗症等。

2. **上星** 位置在额头发际正中直上约2cm处。有消肿止痛、疏风散寒作用。主治头晕,面目浮肿,迎风流泪,鼻窦炎,鼻脓肿,鼻内长痣,热病汗不出,恶寒发热,额部神经性疼痛,神经衰弱等。

3. **安眠穴** 位置在耳后,翳风与风池连线的中1/3部位。有平息肝风、安神镇静的作用。主治失眠,烦躁,眩晕头痛,耳鸣耳聋,心律失常,心悸不宁,高血压、癫痫等。

二、面部

1. **印堂** 位置在额部两眉之间。有明目提神作用。主治头痛眩晕、目疾、鼻塞、鼻衄、舌硬、鼻窦炎、筛窦炎、面神经麻痹、三叉神经痛、失眠、神经衰弱、高血压等。

2. **晴明** 位置在眦角与鼻根部之间。有祛风散寒、清热明目的作用。主治视物不明、老花近视、目赤肿痛、迎风流泪、眼内膜痒痛、睑腺炎、眼结膜炎、泪囊炎、视神经萎缩等。

3. **素髎** 位置在鼻尖部。有祛风热、解毒、消肿、通利鼻窍的作用。主治鼻塞、过敏性鼻炎、鼻痒流涕、鼻窦炎、惊厥晕迷、鼻息肉、酒渣鼻、鼻衄等。

4. **迎香** 位置在鼻翼外侧边缘与鼻唇沟之间的中部。有祛风清热、活络通窍的作用。主治鼻塞、鼻衄、急慢性鼻炎、口眼㖞斜、面部浮肿、面神经麻痹、面肌抽搐等。

5. **四白** 位置在眼球中部直下,眼眶下凹部。有疏风明目、通经活络的作用,主治目赤红肿、疼痛发痒、迎风流泪、睑腺炎、结膜炎、头面部疼痛、口眼㖞斜、眩晕目胀、青光眼不出血期、面部神经麻痹、三叉神经痛等。

6. **地仓** 口角外侧与眼球中1/3直下的连接部。有疏风散寒、止痛解痉的作用,主治口眼㖞斜、口角抽动、颊肿齿痛、流涎唇不闭、面部神经麻痹、三叉神经痛、流泪等。

7. **颊车** 下颌骨外侧角前上方一横指处。有疏风清热、通经活络的作用。主治口眼㖞斜、颊肿齿痛、牙关紧闭、三叉神经痛、面肌挛缩、面神经麻痹、颈项强痛、腮腺炎、喑哑等。

8. **下关、耳门、听宫** 三穴的位置均在上颌骨与下颌骨交合处,非常靠近,雷火灸的火头每次灸一处腧穴时,均包括灸以上三个腧穴,腧穴的作用与治疗范围大同小异,所以三穴合并介绍。有清热消肿止痛、舒经活络、通关聪耳的作用。主治口眼紧闭,面颊疼痛、口眼㖞斜、牙齿疼痛、头痛眼花、耳聋耳鸣、中耳炎、下颌关节炎、面神经麻痹、三叉神经痛等。

9. **瞳子髎** 位置在眼外侧角眼尾,眼眶骨外侧缘处。有祛风解热、平肝息风、明目散翳的作用。主治头目疼痛、眼红肿热痛、老花近视、面神经与三叉神经痛、视神经萎缩、迎风流泪、口眼㖞斜等。

10. **鱼腰** 位置在额部眉毛中1/3处。有舒经活络作用。主治目赤肿痛、眼睑抽动、眼睑松弛下垂、口眼㖞斜、眉眶骨痛、急性结膜炎、眶上神经痛、视网膜出血、青光眼不出血期、面神经麻痹、近视老花眼等。

三、颈肩部

1. **风府** 位置在颈后上端,后发际正中线一同身寸处。有疏散风邪、通关利窍的作用。主治颈项强直、舌僵不言、半身不遂、眩晕头昏、感冒失音、癫痫、癔症、神经性头痛等。

2. **风池** 位置在后颈与风府同一水平线上,斜方肌与胸锁乳突肌之间凹陷处(左右各一处)。有清热解表,平肝风、醒脑明目的作用。主治头昏头痛、眼结膜炎、青光眼、高血压、中风半身不遂、脑动脉硬化、颈肩骨痛、恶寒发热、鼻炎、鼻衄、耳鸣、耳聋等。

3. **大椎** 在后颈下端第七颈椎下凹陷处。有宣热解表、解毒祛湿的作用。主治颈项僵直、发热烦躁、疟疾、虚汗盗汗等。

4. **肩井** 位置在肩部大椎与肩峰连线前,与乳部中线垂直相交处。有散风清热、舒经活络、理气、祛痰散瘀的作用。主治肩背疼痛、头颈强直疼痛、上肢经脉关节肿痛、乳痛、乳汁不下、瘰疬包块,中风、高血压、脑血管疾病等。

5. **肩髃** 位置在肩部,当上臂外展前伸时的肩峰凹陷处。有祛风解热、通利关节、舒经活血的作用。主治上肢关节疼痛、肌肉痉挛、颈部结节、瘰疬、上肢瘫痪、臂神经疼痛等。

6. **天突** 位置在颈前部下端中央的胸骨柄上凹陷处。有宣肺通气、化痰止咳的作用。主治咳嗽、哮喘、吐血、扁桃体炎、心与背牵掣性疼痛。

7. **廉泉** 位置在颈前部上 1/3 处，喉结上方凹陷处。有通利喉舌、清热消肿止痛的作用。主治咽喉部喉结疼痛、舌挛紧、舌弛流涎、声哑、口舌生疮、喉痹、中风失语、喉结肿硬、瘿瘤肿胀等。

四、胸腹部

1. **膻中** 位置在胸前正中线两乳头连线交汇处。有通气活血止痛、增生津液、养血的作用。主治胸闷气短、心慌心悸、心胸胀痛及心绞痛、支气管炎及哮喘、食管狭窄、乳腺炎等。

2. **中脘** 位置在上腹部脐与胸骨剑突尖连线的中点处。有和中健脾胃、通理腑气的作用。主治胃腹部胀满疼痛、呃逆反胃、消化不良、肠鸣腹泻、便秘便血、胃下垂、胃炎、胃痉挛、食物中毒、子宫下垂、失眠、荨麻疹等。

3. **神阙** 位置在腹中部脐中心。有回阳固脱、利水固本的作用。主治肠炎泻痢、水肿腹胀、脐周疼痛、脱肛、子宫脱垂、不孕、产后尿潴留、中风脱证、角弓反张等。

4. **气海** 位置在腹部正中线上，脐下 1.5 同身寸处。有补中益气回阳、调理气血、固精的作用。主治腹泻、食物不化、中风脱证、尿失禁、遗精阳痿、月经不调、赤白带下、产后恶露不尽、胎衣不下、胃、膀胱及盆腔炎等。

5. **曲骨** 位置在耻骨联合交汇的上缘处。有通利水道膀胱、调理精血的作用。主治小便淋漓、遗尿、膀胱炎、赤白带下、遗精阳痿、阴囊湿疹、五脏虚损寒冷、产后子宫收缩不全、子宫内膜炎、子宫肌瘤、肿瘤等。

6. **归来** 位置在下腹部脐下 4 寸，距腹部正中线旁开 2 寸处，左右各一处。有疏肝理气、补中益气、活血调精止痛的作用。主治腹部疼痛、经闭经痛、输卵管炎、囊肿、多囊卵巢、不孕症、赤白带下、疝气、茎中痛、睾丸炎、子宫内膜炎、腹股沟疝气等。

五、背腰骶部

1. **肺俞** 位置在背部的上部，第 3 胸椎横突下缘旁开 1.5 寸处。有宣肺理气、平喘利肺、清热解毒的作用，主治咳嗽气喘、支气管炎、哮喘、肺炎、百日咳、胸膜炎、肺结核、鼻炎、喉炎、肋间神经痛，皮肤瘙痒症等。

2. **肾俞** 位置在腰部第 2 腰椎横突下旁开 1.5 寸处。有强肾益气、回阳利水的作用。主治早泄阳痿、遗精、性功能低下、月经不调、赤白带下、不孕、尿频尿急、遗尿、水肿、晨泻、耳鸣耳聋、咳嗽气短、腰膝冷痛、盆腔炎、肾炎、腰部软组织扭伤等。

3. **八髎** 位置在骶骨背侧依次排于骶骨上的，从上至下的四对孔中，称之为八髎。有壮腰调经、通利下焦、舒经活络的作用。主治月经不调、不孕症、输卵管炎、赤白带下、遗精、阳痿、阳挺、子宫内膜炎、盆腔炎、卵巢炎、睾丸炎、坐骨神经痛、腰骶关节痛、膝肿胀痛、下肢瘫痪等。

4. **长强** 位置在尾椎末端,与肛门连线的中点处。有安神镇痉、强心固脱、通便、消肿止痛的作用。主治气虚下脱、失眠心悸、腹泻、痢疾、背脊强直反弓、肩周炎、痔疮、尾骶骨疼痛、癔症等。

六、上肢腧穴

1. **曲池** 位置是屈肘关节90°时,在肘横纹之外侧端处。有清热祛风、消肿止痛的作用。主治风热疾病、咽喉肿痛、口齿肿痛、目赤眼痛、呕吐腹痛痢疾、扁桃体发炎、肩肘丹毒疮疡、疟疾、流感、荨麻疹、肩肘腕关节疼痛、神经麻痹等。

2. **曲泽** 位置在肘微屈时,肘横纹之中部。有清热去烦、宁心和中、降逆止痛的作用。主治身热心烦、心悸心痛、呕吐腹泻、抽风惊厥、心肌炎、心绞痛、心动过速、风湿性心脏病、中暑等。

3. **内关** 位置在腕横纹上2寸,掌上肌与桡侧腕屈肌腱之间处。有安神宁心、理气和胃的作用。主治胸闷痛、心悸、心肌炎、心绞痛、心动过速、风湿性心脏病、膈肌痉挛、头痛失眠、上肢疼痛、血栓性脉管炎、痫病、癔症等。

4. **手十指冲** 位置在双手十指端部位,灸时五指端靠拢齐平。有醒脑提神、通关利窍、清心火、泄邪热的作用。主治中风昏迷,惊厥昏迷,舌强肿痛,口舌生疮、齿痛、五心烦热、中暑热证等。

七、下肢腧穴

1. **环跳** 位置在臀部骶骨孔与股骨大转子连线的中外1/3,与近骶骨管孔的内侧1/3交会处。有通筋活络、祛风除湿的作用。主治腰腿扭伤疼痛、股骨头缺血性坏死、骨质疏松、腰腿风寒痹证、经络肌肉痿软、半身不遂、风疹、坐骨神经痛、多发性神经炎等。

2. **委中** 位置在膝关节腘窝横线中心。有活血祛热、舒经活络除痹的作用。主治腰、骶、髋及下肢扭挫伤、风寒湿痹病、下肢痿软、坐骨神经痛、中风后遗症及慢性肠胃炎、小便不利、遗尿、疟疾、中暑、湿疹等。

3. **足三里** 位置在膝前下方三寸,胫骨结节外侧一横指处。有强身健体作用,是保健重要穴。有健脾和胃、利腑除湿、升调气机的作用。主治胃肠胀痛、呕吐腹泻、消化不良、痢疾腹泻、水胀腹胀、肝炎、阑尾炎、便秘、便血、气虚气短、心悸、鼻炎、耳鸣、下肢关节不利麻木疼痛、膝关节骨性关节炎与膝滑膜炎、胃或十二指肠溃疡、乳痛、咳嗽喘痰、急慢性胰腺炎、精神分裂症、高血压、内脏下垂、白细胞减少症。

4. **三阴交** 位置在小腿内侧距足内踝上缘 3 寸,胫骨内缘下凹陷处。有祛湿健脾、肃降肺气、宁神益气的作用。主治腹胀痢疾、饮食不化、小便不利、便秘、急慢性肠炎、咳嗽气喘、黄疸、神经衰弱、嗜睡、性功能减退、功能失调性子宫出血、遗尿、下肢神经痛或风寒湿痹证、膝关节骨性关节炎、高血压、水肿、湿疹、荨麻疹、神经性皮炎、痔疮等。

5. **涌泉** 位置在足底第二、三跖骨下 1/3 之间处。有补肾通便、平肝祛风的作用。主治腰膝酸软、痹痛、下肢瘫痪、骨质疏松、头顶痛、头昏头晕、失眠眼花、咽喉肿痛失音、舌干苔黄、神经性头痛、三叉神经痛、精神分裂症、高血压、大小便不利。

6. **承山** 位置在小腿后侧腓肠肌两腹之间凹陷处。有舒筋活络、顺气通便的作用。主治腹痛胀满,便秘、痔疮、腰背疼痛、下肢痿软、肌肉痉挛、脱肛、疝气、坐骨神经痛、肌麻痹等。

7. **足十趾冲** 位置在两足十趾末端前方。有通六腑、宣泄热邪、镇痉的作用。主治六腑急性炎症、肠腹部疼痛、热病中暑、下肢麻痹、关节肿痛。

第十三节 雷火灸的禁忌证

雷火灸属于火热灸法,它具有强烈的热效应。在使用灸时,要注意一些疾病,在一定阶段内或病势有不适,就不宜立即施灸,等到病情通过中医或西医,内科、外科处理后适合用灸时或与内科相结合施灸,所以雷火灸有禁忌证。

1. 用灸时,火头应与皮肤保持用灸距离,切忌火头接触皮肤,以免烫伤。

2. 治疗中,应保持红火,随时注意患者表情,以患者能忍受适宜为度,以避免灼伤。

3. 点穴时,若配合按摩手法(以拇指或食指指腹轻柔穴位),疗效更佳。

4. 治疗后,请勿即刻洗涤,否则影响疗效。

5. 对体质虚弱、神经衰弱的患者,治疗时火力宜小,精神紧张的患者应消除其思想顾虑,饥饿的患者应先进食或喝些糖水。

6. 操作雷火灸时,治疗人员可戴一次性手套进行造作。治疗过程中注意对其他暴露部位保暖(尤其注意春秋冬季节)。

7. 眼外伤、青光眼(眼底出血期)、内脏出血期、高热患者、高血压发作期,心衰及孕妇等患者忌用。

8. **烫伤的处理** 治疗中,如有皮肤烫灼伤,可用酒精消毒降温,或用紫草油涂抹烫伤处。必要时需盖消毒纱块。不宜用手抓烫伤处。

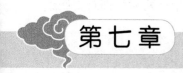

第七章

雷火灸实验室报告

第一节　动物毒性试验报告

重庆市药品检验所检验重庆市渝中区赵氏雷火灸传统医药研究所研制的灸药、灸条样品经动物毒性试验结果如下：

一、灸药对小白鼠急性毒性试验

取健康、体重18~22g昆明种小白鼠50只，随机分为5组，每组小白鼠10只，雌雄各半。按每千克体重2.00g、2.86g、4.08g、5.83g、8.34g剂量，分别各组小白鼠灌胃给药1次，观察7天内小白鼠异常反应和死亡情况。

实验结果，除每千克体重8.34g剂量组小白鼠，在服药后30分钟内有6只小白鼠出现活动减少外，其他各剂量组小白鼠无异常反应。观察7天，各剂量组小白鼠均无死亡发生。

二、灸药对家兔皮肤刺激性试验

取健康、体重2.5~2.6kg大耳白家兔6只，雌雄兼用，单只饲养。于试验前24小时，用化学脱毛剂在家兔背部胸腰段脊柱两侧各制备5×6cm^{2}面积的脱毛区。用温水（60℃）充分洗净脱毛剂。试验当日，用温水擦洗脱毛区皮肤、然后将灸药用温水调成糊状，分别敷贴于每只家兔背部两块脱毛区皮肤各0.5g。固定右侧脱毛区皮肤每日作敷贴灸药糊对照，左侧脱毛区皮肤每日敷贴灸药糊后，再用燃烧的灸条在敷贴灸药糊的皮肤面上方2cm高处作旋转移动式悬灸，每悬灸1分钟，间隔1分钟，每日悬灸15分钟，连续试验15天。试验完毕后处死家兔。取敷贴灸药糊区域内皮肤2cm×2cm面积固定与10%甲醛溶液中，作石蜡切片，HE染色，进行病理组织学检查。

实验结果,家兔皮肤敷贴灸药糊与敷贴灸药糊后再用燃烧的灸条悬灸,试验连续15天后,大体外观检查无明显异常,组织切片检查两种处理对皮肤组织结构无明显损害。

三、灸药对豚鼠皮肤致敏性试验

取健康、体重250~300g豚鼠6只,雌雄兼用,分笼饲养,随机分为两组,每组豚鼠3只,于试验前24小时,用化学脱毛剂在每只豚鼠背部制备3cm×3cm面积的脱毛区。用温水(60℃)充分洗净脱毛剂。试验当日用温水擦洗脱毛区皮肤,然后将灸药用温水调成糊状,灸药组豚鼠每只敷贴灸药糊0.5g;阳性对照组豚鼠每只涂擦2.0*2.4二硝基氯苯芝麻油溶液0.5ml,试验连续涂敷受试物3天。于末次涂敷受试物后第14天,再用温水擦洗脱毛区皮肤。灸药组豚鼠每只敷贴灸药糊0.5g;阳性对照组豚鼠每只涂擦2.0*2.4二硝基氯苯芝麻油溶液0.5ml,作致物源攻击。涂敷受试物后6小时,用温水洗去受试物。检查各组豚鼠脱毛区皮肤反应,观察48小时。

除去受试物后,灸药组豚鼠皮肤48小时内无异常反应;阳性对照组豚鼠皮肤涂药区出现桃红色斑块,轻度水肿。24小时后逐渐消退,呈过敏性反应。

第二节　急性皮肤刺激试验

重庆赵氏雷火灸传统医学研究所的测试项目"急性皮肤刺激试验",送检到上海市化学品毒性检定所检定结果如下:

受试对象:健康成年志愿受试者33名,男性13名,女性20名,年龄22~54岁。

试验方法:参照GB7919-87中有关方法规定进行。

受试样品:灸药(高速粉碎,调成糊状)及灸(热、气、烟)。

测试结果:本品皮肤刺激指数为0。

结果评价:按GB7919-87皮肤刺激强度评价标准,本品属无刺激性。上海市化学品毒性评价标准化技术委员会上海市化学品毒性检定所发证,把该产品作中医雷火灸使用,其安全卫生质量已经评审通过,准予登记。

第三节　雷火灸联合中药影响干燥综合征泪腺分泌的实验

目的:口眼干燥综合征又称Sjogren综合征(Sjogren Syndrome,SS),属于难治性疾病,是一种慢性自身免疫性疾病。其导致的干眼症属泪液缺乏型干眼症,目前除了使用人工泪液外尚无明确有效的治疗方法。导师金明教授近来采用雷火灸熏蒸 SS 患者的眼部,并联合口服养阴生津方药,取得了较好的临床疗效。本课题按照中医理法方药理论,在细胞生物学水平研究雷火灸联合养阴生津对 SS 动物模型泪腺病变的影响。即在复制 SS 动物模型的基础上,采用泪腺组织病理学观察、原位杂交免疫组化检测等手段,探讨雷火灸联合养阴生津法对 SS 泪腺病变的影响。

方法:

(1) 动物模型:选定非肥胖性糖尿病(nonobese diabetic,NOD)小鼠作为 SS 的动物模型。

(2) 分组:①正常对照组;②模型组;③灸疗组;④灸疗 + 中药组;⑤阳性对照组(唯地息眼凝胶)。

(3) 给药:灸疗 + 中药组用养阴生津方灌胃,每日 2 次;灸疗组、中药 + 灸疗组给予雷火灸熏蒸治疗,每次 30 分钟,每日 2 次;阳性对照组用唯地息眼凝胶点眼治疗,每日 2 次,均用药 4 周。

(4) 取材:处死动物,取血检测白介素 -6 含量,取泪腺、胰腺组织制作眼腺、胰腺的石蜡切片,眼腺切片进行伊红、甲苯胺蓝染色以及细胞凋亡、肿瘤坏死因子、白介素 -1、核转录因子的免疫组化染色检测,并进行凋亡细胞记数。

(5) 光镜观察:观察泪腺的组织病理学改变,利用免疫组化手段检测肿瘤坏死因子、白介素 -1 及核转录因子在泪腺中的表达,泪腺中的凋亡细胞。

(6) 图像分析,用 Image Plus Pro(IPP)± 分析系统测量免疫组化显色强度,进行定量分析,放射免疫方法测定小鼠血清中白介素 -6 的含量。

(7) 统计分析:采用 SPSS 软件对数据进行分析处理。

结果:

(1) 模型组泪腺组织中可见较多炎细胞浸润;组织形态学改变可见泪腺腺泡柱状细胞变扁,表现为腺泡腔扩张,腔内有较多深棕色团块样的物质;有的腺泡细胞排列紊乱,腺泡分泌细胞内聚集大量分泌颗粒,细胞间界限几乎消失,表现为腺泡腔塌陷或消失;腺体周围结缔组织内散在较多脱颗粒状态的肥大细胞。灸疗组泪腺中仅见散在炎细胞浸润,泪腺病理形态学改变较模型组有所减轻;灸疗 + 中药组泪腺组织病理改变较模型组明显减轻,仅见单个炎细胞浸润,腺泡腔扩张和塌陷的程度均较轻,唯地息组则较模型组无差别。

(2) 免疫组化:模型组泪腺中肿瘤坏死因子、白介素 -1、核转录因子的表达水平较正常组升高,灸疗组、灸疗 + 中药组泪腺中三种因子表达较模型组不同地降低。唯地息组较模型组无差别。

(3) 凋亡细胞:模型组泪腺中凋亡细胞较正常组增多,灸疗 + 中药组较模型组凋亡细胞减少,但无统计学意义。灸疗组、唯地息药组较模型组无差别。

(4) 白介素-6：模型组血清中白介素-6较正常组升高，灸疗+中药组血清中白介素-6水平较模型组降低。灸疗组和唯地息药组较模型组无差别。

结论：

(1) 灸疗、灸疗联合养阴生津方能够改变SS动物模型的泪腺病变，其机制推测可能通过抑制泪腺及全身免疫炎症的通路而实现，具体包括：①调节泪腺中肿瘤坏死因子、白介素-1、核转录因子的表达水平；②抑制泪腺细胞凋亡；③调节血中炎症因子白介素-6水平。实验结果显示灸疗联合养阴生津方对于SS动物模型泪腺病变有明确的改善作用，这对其临床推广使用有重要意义，其机制有待进一步研究探讨。

(2) NOD小鼠作为SS泪腺病变的动物模型是比较理想的。

下篇

临 床 篇

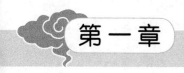

灸疗循环系统疾病

第一节　窦性心律不齐

一、中医辨证

发生心慌、心悸、手脚无力,是心气不足造成的。脉象出现浮数无力或沉缓无力。

1. 心悸亢进,自己能听到心跳,反复发作,盗汗,脉象出现快速空大无力。

2. 心悸衰弱,胸闷,手脚无力,自汗,脉象出现沉缓,细而无力,出现间歇脉。

二、雷火灸治疗

随时注意去掉药灰,保持火头火红。

1. 窦性心动过速

灸疗穴位:内关、膻中。

灸疗方法:选左侧手厥阴心包经内关,点燃一支灸药,用单头式灸具,用小螺旋法,距离皮肤1cm,灸9壮,每7次为1壮,每壮之间用手按压一下;然后以膻中为中心,用中螺旋形法,距离皮肤2~3cm,旋灸5壮,每7次为1壮,每壮之间用手按压一下被灸处,心动过速可缓解,1日可灸1~2次,每疗程一般情况灸5天,严重者可延至8天。

2. 窦性心动过缓

灸疗穴位:中冲、郄门、膻中。

灸疗方法:点燃一支灸药,装入单头式灸具,温熏左侧手厥阴心包经中冲、郄门。熏中冲时,距离皮肤3cm,温熏至中指末端发红,指节发热为度;然后熏阴门,距离皮肤 3cm,用小螺旋法熏 8 壮,每壮 8 次,每壮之间用手按压一下被灸处,熏至皮肤发红,深部组织发热为度;再以膻中为中心,以大螺旋形法偏左熏 10 壮,每旋 8 次为 1 壮,熏至皮肤微红,深部组织发热为度,每天熏灸 1 次,可熏 3~5 天,病情还未完全好转,可加用右侧郄门。

第二节 冠 心 病

一、中医辨证

该病主要是心血管被外邪侵入,瘀积而变生的疾病。饮食不节,过食膏粱厚味,年老体衰,代谢减弱,发生脏腑虚损,阴阳失调,气血不足,又七情内伤,产生的水饮、痰浊、血瘀、气滞,致使经脉痹阻或心肌失营;过于疲劳,寒温失调,胸痹之证由此而成。风、寒、暑、湿、燥、火六淫,均可导致此证,尤其以寒邪、湿邪为主,寒主收引,其性凝滞;湿生浊秽,变生痰阻,故每当寒温失调或久居阴湿之地,容易患生本病。七情本是人的正常情志活动,若长期喜怒无常,忧思过久,悲哀过度,会使人体阴阳失衡,脏腑失调,气滞血瘀,浊病变生,心脉痹阻。本病常发生心绞痛,由七情和六淫均可导致骤然性心绞痛发生。

主症:①胸闷、心前区疼痛或绞痛、心悸、气短,甚者胸痛彻背。若感寒疼痛加重,遇温热痛减,面色苍白,四肢发凉,咳嗽气短,心悸神疲气短,舌质淡苔白,脉沉迟或紧,为阳虚寒凝证;②若胸痛彻背,背痛彻胸,疼痛固定不移,如锥钉如针刺,舌质紫,苔有瘀斑点,脉涩或结代脉,为气滞血瘀型;③若胸中痞闷而痛,痛彻肩背,喘息不能卧,痰黏量多,泛泛欲呕,形体肥胖,纳呆腹胀,舌苔厚腻,脉滑濡,为痰浊闭塞;④气短胸痛,疼痛剧烈持久,大汗淋漓,面色苍白,四肢厥冷,表情淡漠呆滞、唇甲紫绀,甚至昏迷,舌淡苔白,脉微弱欲脱,是阳气欲脱。

二、雷火灸治疗

随时注意去掉药灰,保持火头火红。

治疗法则:扶正祛邪,行气通阳,活血止痛,标本兼治。治疗部位以心脏所在的胸前区为主,治疗腧穴,取手厥阴、手少阴经为主。

灸疗部位:胸前区心脏部位;穴位:膻中,双侧内关、郄门、心俞;阳虚寒凝配神阙、关元;气滞血瘀配膈俞、血海、太冲;痰浊闭塞配丰隆、天突、中脘;阳气欲脱加百会、水沟。

灸疗方法:点燃一支灸药,装入单头式灸具内,在胸前区心脏部位,以膻中穴为主,稍偏左,用大螺旋形灸法,平补平泻,距离皮肤 2~3cm,每旋转 10 次为

1壮,每壮之间用手按压一下皮肤,灸至皮肤发红,深部组织发热为度,时间大约20分钟。

然后用小螺旋法,距离皮肤2~3cm,灸双侧内关、郄门、心俞,每8次为1壮,每穴灸8壮;辨证配穴均用上述小螺旋熏穴法。

按语:灸疗治疗本病,主要是改善冠状动脉血液循环以及激活内源性镇痛系统,从而改善心肌细胞缺血、缺氧,起到止痛作用。灸疗能使冠心病心绞痛患者的射血时间延长,心输出量增加,降低心肌耗氧量,加强心肌收缩力,降低前负荷,改善左心室顺应性,以增加心血搏出量,提高左心室后壁搏动幅度。

案例:患者,男,56岁,患心前区疼痛,痛时彻背,唇紫,喘息气短,西医诊断为冠心病,需做心脏搭桥手术,患者畏惧手术,来我门诊求医,采用上述灸疗法,灸疗3个疗程后,患者病情基本好转,以后每月来保健灸疗3~5次,共治疗了半年,患者基本痊愈,恢复了正常工作。

第三节　高　血　压

一、中医辨证

高血压临床以头晕、头痛为主要表现,眼花、耳鸣、心悸、失眠、手指麻木为伴随症状。其产生原因主要为肝肾阴虚,心火上炎,肝阳上亢,气血上逆,阴虚阳亢,上盛下虚;风火结生,灼津生痰,痰湿壅盛,清阳不升。

1. **肝阳上亢**　头痛眩晕,耳鸣,头重脚轻,口干,失眠多梦,面红目赤,烦躁易怒,腰膝酸软,手脚心发热,尿赤,大便结燥,舌红苔少,脉弦有力,或脉弦细数。

2. **肝肾阴虚**　头晕,眼花,耳鸣,腰腿乏力,五心烦热,气急胸闷,失眠心悸,遗精,口渴少津,舌质干红少苔或无苔,脉弦细而数。

3. **痰湿内壅**　头胀脑重,眩晕头痛,胸腹闷胀,呕吐痰涎,不欲纳食,肢重麻木,形体肥胖,行动不灵,舌质肥大有齿印,舌苔厚腻,脉弦而滑。

二、雷火灸治疗

随时注意去掉药灰,保持火头火红。

灸疗法则:治疗以疏肝平阳,益气活血,养阴滋肝益肾,祛痰化浊为主。

灸疗部位:肝区;穴位:百会、肝俞、曲池;头晕痛加风池,失眠加神门,肝阳上亢加太冲,阴虚阳亢加双三阴交、双太溪,阴阳两虚加双三阴交、双太溪,心悸加内关。

灸疗方法:灸疗时患者平卧,点燃一支灸药,装入单头式灸具内,在肝区做横行遍灸,距离皮肤 3~5cm,来回为 1 次,每 10 次为 1 壮,每壮之间用手压一下皮肤,灸至皮肤微红,深部组织感热为度,大约 10 分钟,然后选百会、肝俞、曲池,每穴用雀啄法,距离皮肤 3cm,用雀啄法每穴灸 3~5 壮,每雀啄 10 次为 1 壮,每壮之间用手压一下上述腧穴部位,灸至皮肤微红,发热为度。

辨证配穴均用上述雀啄法灸疗。每日灸 1 次,7 天为一疗程。

按语:在肝部施行温灸,有解除肝部气血郁结,疏理肝气的作用,配腧穴以引邪外出,风邪宣泄,肝平则病缓。百会、曲池能疏风宣热,活血行气;肝经原穴太冲,能潜阳降火;头晕痛加风池,可祛风、清利头目;失眠加神门、三阴交,养心安神,调和心肾;阴虚阳亢,取双肾俞、双太溪滋阴降火,取三阴交、足三里滋补肝脾之阴而化浊。

疗效观察:灸疗完毕或 15 分钟后,测量血压,有 75.6% 的患者血压开始不同程度的下降,舒张压下降最多的有 38mmHg,收缩压下降 5~10mmHg。有 24.4% 的患者血压没有改变,其中有 5% 的患者反有上升,上升未超过 10mmHg,舒张压下降的程度要小些,下降率 68%,平均下降 9.6mmHg。灸后 1~2 小时,再测量血压 1 次,灸疗期每天测量血压 1 次,血压稳定后 1 周,嘱患者复查血压,以了解远期疗效。可以结合中西降压药内服。

第四节　中　风

中风是中医学的病名,在临床上以突然昏倒,失去知觉,出现口眼㖞斜,语言障碍,半身不遂为主要症状的疾病;是现代医学原发性脑出血、脑栓塞、脑外伤形成脑血管破裂以及颈动脉疾病引起的脑部血液循环的障碍性疾病。

一、中医辨证

历代医家认识均不统一,中风是人体内的主要脏腑心、肝、脾、肾阴阳失调,阴虚阳盛,即本虚标实,属风火痰湿壅盛,由于喜怒忧思,饮食劳伤,房劳过度,积累时长,使心血不能滋润心,心火则旺,肝气不疏而郁结,肝不得养,肝风内动;或酗酒,喜吃厚味肥甘,劳累过度,脾气不能健运,变生浊痰;风阳煽动,心火暴盛,风火夹痰,气血上逆,上冲清窍,蒙蔽清窍,变生疾病。若风痰阻塞,经络失常之证,正气衰弱,脏腑气衰,会产生阴阳离决,发生脱证。

中医的证候分为中脏腑和中经络两类,中脏腑又有闭证和脱证之分。若肝阳上亢,风、火、痰、湿壅盛,或阳气凝结称之为闭证;阴阳离决不能维系,阳气不摄,为之脱证。气滞血瘀,痰浊凝结,血脉不利,谓之中经络。中经络者一般无神志改变,而病情较轻。

1. **肝阳上亢**　患者突然昏倒,神志模糊,不省人事,鼾声,牙关紧闭,两手挛紧,口眼㖞斜,半身不遂,二便失禁,舌苔黄腻,脉弦滑实。

2. 阳气离脱 患者卒仆昏倒,不省人事,口张目闭,鼾声,手撒遗尿,先面红耳赤,继发面色苍白,四肢发凉,冷汗淋漓,脉沉细欲绝或浮大中空。

3. 风中经络 患者意识未完全丧失,突发,口角㖞斜,半身不遂,肢体无力或萎软,手脚麻木,汗出如油,舌苔白腻,脉弦无力。

二、雷火灸治疗

随时注意去掉药灰,保持火头火红。

灸疗法则:温灸法为主,以疏肝理气通络、开窍启目、活血化瘀为治疗原则。发病至3天内,以开窍启目为主;1周内,以疏肝理气通络为主;1周以后,以疏经通络,活血化瘀为主。

诊断为肝阳上亢、阳气脱离患者,1周至半月内,须采用西医输液,控制脑内出血,当脑内可能无出血时,方可施灸(即中风后恢复期),但是灸使用越早越好;中经络诊断明确后,除用西医输液,中医内服药,3天后就可结合灸治疗。

1. 中风经络的灸疗

灸疗穴位:前3天灸水沟(人中)、太冲、内关;1周后加灸百会、肝俞;10天后灸疗头顶部、双耳、百会,患侧大椎、肩俞、风池、合谷、环跳、足三里、太冲。

灸疗方法:发病3~7天以内,取人中、太冲、内关。点燃一支药,固定在单头灸具上,在人中,距离皮肤2cm,进行雀啄式灸法,每上下为一次,8次为1壮,每壮之间用手压一下皮肤,共灸8壮;然后取内关和太冲,距离皮肤2cm,用小螺旋法,每穴熏8壮,人中可配针灸同时治疗。

1周以后,加百会、肝俞。百会用温灸法,距离皮肤3~5cm,用小螺旋法,灸8壮,至头皮发热即可;肝俞用小螺旋形法,距离皮肤2cm,各灸8壮。

10天后以百会穴为中心,距离皮肤2~3cm,用大螺旋形法熏整个头顶部,每旋转8次为1壮,每次灸10壮,每壮之间用手压一下头部;然后灸双耳前后,每旋转8次为1壮,每壮之间用手压一下耳部,灸至耳部发红为度,灸耳心,距离皮肤3cm,每雀啄6次为1壮,各灸6壮;再灸患侧大椎、肩俞、风池、合谷、环跳、足三里、太冲,用雀啄法,每穴各灸8壮。

2. 肝阳上亢、阳气离脱灸疗

灸疗穴位:1周前灸:人中、太冲、内关;1周后加灸肩俞、曲池、合谷。半月后灸疗头顶部、双耳部,百会,患侧大椎、肩髃、曲池、外关、合谷、肝俞、环跳、足三里、阳陵泉、绝骨、太冲。

灸疗方法:半月以后,用温灸法,以百会穴为中心,距离皮肤3cm,行大螺旋形灸法,每旋8次为1壮,每壮之间用手轻压一下头部,熏3~5分钟,熏至头皮发热为度;然后熏两耳部,用小螺旋形法,距离皮肤3cm,每旋转8次为1壮,耳前耳后各灸6壮;再灸患侧大椎、肩髃、曲池、外关、合谷、肝俞、环跳、足三里、阳陵泉、绝骨、太冲,用小螺旋法,距离皮肤2cm,各灸6壮,每壮之间均用手压一下被灸处。半月为一疗程,每疗程后休息2~3天。

第二疗程,以百会穴为中心,距离皮肤3cm,行大螺旋灸法,每旋转8次为1壮,每壮之间用手按压一下,熏5~10分钟,熏至皮肤与颅内发热为度,其他熏灸部位及穴位与第一疗程相同,一直可以灸至病情基本痊愈或明显好转为止。

按语:中风多属肝肾阴虚亏损,心火上亢,痰湿壅积,火热上犯,清窍被蒙闭。治则宜宣闭开窍,降火化痰,平肝息风,行气之法。取人中宣闭开窍;取肝经原穴太冲以潜阳降逆;取手厥阴心包经内关以清心安神;取足阳明胃经足三里通理胃经,调和胃气,祛痰化浊,补中益气;取百会,为三阳之首,及增加全头顶部灸疗,能宣阳开醒脑窍,下降通利固脱;取双耳穴,能疏通全身气机,协调风热痰火散离;取关元、气海,固本培元,回阳固脱;取肝俞,疏肝理气,平肝阳;取肾俞,滋阴潜阳。诸穴配合部位选用,对治疗中风的闭证与脱证均有良好疗效。若风中经络未犯及脏腑,以阳明经穴为主,可配用大椎、肩井、肩髃、环跳,随证加减穴位,疏通经络,活血化瘀,增强脑部血液循环,调和营卫。中风急性发作期应结合西医治疗。

中风前期应结合西医或中医治疗。若兼有高血压患者,在灸疗期应注意服高血压药控制血压。

第五节　病毒性心肌炎

病毒从呼吸道传入心包络及心脏,还有饮食病毒累积肠胃,又受六淫之邪气直传脾胃,热毒壅盛,逆传至心经,引起的心包络及心肌的病变。

若素有气血两虚患者,最易被六淫侵犯,患生此病。

一、中医辨证

病毒性心肌炎是西医的病名,中医并无此名称,在症状上中医诊断为心悸怔忡、胸闷痹胀、痰湿汗证。本病急性发作时期,一般都因外感六淫之邪气,特别是温热之邪气,首先侵犯呼吸道,喉与肺部温热之毒气传至心脏犯病,有的患者首先感受暑湿之邪侵犯脾胃,湿热内聚而累积于心。该病是因气血亏损为主,再感受湿热病邪之毒为患。临床上常出现的症状为发热、咽肿痛、心悸,后期还可侵犯其他脏腑,产生水液潴留,水停心肺,出现脱阳、亡阴之危急重症。

1. **风热犯心**　为本病的急性期,出现恶寒发热,咽喉肿痛,头痛,咳嗽,心悸,胸胀闷,少汗,尿短赤,口渴,舌赤苔淡白,脉浮数或出现间歇脉。

2. 痰湿内壅 胸闷气短,心悸怔忡,心烦乱,精神萎靡,四肢乏力,口干苦,舌质红,舌苔厚腻,或白或黄,脉细滑,出现间歇脉。

3. 气血两虚 精神疲乏,四肢乏力,头昏不寐,胸胀闷气短,心悸盗汗,口渴喜饮,舌质红,苔白,少津液,脉细或有间歇脉出现。

二、雷火灸治疗

随时注意去掉药灰,保持火头火红。

灸疗法则:调和阴阳,养阴益气,宽中理气,活血化瘀,健脾益胃。

灸疗部位:在手少阴心经、手厥阴心包经、足阳明胃经、任督二脉上选腧穴。以膻中为中心,遍灸前胸心脏所在部位,然后选气海、内关、大椎、心俞、厥阴俞、足三里,如喉痛加熏下颌骨咽喉部。

灸疗方法:

1. 病情初发期灸法 温灸法,点燃一支药,固定在单头灸具上,以膻中为中心,距离皮肤3~5cm,用大螺旋形法顺时针方向,每旋转9次为1壮,每壮之间用手按压一下皮肤,灸至皮肤红晕,深部组织发热为度;灸气海,距离皮肤3~5cm,以小螺旋形法顺时针方向,每旋转9次为1壮,每壮之间用手压一下皮肤,共灸5壮;再取双内关、大椎、厥阴俞、足三里,用小螺旋法各灸5壮。若发生咽喉疼痛,在下颌骨咽喉部位进行遍灸,以横向灸法为主,每来回为1次,每9次为1壮,每壮之间用手压一下被灸处,共灸5壮。可结合西医抗生素用药。每日1~2次,1个月为一疗程,一个疗程休息10天,再灸第二疗程。

2. 病缓期灸法 采用平补平泻法,点燃一支药,固定在单头灸具上,以膻中为中心,距离皮肤2~3cm,用横向纵向灸法,在心前区作灸疗,每上下或左右来回为一次,每10次为1壮,每壮之间用手按压一下被灸处,熏至皮肤发红,深部组织发热,约15分钟;在气海、内关、大椎、厥阴俞、双足三里,用小螺旋形法,在各穴顺时针方向灸3壮,再逆时针方向灸3壮,一天可灸1~2次,1个月为一疗程。可治3~5疗程。

第3~5疗程,以调和营卫,健脾益气为主,选气海、足三里、大椎,每日每穴各灸10壮,距离皮肤以3cm为宜,每壮为小螺旋形灸法,每旋转10次为1壮,每壮之间用手按压一下,宜每日两次。

按语:以膻中为中心,在心前区作大螺旋顺时针方向灸法,可扩张心包脉络,热气推动胸中气血运行,能宣泄心中血热之邪,顺时为泻也,达到宽中理气的目的;灸气海,蒸发水湿,以养阴气,升阳养心;灸内关,以供清气运行至心包络而护心;灸大椎、心俞,养髓滋阴,扶正气,祛邪气;灸足三里,调和脾胃,以供心之清新津液,阴阳调和,气血营生,抗体增进,病邪渐除而安。

第六节 血栓闭塞性脉管炎

该病是西医名称,其主要表现是因为下肢或上肢的中小动脉血管阻塞,伴静脉血管炎,所形成的肢体疼痛,麻木,屈伸不利,跛行,病程长,反复发作,不易治疗。

一、中医辨证

中医诊断为"脱疽"、"脱骨疽"。血栓闭塞性脉管炎的形成是内因和外因两种因素造成。内因因脾胃虚弱,对饮食的营养吸收运化,不能进行正常的生理代谢。水谷精微产生不足,体内卫气营血失调,肢体远端络脉和孙络就会缺少营养;平时嗜好抽烟,喜吃麻辣膏粱厚味肥甘之食,胃肠易滋生热毒,热毒随经脉至肢体远端,壅塞在肢体的络脉及孙络;在这种情况下,若人感风寒,发热,病毒就容易在失去滋养的或热毒壅塞部分的肢体远端相搏击,而使脉络发生阻塞,蕴积变生肢体疼痛麻木,行走困难;或突遇寒湿之邪,使已受阻塞的肢体远端脉络运行完全受阻,壅塞而变生热毒,进而产生肢体肿胀疼痛、麻木,步履困难。

内不能通利滋养,湿热内生,蕴积不能外泄,外感风、寒、暑、湿、燥、火六淫之邪,四时不正之气,直接或间接进入侵袭人体,与肢体末端血运受阻相壅遏,就完全造成孙络脉受阻,肢节的肌肉组织和骨组织就失去了给养,发生组织坏死,骨节脱落;肢体发凉,怕冷,患肢出现皮色苍白、皮肤干燥、肌肉萎缩发干、指甲生长迟缓、指(趾)毛脱落等营养不良情况,寒湿壅盛而化热,患部可发生红肿,肌腐化脓,甚则发生高热,肢节失荣而枯死或变成坏疽,若是身体抵抗力差,高热持久疼痛可致使身体消瘦,精神萎靡,不思饮食,昏迷等危及生命的症状。

这是一种非感染性的络脉和孙络阻塞性变生的肢体疾病,并伴有神经受累出现,若不及早给予治疗,采取措施,就会发生指(趾)和手脚肢节坏死脱落。故中医诊断为"脱疽"、"脱骨疽",中医学早在两千年前就有本病的论述,《灵枢·痈疽》中记载:"发于足指,名脱痈,其状赤黑,死不治,不赤黑,不死。不衰,急斩之。"此病多发生在劳动人群中,如农民、运输工人、嗜抽烟者,好发年龄20~40岁之间。

二、雷火灸治疗

随时注意去掉药灰,保持火头火红。
灸疗法则:清热解毒、活血化瘀,促进脾胃吸收健运功能。

1. **早期**　灸疗部位:患趾、患足背及足心;穴位:足三里、气海、关元、神阙。

若肢体发凉,酸冷胀痛,肤色发白,肌肉萎缩,跛行时,趺阳脉呈细或弱,舌质淡红,边缘有瘀斑,脉细涩,昼夜抱膝而坐,夜间疼痛加剧。治疗以通利气血,活血化瘀止痛。

灸疗方法:用温灸法,点燃一支灸药,装入单头式灸具内,距离皮肤患足趾3~5cm,在患足先灸患趾,每晃动8次为1壮,每壮之间间歇5秒,反复灸至足趾微红为度,再把灸具移向患足背及足心,灸法同上,灸至皮肤微红,深部组织有热感为度,再灸足三里、气海、关元、神阙,用小螺旋形法,距离皮肤2~3cm,悬灸8次为1壮,每壮之间用手压一次皮肤,每穴灸8壮。

2. **中期**　灸疗部位:患侧指(趾)、足背、足掌部;穴位:神阙、关元、气海、足三里。

患侧指(趾)发生肌肉萎缩,指(趾)毛脱落,肌肉干性坏死,变黑,治以清热解毒、活血化瘀、调和营卫,须用外科手术切除患处。切除后受累的足趾采用温灸法。

灸疗方法:点燃一支灸药,装入单头式灸具内,距离皮肤3~5cm,作熏疗,每移动灸来回为1次,每8次为1壮,每壮之间用手压一下皮肤,灸足背与足掌部,至皮肤微红,深部组织感热为度;再选神阙、关元、气海、足三里,用小螺旋形法,距离皮肤2~3cm,每旋转8次为1壮,每穴各灸8壮。

3. **后期**　灸疗部位:患肢余肿部位;穴位:神阙、关元、气海、足三里、血海、三阴交。

患肢端腐烂恶臭,五指相传感染,肢端溃疡,疮周红肿,边缘不清,肿痛剧烈,发热,心悸烦躁、口渴,坐卧难安,趺阳脉脉搏消失,舌红苔黄,治疗以清热解毒,滋阴凉血,活血化瘀,调和营卫。发热溃疡期,内服清热凉血中药,还可结合西医消炎,抗感染药输液,每日清洗溃疡面,待高热炎症控制时,进行不能存活的坏死肢节切除术。切除后,还有余肿未消,肢体酸胀疼痛,这时方可使用雷火灸治疗。

灸疗方法:点燃一支药,固定在单头灸具上,用温灸法,熏患肢余肿部位,距离皮肤3~5cm,熏至皮肤微红,深部组织感热为度,每移动灸8次为1壮,每壮之间用手压一下皮肤;再选用神阙、关元、气海、足三里、血海、三阴交,用小螺旋形法,距离皮肤2~3cm,每旋转8次为1壮,每穴灸8壮。

每日灸疗1次,每月为一疗程,疗效以1~2疗程作为观察结论。

按语:灸疗可以影响血流量和血液黏性,有的灸疗专家通过老龄性血流量和血液黏性的调节,已经做出了实验证明,实际上雷火灸的热辐射力在手法移动时,有推动血流的动力,又有热效应扩张动静脉血管壁的功效,故雷火灸在局部患处施灸,可以温通血脉,驱寒逐邪,达到气血通利,改善血液供应,则可给养病患组织。选用神阙、关元、足三里,以滋补脾胃,胃肠吸收水谷精微、营卫得以正常滋生,供给肢体营血,患指得以复生。若遇坏死疽,要加灸血海、三阴交,以达到滋阴凉血,养阴扶正。

雷火灸治疗本病已在门诊部及上海多家医院推广应用,如果把握好时期,灸疗运用结合越早,病情好转越快。若病情严重,诱发全身性高热,须配合西医或中医内服药治疗。

第七节　短暂性脑缺血发作

一、中医辨证

短暂性脑缺血发作属于中医学"眩晕"范畴,眩晕是以目眩与眼花或眼前发黑,视物模糊为特征;头晕以感觉自身或外界景物旋转,站立不稳为特征。两者常同时并见,故统称眩晕。外感、内伤均可发生眩晕。

病因:①外感风邪,上扰头目,发为眩晕;②七情内伤,忧郁太过,肝阳上亢,上扰头目,发为眩晕;③忧思过度,伤及脾胃,清窍头目失养,或惊恐伤肾,髓海失养,均可发为眩晕;④饮食不节,饥饱无度,过食生冷,伤及脾胃,气血生化失调,清窍失养,发为本病;⑤劳倦过度,房室不节,肾经虚亏,脑失供养,易发眩晕;⑥年老体衰,气血生化不旺;⑦久病失血,均可伤及气血阴阳,气血亏损,脑髓失养,易致眩晕;⑧跌仆受损,头颅外伤,血脉阻滞,发为眩晕。眩晕的病位在脑,但与心、肝、脾、肾有密切关系,其中以肝为主。

二、雷火灸治疗

灸疗时注意随时去掉药灰,保持火头火红。

灸疗治则:增加脑部营血给养,调节脏腑阴阳平衡,填精益气,疏通经络,活血化痰消瘀。

灸疗部位:头顶部,双耳部,颈部;穴位:百会、大椎、内关、足三里、三阴交、期门、肾俞。

灸疗方法:患者坐于椅子上,点燃一支药,固定在单头灸具上。距离头顶部2~3cm,用左右或横行灸法,每移动灸10次,用手平压一下头顶,灸至头部感热为度,分别灸双耳前后,距离耳部2~3cm,每旋转10次按压一下耳部,灸至耳部发热发红为度;灸第1~7颈椎两侧,距离皮肤2cm,上下移动为1次,每10次为1壮,灸至皮肤发红,深部组织发热为度,用小旋转法,灸百会、大椎、内关、足三里、三阴交、期门、肾俞,距离穴位2cm,每旋转8次为1壮,每壮之间用手压一压,每穴各灸8壮。

每日灸1次,每10天为一疗程,每疗程之间休息3天,再做第二疗程,病情好转或治愈停灸。

按语:灸脑部、耳部、百会、大椎、颈部能疏通经络,活血化瘀,脑部脉络畅通,营养充足,眩晕则除;灸内关、足三里、期门、三阴交、肾俞,能调节脏腑气血阴阳平衡,气血化生充足,脾气健运,目脑清窍得以营养,短暂性脑缺血就不易再发作。

雷火灸治疗短暂性脑缺血在重庆赵氏雷火灸门诊部作为常规灸疗法,96%以上的患者收效良好。

第八节 心血管神经症

心血管神经症是指的心脏无器质改变,有时也与心脏病器质性改变同时并发,诊断时要做好认真检查,以便对症治疗。

一、中医辨证

该病多为五脏虚损,气血不足引发,心、脾、胆、肾不交,肝郁气结,素来体质较差或惊吓暴怒也可发病,导致心悸、怔忡、烦闷、心痛郁闷。

二、雷火灸治疗

灸疗部位:前胸心脏部位、膻中、神阙、关元、内关。

灸疗方法:患者仰卧低枕,用双孔灸盒点燃2支雷火灸条,火头向下插入孔内。先放在神阙穴顺任脉正中线上,温灸5~10分钟后,再把灸盒移在心脏与膻中穴部位,温灸15分钟。同时用1条灸药吹红后,在双前臂内关穴位处,用雀啄式悬灸法灸6次,每灸8次为1壮。每壮之间用手指压一下内关穴。每天灸1次,每7天为一疗程,灸1~2个疗程,病情就可得到控制。以后常灸疗足三里、膻中作保健。

按语:先灸任脉神阙穴,可以调和脏腑,补中益气,宣通心脉。再温灸膻中、心脏区域,直接调理心肌,增强心肌收缩功能,增加心血灌注及输送功能。因此增进了自主神经的适应能力。通过舒筋活血,使气血得以舒畅,心肾补给充足,心神得宁,心悸心痛则愈。

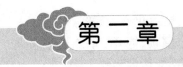

第二章

灸疗五官科疾病

第一节 近　　视

一、中医辨证

近视是因为气血不足,血不能注于目,故有"目得血而能视"之说。近视是以视近清楚、视远模糊为主症的一种屈光不正性眼病,故称之"能近祛远证"。多因先天禀赋不足、劳伤心神,或久视伤血,使心肝气血阴阳受损,眼球形态异常;或用眼习惯不良,如看书、写字目标太近,坐位姿势不正以及光线的过强或不足等,使目络瘀阻,目失所养,导致本病。

本病主症为视近物正常,视远物模糊不清。兼见失眠健忘,腰酸,目干涩,舌红,脉细,为肝肾不足型;神疲乏力,纳呆便溏,头晕心悸,面色无华或白,舌淡,脉细,为心脾两虚型。

二、雷火灸治疗

随时注意去掉药灰,保持火头火红。

灸疗部位:双眼部、额部、双耳部、双耳心;穴位:双睛明、鱼腰、瞳子髎、四白、合谷;真性近视加灸风池、风府、大椎、肝俞。

灸疗方法:患者取坐位,头直立勿仰(注意随时吹掉火灰,以免掉入眼内),点燃一支灸药,装入单头式灸具内,距离皮肤2~3cm,双眼先闭合,灸条平行移动,灸双眼部,每来回为1次,每10次为1壮,每壮之间用手压一下眼部,灸至皮肤发红,深部组织发热;然后用雀啄法,距离皮肤2cm,灸双侧睛明、鱼腰、瞳子髎、四白,每雀啄10次为1壮,每壮之间用手压一下,每穴各灸3壮。

再嘱患者张开双眼,眼平视前方,距离皮肤2~3cm,平行移动来回为1次,每10次为1壮,每壮之间用手按压一下,共灸8壮;熏额部8壮;熏双耳前后,用螺旋形法,距离皮肤2~3cm,每旋转8次为1壮,每壮之间用手按压一下,灸至前后耳廓发红;然后再用雀啄法,灸耳心,雀啄8次为1壮,每耳心各雀啄3壮,然后嘱患者闭目,重复前面闭目熏眼法一次(熏及点穴位);最后点双手合谷各4壮。

真性近视的灸疗穴位均用小螺旋法,各灸8壮。

灸疗完毕,嘱患者闭目休息3分钟。每天灸1次,每周为一个疗程,可以灸2~5个疗程,以后寒暑假可灸一个疗程做保健,可以灸至儿童满16岁。成年近视患者仍可采用上法灸疗,可以达到缓解眼部神经疲劳,近视程度不再加深的目的,在一定情况下,近视程度还可以下降。

按语:赵氏雷火灸治疗近视,是以中医学经络学说为基础,以现代医学研究为依据,运用纯中药配方,以火灸的方法刺激眼部、耳部以及周围的有关穴位,刺激脑神经及视神经得以兴奋,改善大脑、眼部血液循环,增加眼部血液供应,以此调整睫状肌的生理功能,使之日渐正常,增加视神经的调节能力,使目得血而能视。

第二节　散　　光

散光,是由于眼球各经线的屈光能力不同,因此,外界光线不能在视网膜上形成清晰的物像,这种屈光状态称为散光。

一、中医辨证

素来体质虚弱,肝肾气血不足,目得营血滋养差,眼的生长形态出现了异常,如看远近都不清晰,视物有重影出现,形成散光。兼有眼胀痛、头痛、恶心。许多近视患者都兼有散光现象。

二、雷火灸治疗

随时注意去掉药灰,保持火头火红。

灸疗部位:双眼部、双耳部、双耳心、额部,穴位:双睛明、鱼腰、瞳子髎、四白、合谷、风池、风府、脾俞、肝俞、肾俞、足三里、大椎。

灸疗方法:患者取坐位,头直立勿仰(注意随时吹掉火灰,以免掉入眼内),点燃一支灸药,装入单头式灸具内,距离皮肤2~3cm,双眼先闭合,灸条平行移动,灸双眼部,每来回为1次,每10次为1壮,每壮之间用手压一下眼部,灸至皮肤发红,深部组织发热后;然后用雀啄法,距离皮肤2cm,灸双睛明、鱼腰、瞳子髎、四白,每雀啄 10 次为 1 壮,每壮之间用手压一下,每穴各灸 3 壮。

再嘱患者张开双眼,眼平视前方,灸条距离皮肤 2~3cm,平行移动来回为 1 次,每 10 次为 1 壮,每壮之间用手按压一下,共灸 8 壮;熏额部 8 壮;熏双耳前后,用螺旋形法,距离皮肤 2~3cm,每旋转 8 次为 1 壮,每壮之间用手按压一下,灸至前后耳廓发红;然后再用雀啄法,雀啄耳心,雀啄 8 次为 1 壮,每耳心各雀啄 3 壮,然后嘱患者闭目,重复前面闭目熏眼法 1 次(熏及点穴位)。

用雀啄法,距离皮肤 2cm,加灸双侧合谷、风池、风府、脾俞、肝俞、肾俞、足三里、大椎,每雀啄 8 次为 1 壮,每壮之间用手压一下,每穴各雀啄 8 壮。

每天灸 1 次,每周为一个疗程,可以灸 2~5 个疗程,以后寒暑假可灸一个疗程做保健,可以灸至儿童满 16 岁。成年散光患者仍可采用上法灸疗,可以达到缓解眼部神经疲劳,散光程度不再加深的目的,在一定情况下,散光程度还可以下降。

治疗后的结果有 70%~80% 的患者视物有重影的现象均可消失,散光、眼疲劳症状可基本消失。

第三节 弱 视

一、中医辨证

中医眼科本无弱视之病名,根据中医眼科学界报道,可归属"视瞻昏渺"范畴,现代医学报道提出可属小儿青盲。其病因病理包括三个方面:①遗传及先天禀赋不足;②脾胃虚弱,致肝肾精血亏损,卫气营血不能上升于巅达于目;③气血两虚,至目珠发育异常,再遇风热之邪上至于脑,目经受阻,变生视物昏花。《内经》曰"肝开窍于目"、"目得血而能视"、"肾生脑髓,目系属脑",阴血足、阳气旺能视物,阴阳两亏则视物不清。

二、雷火灸治疗

随时注意去掉药灰,保持火头火红。

灸疗部位:双眼、双耳、额部、双耳心,穴位:双睛明、鱼腰、瞳子髎、四白、合谷、风池、风府、脾俞、肝俞、肾俞、足三里、大椎。

灸疗方法:患者取坐位,头直立勿仰(注意随时吹掉火灰,以免掉入眼内),点燃一支灸药,装入单头式灸具内,距离皮肤 2~3cm,双眼先闭合,灸条平行移动,灸双眼部,每来回为 1 次,每 10 次为 1 壮,每壮之间用手压一下眼部,灸至皮肤发红,深部组织发热;然后用雀啄法,距离皮肤 2cm,灸双睛明、鱼腰、瞳子髎、四白,每雀啄 10 次为 1 壮,每壮之间用手压一下,每穴各灸 3 壮。

再嘱患者张开双眼,平视前方,灸条距离皮肤 2~3cm,平行移动来回为 1次,每 10 次为 1 壮,每壮之间用手按压一下,共灸 8 壮;熏额部 8 壮;熏双耳前后,用螺旋形法,距离皮肤 2~3cm,每旋转 8 次为 1 壮,每壮之间用手按压一下,灸至前后耳廓发红;然后再用雀啄法,雀啄耳心,雀啄 8 次为 1 壮,每耳心各雀啄 3 壮,然后嘱患者闭目,重复前面闭目熏眼法 1 次(熏及点穴位)。

用雀啄法,距离皮肤 2cm,加灸双侧合谷、风池、风府、脾俞、肝俞、肾俞、足三里、大椎,每雀啄 8 次为 1 壮,每壮之间用手压一下,每穴各雀啄 8 壮。

每天灸 1 次,每周为一个疗程,可以灸 2~5 个疗程,以后寒暑假可灸一个疗程做保健,可以灸至儿童满 16 岁。成年弱视患者仍可采用上法灸疗,可以达到缓解眼部神经疲劳,弱视程度不再加深的目的,在一定情况下,弱视程度还可以下降。

第四节 干 眼 症

一、中医辨证

干眼症在中医学并无明确的名称,属于眼干涩,伴有慢性充血,眼内有异物感的眼疾,病因多属于脾胃阳虚,不能生化水谷精微,肝肾阴虚,气血两虚,风邪犯肺,上燥于目,泪液干枯,不能润养眼器而生的眼部疾病。表现为眼干,有时眼涩胀痛,视力下降等症状。本病在当今人群中属上升趋势,成为了常见病,50 岁以上的患者比例较大。

二、雷火灸治疗

随时注意去掉药灰,保持火头火红。

灸疗部位:前额部、双眼部、双耳部、耳心,穴位:双睛明、耳门、耳垂、翳风、合谷。

灸疗方法:患者取坐位,头勿后仰,点燃一支药,固定在单头灸具上,用平补平泻法,距离皮肤 2~3cm,先用左右平行 S 型移动法熏前额部,每移动一圈为 1 次,移动每 10 次为 1 壮,每壮之间用手按压一下被灸处,熏至皮肤发红,深部组织发热为度;再闭目灸双眼部,距离皮肤 2~3cm,每左右来回为 1 次,每 10次为 1 壮,每壮之间按压一下双眼部,灸至皮肤发红,深部组织发热为度;双眼睁开,用顺时针旋转法灸双眼部,旋转时速度不宜过快,眼随火棒转动,每转动 10 次为 1 壮,然后医者用左手食、中指揉压双眼泪腺处 10 次,再熏第 2 壮,共熏 10 壮。

用雀啄法雀啄睛明穴,每雀啄8次为1壮,每壮之间用食指揉压一下睛明穴;双眼睁开,平行横灸双眼6壮,每壮之间用手按压一下眼部;然后嘱患者闭眼,熏双耳,距离皮肤2~3cm,双耳前后熏红,再依次点双侧耳门、耳垂、翳风各8壮,点双手合谷各8壮。每日灸疗两次,每10天为一疗程。

第五节 眼结膜炎

一、中医辨证

眼结膜炎,中医认为是火热上亢于眼部,形成的"火眼"病,发病急,传染性强,而且迅速,双眼同时发病或前后发病。眼结膜及巩膜充血发红,有黏液脓性分泌物,有的结膜上出现小血点或血斑块,灼热疼痛,怕光,多泪,常伴有鼻塞,头痛,恶寒发热。临床可分成风重于热型或热重于风型。除急性"火眼"病(俗语称"火巴眼")外,还有慢性"火眼"病,病程长,难治疗。本病为内因和外因所诱发。

二、雷火灸治疗

随时注意去掉药灰,保持火头火红。

灸疗部位:双眼部,穴位:印堂、上星、太阳、风池、合谷、大椎、肝俞。

灸疗方法:急性结膜炎初时暴发1~2天,可结合西医输液、点眼药消炎,3~4天发生眼部痒、干涩、胀痛时,可开始使用温灸法。点燃一支药,固定在单头灸具上,闭眼,距离皮肤3cm,行左右平行灸,来回为1次,灸7次为1壮,每壮之间可用3支棉花签,轻轻擦摩双眼,再灸第2壮,熏至眼部发热为度,大约灸9壮;再睁眼后,熏3壮,每壮之间停歇5秒;用雀啄法,距离皮肤3cm,灸印堂、上星、太阳、风池、合谷,每雀啄7次为1壮,每穴灸5壮。

慢性结膜炎用上面方法熏灸,除闭眼温灸5~10分钟,睁眼要熏3分钟以上外,取穴位还须加大椎、肝俞。

按语:急性眼结膜炎3~4天时,急性炎症已得控制,但仍红肿痒痛,配用灸,能起到局部疏风清热泻火的作用,因温灸眼部能扩张眼部微血管壁,促进血液循环,促使血肿消退,灸的红外线力能杀伤眼部各种病菌。灸穴位以疏通经络,增强体循环和脏腑气机疏通,眼部得到良好给养。用雷火灸治愈的眼结膜炎复发率低,甚至从此以后不再犯病,门诊观察有患者治愈后十几年,至今未发。其他方法治愈眼结膜炎后,复发频繁。

第六节　睑　腺　炎

一、中医辨证

睑腺炎是西医名称,中医称为"挑针眼"、"挑针",一年四季均可发病,本病有"内针眼"和"外针眼"之分,是由于平时脾胃积热,蕴化为热毒,心阳上亢,外遇风热侵犯,热毒在眼睑周围蕴化成脓毒,形成眼部红肿疼痛,出现眼边缘硬节,严重时出现全身症状,头痛发热,红肿,3天以后硬节自然化脓破溃、渗出,眼部红肿渐退,但时有复发,化脓未成熟时,不可随意用手挤压或穿割,因会发生邪毒扩散,引起全身严重疾病出现。

二、雷火灸治疗

随时注意去掉药灰,保持火头火红。

灸疗部位:患侧眼部,穴位:合谷。

灸疗方法:以温灸法,祛风清热为主,病起1~2天,点燃一支灸药,装入单头式灸具内,距离皮肤3~5cm,在患侧眼部施行温灸,用小螺旋形法施灸,每灸7次为1壮,每壮之间用两只棉签在眼部轻轻摩擦3~5次,熏5壮,熏至皮肤微红发热为度;再用雀啄法熏合谷,距离皮肤2cm,以5~7次为1壮。每天施灸1次,可用灸至7天。

按语:睑腺炎患病1~2天,眼睑下部或上部红肿,眼睑边缘有小的疖肿出现,眼局部用温灸法,可扩张眼部微循环血管壁,可以达到增加局部血液循环,对眼睑部的风热肿痛起到消散作用,对眼部的病毒起到杀伤作用。脏腑蕴积热毒,不甚严重者,眼部红肿和小疖肿粒,都会在2~3天内消散治愈。若内积热盛之患者,眼部红肿不会更加扩散,硬节脓肿在3天以后多数自行破溃渗出,病情自愈;若有其他疾病影响愈合者,可配合内服药,局部仍可间日施温灸。

第七节　白　内　障

一、中医辨证

白内障是一种早期眼盲症,病因为遗传、先天禀赋不足、后天体质虚弱或某种疾病影响眼部发生器质性改变,影响视力,或毒邪侵犯眼球发生眼视力减弱或近乎失明,后两种因素多在中老年以后发生,体质下降,眼部兼受外邪侵犯,容易使眼组织内器发生病变,从而使眼部视力逐渐失明。

二、雷火灸治疗

随时注意去掉药灰,保持火头火红。

灸疗部位:眼部、耳部,穴位:鱼腰、睛明、瞳子髎、四白、耳垂、大椎、肝俞、肾俞、合谷。

灸疗方法:患者保持坐位,头勿后仰,点燃一支灸药,装入单头式灸具内,在眼部进行平补平泻灸疗,距离皮肤2~3cm,对双眼行横向灸疗,每灸疗来回为1次,每10次为1壮,每壮之间用手按压一下皮肤,至少灸10壮,灸至皮肤发红、深部组织发热;睁开眼睛,每眼用小回旋法,距离皮肤2~3cm,每回旋10次为1壮,每壮之间用手压一下,每眼各灸8壮。

然后用雀啄法,距离皮肤2cm,灸睛明、鱼腰、四白、瞳子髎,每穴各灸6壮,每雀啄10次为1壮,每壮之间用手压一下;嘱患者闭目,用回旋法,距离皮肤2~3cm,灸双耳前后,灸至耳部发红;再用雀啄法灸两耳心,距离耳心2cm,每雀啄10次为1壮,每壮之间用手压一下耳门部。

依次再灸大椎、肝俞、肾俞、合谷,每穴距离皮肤2~3cm,用雀啄法,每雀啄10次为1壮,每壮之间用手压一下被灸处,每穴各灸6壮,每天治疗1次,每次大约20分钟,每7天为一疗程,可灸1~4疗程,每疗程检查1次视力。

第八节 青 光 眼

一、中医辨证

青光眼病因至今未有确论,中医学属"绿风内障"范畴,认为与风、火、痰等邪导致眼部气血失调,气滞血阻,目中玄府闭塞,神水滞积有关。

青光眼急性发作期,头痛目胀,视力减弱,视物不清,有阵发性雾状感,虹视;继则头痛剧烈,伴有恶心呕吐,结膜充血,角膜混浊。

二、雷火灸治疗

随时注意去掉药灰,保持火头火红。

治疗部位:眼部、双耳;穴位:翳风、合谷、睛明、鱼腰、四白。

灸疗方法:用温灸法,患者坐位,头勿后仰,点燃一支药,固定在单头灸具上,距离眼部3~5cm,先闭目,平行来回灸双眼,每来回为1次,每8次为1壮,每壮之间用手压一下眼部,灸至皮肤发红,深部组织发热为度,大约灸10壮;然后用小旋转分别灸双眼,每旋转8次为1壮,每眼各灸8壮,每壮之间用手压一下眼部;灸睛明、鱼腰、四白,用雀啄法,距离皮肤 2cm,每雀啄 6 次为 1 壮,共灸 6 壮,每壮之间用手压一下眼部;灸双耳前后,距离皮肤 3cm,灸至耳部发红为度,每壮之间用手压一下眼部;再灸双耳心,距离耳孔 2cm,每雀啄 8 次为 1壮,各灸 4 壮,每壮之间用手压一下眼部;再灸翳风、合谷,距离皮肤 2~3cm,每雀啄 6 次为 1 壮,每壮之间用手压一下,每穴各灸 6 壮。

按语:眼底出血期,不灸眼部及眼部穴位、耳部穴位;眼部间歇期出血,尽快在不出血期使用雷火灸治疗,许多案例证明,灸疗后眼部间歇性出血就会消失。用雷火灸灸疗青光眼,可以祛除眼部风热,疏通眼部气机,扩张眼部微血管壁,增强血液循环,使眼部血瘀气阻得以疏通,眼部供血能力得以增加,眼通利得血而视,眼内压力自然减退。

第九节　中　耳　炎

一、中医辨证

中耳炎,中医名"聤耳",又称"脓耳",在临床上是一种常见的耳疾症,以耳窍流脓为主要症状。本病发生原因多因脏腑内蕴积湿热,外受风寒湿邪,邪毒壅盛于耳中部,毒归耳窍所致病;耳又为肾之窍,并且为胆与三焦经络循经之路。若肾阳上亢,三焦湿火上升,肝胆火盛,上攻于耳,均可使耳中部气闭血瘀,失聪而发病;若脏腑气血虚弱,外邪侵入耳部,也易诱发耳部血瘀肿溃。

中耳炎有实证和虚证之分,实证症见耳窍流脓黄稠,耳聋,偏于热盛者,脓稠、量多而腐臭,或引发全身症状发热,舌质红,苔黄,脉数;若耳鸣、耳聋或流脓反复发作,日久不愈,舌质稍红或瘀滞,脉弦细或涩,为夹有血瘀之证。虚证症见流脓清稀,耳鸣耳聋,日久不愈,或兼见头晕眼花,健忘失眠,腰酸足软,舌苔少,脉细或数,为肾虚精亏之象。

二、雷火灸治疗

随时注意去掉药灰,保持火头火红。

灸疗部位:双耳部、双耳心、患侧翳风、曲池、外关、合谷。

灸疗方法:患者取坐位,点燃一支药,固定在单头灸具上,距离耳部 3cm,用顺时针旋转法,灸耳前及耳后部至发热为度,每旋转 8 次为 1 壮,每壮之间停歇 5 秒;轻拉耳廓,扩大耳孔,用雀啄法,对准耳心,距离耳孔 2~3cm,用雀啄法,每雀啄 7 次为 1 壮,每壮之间停歇 5 秒,双耳孔各灸 5 壮;灸翳风、曲池、合谷,用雀啄法,距离穴位 2~3cm,每雀啄 7 次为 1 壮,每壮之间用手压一下被灸处,每穴各灸 5 壮。

每天施灸1次,1周为一疗程。根据病情,可灸1~3疗程。

按语:中耳炎并发全身症状时,须配合中西医用药,雷火灸灸耳部能疏风散热,疏通耳窍,活血化瘀,消肿止痛,促进耳部血液循环,疏通耳部气机,消除病毒邪气,滋养鼓膜,使分泌物逐渐减少而愈。

第十节 耳鸣、耳聋

一、中医辨证

耳鸣、耳聋都是听觉发生异常的症状,耳鸣是自觉耳内有各种不同的响声,耳聋是听觉减退或完全丧失,两种症状因各种疾病或外因致病时,经常同时出现,致病因素大致相同,灸疗方法亦相同,在此同时介绍。

该病的发生,多因暴怒、惊恐、强烈声响致病。在情志方面若暴怒、惊恐,会使肝胆阳盛,肝阳上逆,致使少阳经气在耳部闭塞,耳聪被蒙;或因体质虚弱,久病精气亏损,精气不能灌注耳部;恣意纵欲,导致肾精亏损,耳不得滋养;外感风热,壅塞耳窍,致耳失聪;强烈声响,使耳道气滞壅塞等内因和外因均可导致耳鸣、耳聋。

临床上可分为实证和虚证。

1. **实证** 多见于重病后或因外感发生,中耳发胀,耳鸣声不断,耳中嘈杂,如蝉鸣,或钟鼓水激声,听力减弱。如肝胆犯病所致肝阳上逆,常见面赤,口干苦,烦躁易怒,脉弦;外受风寒所致,常见头项痛,恶寒发热,脉浮数。

2. **虚证** 体质虚弱,胃气不足,肾阴亏损,发生耳鸣、耳聋;时休时作,按之则轻,劳动加重。脾虚者常见头昏,眠差,面黄肌瘦,脉空;肾虚者,腰酸腿软,手脚心热,遗精,带下,神疲,脉沉细。强烈声响致使耳道气机阻塞,发生耳鸣、耳聋,一般经治疗均可好转,也有的因听觉感受器受震而破坏,听力减退或完全丧失。

二、雷火灸治疗

随时注意去掉药灰,保持火头火红。

灸疗治则:祛热、通窍、复聪。

灸疗部位:双耳部、双耳孔、印堂至鼻根部;穴位:耳门、翳风、曲池、合谷、肾俞。

灸疗方法:患者取坐位,点燃一支药,固定在单头灸具上,熏两侧耳部,若一侧耳鸣或耳聋,先熏患侧耳部,距离皮肤2~3cm,用顺时针螺旋形法灸疗,每旋转10次为1壮,每壮之间用手压一下耳部,熏耳前部及耳后部至发热为度,再用手向外拉耳廓,使耳孔增大,距离耳孔 2cm,用雀啄式灸疗法灸耳孔,每雀啄 8 次为 1 壮,每壮之间用手指压一下耳孔,共灸 8 壮,再用同样方法灸另侧耳朵。

灸印堂至鼻根部,纵向施灸,距离皮肤 2~3cm,每上下为 1 次,每 8 次为 1 壮,每壮之间用手压一下,灸至皮肤发热,深部组织发热为度;灸耳门、翳风、曲池、合谷、肾俞,用雀啄法,距离皮肤 2~3cm,每雀啄 8 次为 1 壮,每壮之间用手压一下,每穴各灸 8 壮。

每日灸 1 次,每 10 天为一疗程。可灸 1~3 疗程。中间可间歇 3~5 天,耳鸣、耳聋严重的,可适当增加疗程。

按语:肝阳上亢,又感风热外邪,诱发全身症状时,可配合中西内外药治疗;灸疗时,暂不灸耳部、耳心,可灸印堂至鼻根,翳风、曲池、合谷,当全身症状减退后 3 日,即可灸双耳部及耳孔,效果良好。灸疗耳部能直接疏通耳窍内受阻的气机,驱除风寒湿热之邪,灸穴位能疏导少阳经气机,助耳窍复聪;灸肾俞,能平阳养肾,而济耳聪。

第十一节　牙　痛

牙痛是由各种原因引起的以牙齿疼痛为主要症状的口腔科常见疾病之一,其发病原因多与胃、肾及外感风寒有关,临床上多由牙周炎、根尖周围炎、牙髓炎、龋齿炎等所导致,如遇冷、热、酸、甜食物刺激时,常可加剧。

一、中医辨证

手足阳明经胃腑、大肠有积热,或外感风寒,内侵阳明,郁而化热,胃火素盛,又嗜吃辛辣,引动胃火循经上蒸口齿;或肾阴亏损,虚火上炎,肾主骨,齿为骨之余,灼烁牙龈,骨髓空虚,牙失营养,致牙齿浮动而痛;风火邪毒侵犯,伤及牙齿及牙龈,邪聚不散,气血留滞,瘀阻牙龈脉络而为病。还有风冷侵袭,气血凝滞牙龈或牙体而产生牙齿浮动疼痛。

牙痛在临床上可分为实证和虚证。实证症见牙齿疼痛,牙龈肿胀,恶寒发热、脉浮,为风热牙痛;牙痛剧烈,口臭,口渴,小便黄,大便结燥,苔黄,脉数,为胃火牙痛。虚证症见牙隐隐作痛,时痛时止,牙齿松动,脉细,多为阴虚火旺,虚火上升所致。

二、雷火灸治疗

随时注意去掉药灰,保持火头火红。

灸疗治则:祛风、清热、止痛。

灸疗穴位:颊车、合谷、下关、风池、曲池、外关、太溪。

灸疗方法:点燃一支药,固定在单头灸具上,温灸法灸患侧颊车,距离皮肤3cm,用小螺旋形法,顺时针方向旋转,每旋转5次为1壮,每壮之间用手压一下皮肤,灸5壮;用同样灸法灸合谷5壮;若风热火痛,加灸下关、风池、曲池、外关、太溪,均用雀啄法,每雀啄5次为1壮,每穴各灸5壮,距离皮肤3cm。

按语:灸颊车、合谷,能祛风清热止痛;灸风池、曲池、外关,能疏风散热、解毒止痛;灸足阳明经下关穴,能清胃火牙痛;灸足少阴经太溪穴,能滋阴清热,降火止痛。牙痛在临床上的诊断虽不难,但有时是多种因素所致,所以在灸疗时采用的穴位可参照以上穴位加减,还可配合中西医治疗。

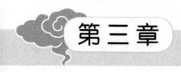

第三章

灸疗呼吸系统疾病

第一节 感 冒

一、中医辨证

感冒是临床上常见的疾病,四时均可发生,临床上以发热、恶寒、头痛、鼻塞、流涕、咳嗽为其特征。轻者中医学称为"伤风",重者称之"时行感冒"。病因分为风热感冒与风寒感冒两类,冬季寒冷,寒邪易犯,春季当风,风邪易生,夏季暑湿熏蒸,秋季凉气侵犯,四季气候突变,都是感冒的因素。若遇体质下降或素来体弱,正气不旺,腠理不固,或起居不当,肺胃失调,正气亏虚,六淫之邪就可乘虚而入;秋冬之季易感寒邪,春夏之季易感风热暑邪。

1. **风寒之证** 恶寒发热、头痛、无汗、鼻塞声重、咳嗽、喷嚏、流清涕、四肢酸痛,舌苔薄白,脉浮紧。

2. **风热之证** 微恶风寒、发热或高热、汗出、头胀痛、鼻塞、喷嚏、流脓涕、咳嗽、咽喉肿痛、口干,舌苔薄白微黄,脉浮数。

3. **暑湿之证** 头昏脑胀,鼻塞声重,流浊涕,自汗,热不解,身重倦怠,口渴心烦,胸闷胀,呼吸气短欲呕,舌苔黄腻,脉浮濡数。

二、雷火灸治疗

随时注意去掉药灰,保持火头火红。

灸疗治则:祛风解表,宣肺祛邪,清热解毒。

灸疗部位:印堂至鼻根部,大椎至第3胸椎;穴位:睛明、迎香、大椎、合谷。

灸疗方法:患者取坐位,点燃一支药,距离印堂与鼻根2cm,上下来回为1次,每9次为1壮,每壮之间用手压一下,熏至皮肤红晕,深部组织发热为度；用雀啄法，灸两侧睛明、迎香，距离皮肤2cm，每雀啄7次为1壮，每壮之间用手指压一下，每穴各灸5壮；灸大椎至第3胸椎，距离皮肤2cm，上下来回为1次，每9次为1壮，每壮之间用手压一下，灸至皮肤发红，深部组织发热为度；用雀啄法，灸双手合谷，距离皮肤2cm，每雀啄7次为1壮，每穴各灸5壮。

按语：灸印堂至鼻根部、睛明、迎香，能宣肺祛邪，鼻为肺之窍，鼻窍气机舒畅，肺气得以肃降；熏大椎至第3胸椎，能祛风散寒，清热解毒；熏合谷，能宣泄肺经风邪。感冒高热时暂不施灸，可结合中西医内科治疗。

感冒是重庆赵氏雷火灸门诊部灸疗的常见病，灸疗效果良好。

第二节　过敏性鼻炎

过敏性鼻炎，中医原无此名，而是归纳在"鼻鼽"范畴，发病快，好转快，但复发性强，临床症状以喷嚏、流涕、鼻塞、鼻痒为主，是人体接触某种异物后，鼻部对异物敏感性的反应，形成鼻腔黏膜病变。

一、中医辨证

鼻为肺之窍，故鼻部的病变多与肺经受邪有关，如风热、风寒之邪犯肺，蕴而化热，肺失清肃，热邪上扰，本病主要由于肺气虚弱，脾肾虚损，卫表不固，腠理疏松，风、寒、湿邪乘虚而入，犯及鼻窍，邪气相搏，肺气不宣而犯本病。

二、雷火灸治疗

随时注意去掉药灰，保持火头火红。

灸疗部位：上星穴至素髎穴，双耳部，双耳孔，额部；穴位：上星、素髎、睛明、印堂、迎香、列缺、合谷。

灸疗方法：患者取坐位，头勿后仰。点燃一支药，固定在单头灸具上，从上星穴至素髎穴，距离皮肤2~3cm，上下灸10次为1壮，每壮之间用手按一下，共灸60壮，上下来回为1次，不宜过快和过慢。

从印堂穴至两侧迎香穴，做"八"字斜行，悬灸，要求操作方法同上。用S型灸整个前额部共计6壮。

用雀啄法灸印堂、双侧睛明（眼内侧角）、迎香、上星，距离皮肤2cm，每穴雀啄10次为1壮，每壮之间用手压一下，每穴各灸3壮（12岁以下的患者每穴灸2壮）。

灸耳廓的前后两面，距离皮肤2~3cm，每10次为1壮，每壮之间用手压一下，灸至耳廓发红，深部组织发热为度；用雀啄法灸耳心（用左手拉耳轮中部处向外拉,使耳道口暴露开大),每雀啄 10 次为 1 壮,每壮之间用手压一下,两耳孔各灸 3 壮。

用雀啄法灸鼻孔的同时,让患者取坐位,头部后仰,深呼吸,用手指压上唇,一手用雀啄法灸鼻孔,距离鼻孔 2cm,每雀啄 10 次为 1 壮,每壮之间停歇一会儿,共灸 3 壮。12 岁以下的可熏 2 壮。

最后用雀啄法灸双侧合谷穴 3 壮,每壮之间用手压一下,全部操作步骤做完大约 25 分钟。

每疗程 7 天,每灸 3 个疗程(连续治疗)观察疗效。

按语:灸额部、鼻部、耳部,可以使脑部气血疏通,增强对鼻部的滋养;取手太阴肺经络穴列缺宣肺清热,手阳明经原穴合谷清泄阳邪;迎香夹于鼻旁,印堂位于鼻根,取之宣肺开窍,疏风清热;取督脉之上星活血通络,利鼻通窍。

第三节　肥厚性鼻炎

肥厚性鼻炎又名增生性鼻炎或息肉样鼻炎,特点是黏膜肥厚增生,症状主要表现为鼻塞或有脓性分泌物,嗅觉失常。

一、中医辨证

中医学归为"鼻窒"范畴,与肺气不宣有关,风寒暑湿犯肺,肺窍壅塞不通,肺气不能肃降,济养鼻部,风邪壅塞鼻窍内,客邪阻塞鼻窍,而化热于鼻窍内,气血瘀滞,组织增生,致使鼻塞,气机不通。

二、雷火灸治疗

随时注意去掉药灰,保持火头火红。

灸疗部位:上星至素髎,攒竹至迎香,双耳部,双耳心;穴位:印堂、双睛明、双迎香、风池、曲池、合谷。

灸疗方法:患者坐位,头直立,勿后仰,点燃一支药,固定在单头灸具上,从上星至素髎,距离皮肤 2~3cm,上下移动来回为一次,每 10 次为 1 壮,每壮之间用手压一下皮肤,灸至皮肤发红,深部组织发热为度;分别灸两侧攒竹至迎香,距离皮肤 2~3cm,来回为 1 次,10 次为 1 壮,共灸 8 壮,用雀啄法,点印堂、双睛明、双迎香,距离皮肤 2cm,每雀啄 7 次为 1 壮,每壮之间用手压一下,每穴各灸 5 壮;灸两侧耳部前后,距离皮肤 2~3cm,每顺时针旋转 10 次为 1 壮,每壮之间用手压一下,灸至耳廓前后发红发热为度;用手向外拉耳廓,增大耳孔,用雀啄法灸,每雀啄 7 次为 1 壮,双耳孔各雀啄 5 壮;用雀啄法,灸双侧风池、曲池、合谷,距离皮肤 2~3cm,雀啄 7 次为 1 壮,每穴雀啄 7 壮。

每天灸 1 次,7 天为一疗程,每灸 3 疗程观察疗效,3 疗程后,休息 7 天,可再灸 1~3 疗程即可。

按语:灸上星至素髎,攒竹至迎香,双耳部及耳心是疏通有关鼻部经络,增强鼻部给养;灸睛明、迎香、风池、曲池、合谷,有祛风除湿化痰,清热解毒,活血化瘀,消肿除痞块之功效,雷火灸药力峻,火力猛,鼻内的增生物易剔除。

在我们治疗 280 例过敏性鼻炎患者中,有 30% 左右的患者合并有肥厚性鼻炎。这些患者在治疗 3 个疗程以后,鼻内的增生物 90% 以上都消除。

第四节　萎缩性鼻炎

一、中医辨证

萎缩性鼻炎属中医"鼻槁"范畴,病因不太明确。或因素来体质虚弱,肺气升肃不足,肺开窍于鼻,鼻部失于滋养,外受风邪热毒犯鼻室,易使鼻部受侵,产生瘀塞,鼻腔内组织更加失养,发生萎变,鼻腔增大,温毒致使分泌物溢出,甚至发生恶臭。

二、雷火灸治疗

随时注意去掉药灰,保持火头火红。

灸疗部位:上星至素髎,攒竹至迎香,双耳部,双耳心;穴位:印堂、双睛明、双迎香、风池、曲池、合谷。

灸疗方法:患者坐位,头直立,勿后仰,点燃一支药,固定在单头灸具上,从上星至素髎,距离皮肤 2~3cm,上下移动来回为 1 次,每 10 次为 1 壮,每壮之间用手压一下皮肤,灸至皮肤发红,深部组织发热为度;分别灸两侧攒竹至迎香,距离皮肤 2~3cm,来回为 1 次,10 次为 1 壮,共灸 8 壮;用雀啄法,点印堂、双睛明、双迎香,距离皮肤 2cm,每雀啄 7 次为 1 壮,每壮之间用手压一下,每穴各灸 5 壮;灸两侧耳部前后,距离皮肤 2~3cm,每顺时针旋转 10 次为 1 壮,每壮之间用手压一下,灸至耳廓前后发红发热为度;用手向外牵拉耳廓,增大耳孔,用雀啄法灸,每雀啄 7 次为 1 壮,双耳孔各雀啄 5 壮;用雀啄法,灸双侧风池、曲池、合谷,距离皮肤 2~3cm,雀啄 7 次为 1 壮,每穴雀啄 7 壮。

每天灸 2 次,7 天为一疗程,每疗程之间休息 3 天,每灸两个疗程观察疗效,3 个疗程后,休息 7 天,再灸 1 疗程即可,该病治愈后不易复发。

按语:该病主要是宣通鼻部气机,提高鼻部营养,祛除风邪,萎缩性鼻炎即可治愈。每天治疗两次可以保证鼻部气血畅通。

第五节　慢 性 咽 炎

一、中医辨证

慢性咽炎中医并无此名,属于中医学"喉痹症",是因多次急性咽喉部热证及急性鼻部热证,反复发作,急性热邪余留咽部,就发生痹疾而干涩胀痛,有分泌物;素来体质虚弱,脏腑阴虚阳旺,不能滋养咽部,又遇风热侵袭咽部,伤精耗液,更使阴液亏损,兼之虚火上灼,亦可导致本病发生。

二、雷火灸治疗

随时注意去掉药灰,保持火头火红。

灸疗治则:清热解毒,活血化瘀。

灸疗部位:下颌骨下部及颈部两侧,印堂至鼻根部,两侧耳下部至颈根部,穴位:风池、风府、合谷。

灸疗方法:患者仰卧,勿睡枕头,点燃一支药,固定在单头灸具上,先在下颌骨咽区作半圆横行灸疗(或分别灸两侧咽喉部),距离皮肤2~3cm,每来回为1次,每10次为1壮,每壮之间用手压一下皮肤,灸至皮肤发红,深部组织发热为度;分别灸两侧耳下部至颈根部,距离皮肤2~3cm,每上下来回为1次,每8次为1壮,每壮之间用手压一下,灸至皮肤发红,深部组织发热为度;灸印堂至鼻根,上下来回为1次,灸10次为1壮,每壮之间用手压一下皮肤,灸至皮肤发红,深部组织发热为度;取坐位,用雀啄法,距离皮肤2cm,灸风府、双侧风池、合谷,每雀啄8次为1壮,每穴各灸6壮。

按语:灸咽部,温热效应可以直接通利咽部的脉络,活血化瘀,通关利窍,改善局部的水肿、瘀血、黏稠分泌物的症状;灸印堂至鼻部、风池、风府、合谷等腧穴,更加通利与咽部相关的经络系统,增加清热解毒,活血化瘀的功效。

该病在重庆赵氏雷火灸门诊部作为常规治疗应用,疗效良好。

第六节　慢 性 喉 炎

慢性喉炎是一种常见的喉部疾病,其临床主要表现为声音嘶哑,致病因素复杂,是一种室带和声带的慢性炎性疾病。

一、中医辨证

慢性喉炎是由急性喉炎治疗不当或反复发作致病,喉音迁延不愈,是一种喉部的常见疾病,中医学归纳为"慢喉喑"范畴。致病因素多与肺、胃、肾阴虚亏损,虚火上亢;或素体虚弱,劳累过度,病久使肺肾阴亏,不能济养喉部;脾肺虚弱,卫气不足,喉部失其温煦,致使邪气滞留,血瘀气阻,喉室痰积化热,室体变异,滋生多种致使声哑的疾患;久遇毒邪,熏蒸喉部,侵犯喉室产生气瘀血阻,日久致使喉部发生慢性肿痛、声嘶。

二、雷火灸治疗

随时注意去掉药灰,保持火头火红。

灸疗治则:清热解毒,活血扶正。

灸疗部位:下颌骨下咽喉部位,印堂至鼻根部位;穴位:廉泉、天突、合谷、气海,足三里、三阴交。

灸疗方法:患者仰卧,勿睡枕头,点燃一支药,固定在单头灸具上,距离下颌骨下咽喉部 2~3cm,上下来回为 1 次,每灸 10 次为 1 壮,每壮之间用手压一下皮肤,从上至下把整个气管部皮肤熏红,深部组织熏热为度;灸廉泉、天突、气海、合谷、足三里、三阴交,用雀啄法,距离皮肤 2cm,每雀啄 8 次为 1 壮,每穴各灸 6 壮。

按语:该病多属于脏腑气血虚弱,津液亏损,不能济养喉室。灸疗喉部能调节喉室经脉疏通,促进气血灌注喉室,增强活血化瘀,疏通喉室气机的功效;灸疗穴位以加强脏腑气血滋生,经络通畅,以济喉室卫气营运,声带得以营血滋养,热邪宣泄,病出则愈。

该病在重庆赵氏雷火灸门诊部作为常规治疗应用,疗效良好。

第七节　慢性支气管炎

慢性支气管炎是由于感染或非感染因素引起的气管、支气管黏膜及其周围组织的慢性非特异性炎症。病因极其复杂,有许多因素都不十分清楚,与身体免疫力降低,外界环境因素及体质有过敏性因素存在均有密切的关系。症状为发病 2 年以上,常 3 个月不愈,咳嗽、气喘、咳痰。

一、中医辨证

中医原无慢性支气管炎的名称,但根据其临床症状以及相关的证候叙述,慢性支气管炎属于中医学"喘证"与"肺胀"的范畴。

发病初期,常为风寒湿邪犯肺,邪气在肺部壅塞,蕴化而生热邪,致使肺细气管及肺支气管,痰浊壅塞,病久不愈,使肺气虚弱,再偶遇外邪,气管痰湿,咳喘之症,易反复发作,天气转温,病情有所减轻,故病因有:①风寒或风热之邪犯肺,未能及时表散;②肺部慢性疾病致肺气受阻,浊液积结而生痰,或脾失运化,痰湿内生,上犯于肺,肺脏气机不通,肺失肃降,壅塞而气喘;③久病虚痨,久病肺虚,咳久伤肺,肺气虚弱,可致喘息,久咳还可使肾阴亏损,不能滋生肾津液而养肺。总之中医学认为慢性支气管炎久病不愈,可伤及脾肾,累及心脏,临床上可见心悸、紫绀、水肿、舌质紫黯等并发症出现。

二、雷火灸治疗

随时注意去掉药灰,保持火头火红。

灸疗治则:扶正祛邪,祛风化痰,散寒湿,健脾益肺,养阴补肾。

灸疗部位:背部两肩胛之间,天突至膻中;穴位:大椎、脾俞、肺俞、肾俞。

灸疗方法:点燃两支药,固定在双头灸具上,患者俯卧,在两肩胛骨内侧缘之间施灸,距离皮肤2~3cm,上下来回移动为1次,每10次为1壮,每壮之间用手压一下被灸处,灸至整个肩胛内侧缘皮肤发红,深部组织发热为度;用雀啄法平行双头点灸,距离皮肤2cm,灸大椎、肺俞、脾俞、肾俞,每雀啄8次为1壮,每穴各灸6壮,每壮之间用手压一下皮肤。

患者仰卧,灸天突至膻中,距离皮肤2~3cm,上下来回移动为1次,每10次为1壮,每壮之间用手压一下被灸处,灸至皮肤发红,深部组织发热为度;灸天突、膻中,用雀啄法,单头点灸天突,双头旋转灸膻中。

每天灸1次,每10天为一疗程,一疗程后,休息1周,可灸1~3疗程。

按语:雷火灸温热效应强,能渗透肺部支气管内,治疗背部及前胸部,均能促进肺部支气管气机畅通,增强肺部济养,散发风热痰邪。熏大椎,可除风热之邪;熏肺俞、脾俞、肾俞,调节脏腑,调和阴阳,可疏通脏腑经络,增强营运,滋润肺脏,卫气营生,增强肺部肃降布施能力,宣泄肺部气管内的浊邪及热毒。

该病最好在夏天进行治疗,因此病冬季发病率高,病程长,以冬病夏治之法为宜。

第八节　支气管哮喘

支气管哮喘病因复杂,致病因素是多种病菌及多种细胞阻塞于气管,有50多种炎症组织和25种以上的细胞因子相互参与的一种在气管产生慢性非特异性的炎症。

一、中医辨证

支气管哮喘是以哮喘为主要症状,病机复杂,病因多种,中医学认为是内外因相互作用产生气道壅塞而致。由于外感风寒热邪犯肺,产生热邪阻塞气道;因脾胃失运,腐积化热,变生浊痰,上犯于肺,痰湿已阻气道,肺失肃降,气道痉挛,因过度疲劳,或偶遇风寒,诱发本病,称宿痰内伏,犯肺致病;又因支气管哮喘反复发病,寒痰湿热,长时壅塞肺道,致脾肾阴亏,痰热蕴肺,肺虚不化津,更失肃降,脾虚不能运化,水谷津液不能上济于肺,下济于肾,则肾阴亏损,虚火灼肺,致脏腑虚弱,若遇外邪,内外不固,引动伏痰,致使哮喘发作。

二、雷火灸治疗

随时注意去掉药灰,保持火头火红。

灸疗部位:第1~9胸椎两侧肩胛之间,天突至膻中;穴位:中脘、神阙、定喘、肺俞、肾俞、少商。

灸疗方法:点燃两支药,固定在双头灸具上,患者取侧卧位或半坐位,灸第1~9胸椎两侧肩胛之间,距离皮肤2~3cm,每上下来回为1次,每10次为1壮,每壮之间用手压一下皮肤,灸至皮肤发红,深部组织发热为度;用悬灸法,灸大椎,距离皮肤2~3cm,每旋转10次为1壮,每壮之间按压一下皮肤,共灸6壮;用双头灸具,雀啄法,灸肺俞、肾俞,用单头灸具,雀啄灸少商、天突、膻中、定喘、神阙、中脘,距离穴位2cm,每雀啄8次为1壮,每壮之间用手压一下,各灸6壮。

按语:该病发作期,一般为实喘或虚中夹实哮喘,灸疗原则宜虚实兼并通利手法。遍灸时,宜用平补平泻法,所以距离皮肤2~3cm。在点穴位时,采用的距离皮肤2cm点刺,未采取近距离1cm猛刺法,因为本病都属于病程长,多年不愈,反复发作,实为体质欠佳的患者。故采用平补平泻施灸法,来通透肺部气机,培补肺、脾、肾,以达到扶正驱邪之功效。

第九节 肺 气 肿

肺气肿是由多种原因所致,主要是指肺部呼吸组织细胞产生了松弛病变,因咳嗽、气喘、痰液,久病不愈所造成肺组织气体容纳过多所致。

一、中医辨证

中医原无肺气肿的病名,中医学归纳为“肺胀”的范畴,表现为咳嗽、气短,《金匮要略·肺痿肺痈咳嗽上气病脉证治》指出“上气,喘而躁者,属肺胀”、“肺胀,咳而上气,烦躁而喘”,论证了的肺胀病理病机与临床症状。其病因是脏腑功能失调,正气衰弱,肺气不固,遇六淫侵袭,客邪犯肺,易产生咳嗽宿痰,气喘犯肺,外邪内虚相搏,迁延不愈,肺部器官组织亏损,气充积肺而致本病。肺为脏腑之华盖,病久则影响肾虚,肺不能主气,肾不能纳气,则气上逆而产生气喘。

二、雷火灸治疗

随时注意去掉药灰,保持火头火红。

灸疗治则:补虚固本,润肺滋肾阴,扶正祛邪。

灸疗部位:灸胸骨部,第9肋至两腋下,穴位:肺俞、肾俞、内关、手三里、足三里、丰隆、上巨虚、神阙。

灸疗方法:患者半仰卧位,点燃两支药,装入双头式灸具内,灸胸骨;两头灸具平对胸骨,灸头对准胸骨两侧边缘,从剑突至胸骨柄,距离皮肤2~3cm,由下至上为1次(不能返回灸),每12次为1壮,每壮之间用手掌由下至上抚摩两次,灸至皮肤微红,深部组织发热为度;分别灸两侧第9肋至腋下(不能由腋部向下灸),距离皮肤2~3cm,灸12次为1壮,每壮之间用手掌由下至腋部抚摩两次,灸至皮肤微红,深部组织发热为度;用双头灸具灸肺俞、肾俞,距离皮肤2cm,用小螺旋形法,旋转10次为1壮,每壮之间用手按压一下,各灸6壮;用单头灸具灸两侧内关、手三里、足三里、丰隆、上巨虚,用小螺旋形法,距离皮肤2cm,每旋转10次为1壮,每穴各灸6壮;灸神阙穴6壮,灸法同上述。

每日灸1次,每7天为一疗程,每疗程之间休息3天,可灸3疗程,再观察疗效。若有并发症发生时,可暂停灸疗。

按语:胸骨部两侧是肺的支气管部位,腋下两侧是肺泡组织部位,用灸热力向气管方向推动,可以调节肺络脉、孙络,顺气而行,利于肺泡内的气体排泄,同时营血易于滋润肺腑;灸肺俞、肾俞,培固肾水,济养肺腑;灸内关、手三里、足三里、丰隆、上巨虚、神阙,补气补脾,化生水谷精微,脾舒健运,肺肾得以滋养,肺气得固,肾阴阳调和主纳,肃降肺邪,本病得以渐愈。

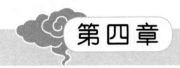

第四章

灸疗消化系统疾病

第一节 食管贲门失弛缓症

食管贲门失弛缓症属于中医学"噎膈"的范畴,噎膈是食管中的疾病,表现为吞咽困难,饮食难下,易呕吐而出,饮食受阻的一种疾病。本病多与肝、脾、胃脏腑有关,肝气失和,不能顺应,就会产生气逆上膈,血瘀气阻;脾气不疏,发生呕吐吞酸;胃气不降,气积而生湿痰,痰积胀满,饮食难咽;食管血瘀气阻痰凝,则饮食难下。

一、中医辨证

致病因素与饮食习惯、情志影响、精神状态有密切关系。不但产生噎膈,病久还会变生食管肿瘤。

1. **饮食致伤** 有的人食用过多的霉变腐烂之食品及腌腊食品,食品中的毒素直接侵害了食管中的脉络与经络,也可潜伏于人体内,久积致病变;饮食时,常吞咽过快,喜吃过硬过热食物,可直接损害食管壁;嗜吃生冷麻辣肥甘之物,温毒熏蒸脾胃,郁热灼津,津液变生痰湿,浊痰阻塞食管,食管因而狭窄。

2. **情志影响** 劳累过度,会使脾气郁结,脾络受阻,失于输布,气血津液受阻,久阻变生痰逆,阻塞食管发病;喜怒无常,怒则伤肝,肝气受阻,气血营运失调,食管不得营济,化生湿痰,滞涩于食管,影响食物吞咽致病。

3. **精神亏损** 精神(正气)萎靡,多因房劳过度,津液耗损,肾阴津亏,精血枯竭,虚热上亢,食管失于津液滋润而干涩,发生本病。

二、雷火灸治疗

灸疗时注意随时去掉药灰,保持火头火红。

灸疗治则:祛邪扶正,活血化瘀,理气散结,养阴利咽。

灸疗部位:天突至胸骨剑突;穴位:廉泉、天突、双手十指冲、足三里、脾俞、肾俞。

灸疗方法:患者仰卧,点燃一支药,固定在单头灸具上,灸距离皮肤2~3cm,灸廉泉至胸骨剑突,可分段灸疗,先从廉泉至胸骨至天突灸,上下来回为1次,来回8次为1壮,每壮之间用手压一下,熏至皮肤发红,深部组织发热,时间不能少于3~5分钟;由天突至膻中,再由膻中至胸骨剑突,用上述办法分别灸疗,每段灸疗的时间不可少于3~5分钟;用雀啄法,距离皮肤2cm,灸天突、脾俞、肾俞、足三里,每雀啄8次为1壮,每壮之间用手压一下,每穴各灸8壮;胸骨后胀闷疼痛,灸十指冲,双手十指半屈曲分离成梅花状,距离十指2cm,分别灸双手末端,用回旋灸法,每回旋8次为1壮,每壮之间用手压一下十指末端,双手指各旋灸8壮;然后用雀啄法,距离皮肤1~2cm,每雀啄5次为1壮,分别雀啄5壮,每壮之间停歇3秒。

按语:痰湿瘀阻壅塞于食管下部,使吞咽产生障碍,出现食阻、噎膈、呕吐、胀满之症。灸疗廉泉至胸骨剑突,可以调节下食道部,脉络、经络气血畅通,达到活血化瘀,祛痰除湿之功效,增加食道津液之济养;灸疗脾俞、肾俞、足三里,调节脏腑,增强脏腑卫气运生,气血健运,阴阳调和,正气充足,抗击病邪;熏十指末端,贯通上肢六脉,经络脏腑气血贯通,营血充实,食管则无堵,邪祛病除。

第二节　胃　炎

一、中医辨证

胃炎,中医学并无此名称,归纳在"脾胃病"范畴,属胃脘痛证,临床表现为上腹部疼痛、胀满、呕吐,有的还腹泻。病因有六淫犯胃,情志损伤脾胃,饮食过伤,气阻血瘀,脾胃素虚。胃胀痛分急性和慢性,急性胃脘痛多为六淫犯胃,饮食伤胃所致;情志所伤,起居失调,气阻血瘀,脾胃素虚,多致慢性胃痛。

1. **六淫犯胃**　风、寒、暑、湿邪可单独犯胃,也可夹杂犯胃,途径可经口鼻直接侵犯胃部;也可由皮毛经络感传犯胃。遇四季不正之邪气、久坐卧潮湿之地,门窗通风之处,六邪均可犯胃,胃中若有积物相搏,胃脘气机失调,气血运行不畅,产生疼痛。

2. **情志伤胃**　过于思虑劳累,忧郁寡欢,会出现食不甘味,不思饮食,纳少,时胀,胃气变弱,不得宣通而郁结,进而脾气不疏,肝气郁结,津液耗损,肺气失养,则中焦气滞;胃腑气机郁结,变生胃脘胀痛证。

3. **饮食致伤**　暴饮暴食,胃纳过盛,不易化腐,停积胃脘,伤及胃气;食饮霉变腐烂之物,损伤胃部气血;年老体弱,胃化腐功能变弱,胃脘易积食,损伤胃气;过食生冷,伤及胃气;嗜食肥甘辛辣之物,胃部易产生积热,灼伤胃脘;过食不易消化的食物也易伤及胃气。以上原因均可直接刺激胃腑,耗伤阴经,造成胃腑气机郁结,气血不畅,胃失降和,胃脘胀痛、呕吐、腹泻。

4. **气阻血瘀** 胃脘痛反复发作,胃脘内会产生气阻血瘀,迁延不愈,发生胃脘腐溃,常会由于慢性胃炎而急性发作。

5. **脾胃素虚** 体质素来虚弱,脾胃不健,饮食、起居、情志稍有不慎,均会引发胃脘不适之症。

二、雷火灸治疗

灸疗时注意随时去掉药灰,保持火头火红。

灸疗治则:温中散寒,活血止痛。

灸疗部位:上腹部;穴位:中脘、神阙、足三里、胃俞、十指冲。

灸疗方法:患者仰卧,点燃一支药,固定在单头灸具上,以中脘为中心,距离皮肤2~3cm,椭圆形施灸,灸至整个上腹部,每旋转一周为1次,每8次为1壮,每壮之间用手压一下,灸至皮肤发红,深部组织发热,灸15分钟左右;用雀啄法,距离皮肤2cm,灸中脘、胃俞、脾俞、足三里,每雀啄8次为1壮,每壮之间用手压一下,每穴各灸8壮;若腹泻,加灸神阙穴8壮;若胃痛、呕吐严重,加灸十指冲,十指屈曲成梅花状,距离十指2cm,每旋转一周为1次,每旋转8次为1壮,每壮之间停歇3秒,双手各灸8壮,还可各点灸十指末端3壮。

每7天为一个疗程,一个疗程休息两天,可以熏2~3个疗程。

按语:灸疗胃部能直接疏通胃部经络血脉,而温中散寒;灸疗神阙、胃俞、脾俞、足三里,能通理脾经、胃经,增强卫气,疏通脏腑,脾胃调和,胃气则顺;加灸十指冲,促进脏腑气血通畅,抗体增强,胃气则固,胀满疼痛则愈。在门诊治疗的统计中,有95%以上的疗效。

第三节 胃 下 垂

一、中医辨证

胃下垂是站立时,胃体从上腹腔生理位置最底线下降至下腹腔,胃小弯弧线最低点可降至两髂嵴连线以下的位置,称为胃下垂。其原因是腹壁的紧张度不足,腹壁肌肉松弛,腹内压降低,致胃脏生理位置改变所致,中医学认为是体质虚弱,中气下陷,脾胃虚弱所致。

胃下垂分为三度,程度一般以小弯切迹低于两髂嵴连线水平1~5cm为轻度,6~10cm 为中度,11cm 以上为重度。

致病因素为长期饮食失调,劳累过度,素来体质虚弱,消化力弱,胃内停食过久,致使胃平滑肌或韧带松弛,即是中气下降,升降失调致本病。

临床症状表现为腹胀、食后加重,平卧减轻,恶心、嗳气、胃痛,有时便秘、腹泻交替出现,有时还会出现头晕、心悸等症状,精神差,脉濡。多出现在身长体质瘦弱者及多产妇。

二、雷火灸治疗

灸疗时注意随时去掉药灰,保持火头火红。

灸疗治则:健脾益胃,扶正升阳举陷。

灸疗穴位:中脘、神阙、关元、气海、足三里。

灸疗方法:患者仰卧,点燃一支药,固定在单头灸具上,距离穴位 2~3cm,用小螺旋形法灸疗,每旋转 8 次为 1 壮,每壮之间用手压一下,每穴共灸 10 壮。

按语:灸中脘、神阙,能健脾益胃,胃经气疏运畅;灸关元、气海、足三里,能补气培元固本,营血济胃,胃气充足,能升阳举陷,提升胃体,胃体归原,脏腑气机调和安康。

第四节　消化性溃疡

一、中医辨证

消化性溃疡属中医学"胃脘痛"范畴,胃脘反复发病致使胃体内层气血受阻,温毒瘀血阻塞胃脘壁,发生水肿溃烂而致本病。过食酸性食物致胃体损伤,组织破坏,一时未治愈,亦可留下慢性溃疡。临床症状为上腹部疼痛反复发作,伴反酸、嗳气、恶心、呕吐,有时吐血、便血。

致病因素:

(1) 饮食致伤:过食生冷直接伤害脾胃;或体质虚弱,阳气不足,寒气内生,寒凝于胃,胃气不疏,胃脘疼痛;或过食辛辣厚味肥甘之物,胃气失调,均可化生热毒,热邪蕴积于胃,胃脘则痛;

(2) 肝气犯胃,会发生嗳腐吞酸,酸味属肝,古人说:"凡吞酸尽属肝木,曲直作酸也。"胃停食停寒,均可蕴化而酸,肝气过盛而犯胃,致使脾胃运输失调而犯病;

(3) 胃饥嘈感,是属于胃消化失常,不知饱足,如《景岳全书》所云:"其为病也,则腹中空空,若无一物,似饥非饥,似辣非辣,似痛非痛,而胸膈懊憹,莫可名状。"实则为胃脘的感觉器失常,胃气血虚所致,虚寒虚热均可致病;

(4) 胃脘反复发病,日久不愈,便可发生胃体或十二指肠溃疡,脉络受损会发生吐血、便血;

(5) 饮食过多酸性食物或药物,也可直接腐蚀胃脘壁而发生溃疡。

二、雷火灸治疗

灸疗时注意随时去掉药灰,保持火头火红。

灸疗治则:活血化瘀,疏肝活胃。

灸疗部位:胃部,穴位:中脘、神阙、关元、脾俞、足三里。

灸疗方法:患者取半卧位,点燃一支药,固定在单头灸具上,距离皮肤2~3cm,以中脘为中心,以大螺旋形法,向患者右侧胃部倾斜作螺旋形灸法,每旋转一周为1次,每旋转8次为1壮,每壮之间用手压一下,时间约为10分钟;用雀啄法灸中脘、神阙、关元、脾俞、足三里,距离皮肤2cm,每雀啄8次为1壮,每穴各雀啄8壮。

每天1次,每7天为一疗程,可灸1~3疗程。

按语:熏中脘及胃部,使胃部气血畅通,提高排泄及化腐生肌能力;熏神阙、关元,通理脾、胃、肝等脏腑、经络,促进化腐生津之功效,使胃和气安,胃脘病气出则愈。

治病疗效,96%以上的患者均有良好效果。

第五节　肝硬化腹水

一、中医辨证

肝硬化腹水属于中医学的"臌胀"范畴,臌胀以腹部胀大如鼓,皮色苍黄,脉络暴露为特征。多因湿热毒邪久蕴,情志所伤,劳欲过度,饮食不节,血吸虫感染,或黄疸、积聚失治等,使肝、脾、肾功能失调,气、血、水瘀积于腹内而成。临床症状表现为腹胀、腹围增大、蛙状腹、腹部有移动性水感。

致病因素:

(1) 情志失调:肝为藏血之脏,性喜条达,若因情志不舒,肝失疏泄,气机不利,则血液运行不畅,以致肝之脉络为瘀血阻滞,气不行水,或横逆而犯脾胃;寒热湿邪蕴结脾胃,脾胃受克,运化失职,水液运化发生障碍,以致水湿停留,水湿与血瘀蕴结,日久不化,痞塞中焦,便成臌胀;

(2) 酒食不节:饮食不节,嗜酒过度,滋生湿热,热灼脾胃,变生痰浊,痰阻气血,致肝藏血而不畅,不能助脾胃运化水湿,浊液停留中焦,腹膨大胀满而成;

（3）劳欲过度：劳倦过度则伤脾，脾不运化，饮食失调，胃经受损，不欲纳食，水谷津液生化不能，卫气不足，不能护水济肝，胃经浊热反灼肝经，肝气不得调达，血瘀凝结，肝木枯固；纵欲过度则伤肾，肾阴枯竭亏损，肾阳上亢灼肝，肾阴亏，肾水不能济肝，则肝气不疏郁结。以上均可导致臌胀；

（4）感染血吸虫：在血吸虫流行区接触疫水，遭受血吸虫感染，又未能及时进行治疗，内伤肝脾，气滞湿聚，脉络瘀阻，脾胃气机升降失常，清浊相混，渐渐而成臌胀；

（5）黄疸、积聚失治：黄疸多由饮食不节，湿热蕴结所致，治疗不当或调摄失宜，日久肝脾功能失调加重，以致气滞、水停、血瘀而成臌胀；或感受湿热毒邪，因其性酷烈，来势凶猛，迅即发为急黄，肝竭脾败，水气壅结腹内而为臌胀。

病机转化：本病初期常可因情志所伤，肝郁气滞，气不行水，克伐脾土致水湿不化而形成气滞湿阻之机。病程中期以水湿内阻，肝气不和为主要机转，此期湿浊之从化可因体质、治疗用药偏颇之不同而异。若素体阳盛，或过用辛香温燥之品，则湿多从热化而致湿热蕴结；若素体阳虚，或过用寒凉之品，则湿多从寒化而致寒湿困脾。湿浊、湿热蕴久入络，或由气及血，可致肝脾血瘀，络脉失和。

二、雷火灸治疗

灸疗时注意随时去掉药灰，保持火头火红。

灸疗部位：胃部，右侧下胸肋缘部，穴位：神阙穴。

灸疗方法：患者取半卧位，点燃2支药，固定在两头灸具上，医者左手戴一次性手套，距离皮肤2~3cm，在胃部S形移动为一周，每移动胃部6周为1壮，每壮之间用左手压一下，把整个胃部皮肤熏至红晕，深部组织发热为度。

灸右侧下胸肋缘部，用斜形灸法，距离皮肤2~3cm，从胸骨剑突一直熏至十一肋中部，可分前段和后段熏法，每斜形来回熏为1次，每8次为1壮，每壮之间用手压一下，熏至皮肤发红，深部组织发热为度。

灸神阙穴，距离皮肤2~3cm，以神阙穴为中心，用大螺旋形法熏腹中部，每旋转至整个中腹部为1次，每10次为1壮，每壮之间用手按压一下皮肤，熏至皮肤微红，深部组织发热为度。

每日灸1次，每7天为一疗程，每疗程之间休息3天，可灸2~4疗程。

按语：臌胀为患，湿邪久留，病体虚弱，宜标本兼治，扶正驱邪。灸疗手法采取平补平泻，即扶正祛邪也。灸胃部能调节胃经，经络疏通，排泄胃部水湿浊痰；灸疗右侧下胸肋缘部，红外线辐射力能抚摩肝部，疏散气滞血瘀，肝气则柔和，胆液布施，毒邪渐出；灸神阙，乃肠道部位，使中下焦腠理疏通，运化水湿功能增强，臌胀渐消。

第六节 急慢性肠炎

一、中医辨证

急慢性肠炎是属于中医学"泄泻"范畴,是一种常见的以肠道生理功能混乱为主的消化系统疾病,急慢性肠炎的致病因素与情志活动、感受外邪、饮食内伤、脾胃功能失调有着密切关系。

临床症状表现为大便一日多次或十几次,腹痛,腹泻如水或完谷不化,为急性腹泻;日久不愈4周以上,一日多次大便稀溏,慢性腹痛,食不易化,饮食欠佳,为慢性腹泻。

病因:

(1) 暑湿之邪:夏季脾胃被暑湿之邪所遏,湿热之邪逼胃;外感湿邪,汗出时被雨水冲淋、入水浴或坐卧湿地,则湿邪内侵,均可壅塞脾胃之经络,下逼大肠小肠,导致脾胃升降功能失调,小肠泌别失司,大肠传导功能紊乱,以致清浊不分,相混杂而下,并入大肠而发为本病。

(2) 饮食致伤:腐烂、变质、污染之饮食,直接使胃脘受伤,或饮食过量,生冷及过硬之食物,造成宿食内停,损伤脾气;嗜吃辛辣肥甘厚味之食、饮酒过度,致湿热蕴积于脾胃、肠道,以上因素均可造成脾胃运化功能失常,升降失调,传导失司,清浊不分,混杂而下,致生本病。

(3) 情志因素:精神过于焦虑、紧张、忧郁或暴怒,均可造成肝气郁结,肝气不达;横逆克脾犯胃,思虑过度,脾气受损,土虚木伐,均可使肠道运化失常,水液糟粕混杂而下,致生本病。

(4) 脾胃虚弱:纳食失调,久病之后,年老体弱,均可致脾胃虚弱,胃弱纳少,脾胃失温煦,水谷不能腐熟,脾失健运,水潴食停,水谷不能运化,水物混杂而下致本病。

二、雷火灸治疗

注意随时去掉药灰,保持火头火红。

灸疗部位:胃脘部;穴位:中脘、神阙、气海、足三里、脾俞。

灸疗方法:患者取仰卧位,点燃1支药,固定在单头灸具上。

1. **急性腹泻** 依次灸中脘、足三里、气海,用泻法雀啄法,距离皮肤0.5~1cm,每雀啄9次为1壮,每壮之间用手压一下,灸至皮肤发红,深部组织发热为度,每穴各灸9壮,每日可灸两次。

2. **慢性腹泻** 以中脘为中心,用大旋转法灸胃脘部,距离皮肤2~3cm,每旋转8次为1壮,每壮之间用手压一压,灸至皮肤微红,深部组织发热为度;灸神阙、足三里、脾俞,距离皮肤2cm,用小旋转法,每旋转8次为1壮,每壮之间用手压一压,灸至皮肤发红,深部组织发热为度。

按语:急性腹泻;是以脾胃实邪为患,故发生腹暴泄水湿,腹痛,治则以治泄止痛为原则,雷火灸药力猛,渗透力强,用急泻邪灸法,灸力剧烈,灸中脘穴,胃脘部会立即产生抗御邪毒的功能,疼痛则缓;猛刺足三里、气海可迅速提升胃气,水分上逆,胃气上升则水谷不混,肠泌施布,暴泻则缓。慢性腹泻缓灸胃脘部、神阙、足三里,能健脾益胃,扶正祛邪,胃安则愈。

重庆赵氏雷火灸门诊部常规治疗急慢性肠炎的效果良好,若遇细菌性腹泻,须与西医输液配合治疗。

第七节　痞　满

一、中医辨证

痞满是由表邪内陷,饮食不节,偏食肥腻厚味,痰湿阻滞,情志失调,忧郁不舒,脾胃虚弱,运行受阻,及乱服药物等导致脾胃功能失调、升降失司、胃气壅塞而成的以胸脘痞塞满闷不舒,按之柔软,压之不痛,视之无胀大之形为主要临床特征的一种脾胃腹胀之症。

二、雷火灸治疗

治疗部位:胃脘部、足三里。

治疗方法:以摆正法为主,点穴为辅,用一个双孔盒,点燃2支灸药,插入两孔内,横放在胃脘部,用毛巾把双孔盒盖好,温灸20~30分钟。再用1支灸药在双侧足三里行雀啄式灸法,每雀啄8次为1壮,每穴各灸8壮,每壮之间用手压一下穴位,7天为一疗程,治疗1~2疗程即可。

按语:胃部发生痞满是胃体有疾病,多半是功能性或胃神经失调所致,在胃部摆一个横阵灸盒体,整个胃体得到灸疗的温煦,调理了气血,温通了经脉,调节了神经功能的节律与敏感性,对胃液的分泌起到恢复作用,提高了消化功能,排空食物的作用。再灸足三里,调节肠胃,胃得健运,胃体舒健,胃胀痞满除。

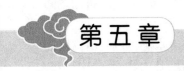

灸疗内分泌系统疾病

第一节 甲状腺功能亢进症

一、中医辨证

甲状腺功能亢进,在中医学中属于"瘿病"范畴,是指由各种原因导致甲状腺功能增强,甲状腺激素分泌过多,或因甲状腺激素(T_3、T_4)在血液中水平增高所导致的机体神经系统、循环系统、消化系统、心血管系统等多系统的一系列高代谢综合征以及高兴奋症状和眼部症状。

致病因素与情志刺激、情志不遂,肝郁气滞,气郁化火,火旺则耗气伤阴,遂成阴虚火旺或气阴两虚之证,气滞、气虚、火旺等均可导致瘀血、痰浊的生成。本病起病为实,病久不愈则虚实夹杂,气血两虚,病状是痰湿、瘀血集聚于甲状腺部形成肿块,病久累及心、肝、脾、肾,情志伤肝,肝火上亢可扰心,下可灼肾阴,肝火犯胃,脾失健运,胃纳过剩。

临床症状还表现为心慌、心动过速、怕热、多汗、食欲亢进、消瘦、体重下降、疲乏无力及情绪易激动、性情急躁、失眠、思想不集中、眼球突出、手舌颤抖、甲状腺肿大,女性可有月经失调甚至闭经,男性可有阳痿或乳房发育等。

二、雷火灸治疗

灸疗时注意随时去掉药灰,保持火头火红。

灸疗治则:疏肝解郁、理气化痰、活血化瘀、补气补血。

灸疗部位:甲状腺肿大部位、双耳部、双眼部。穴位:上廉泉、廉泉、天突、膻中、合谷、内关、足三里、三阴交、四白、鱼腰、攒竹。

灸疗方法:患者取仰卧位,勿睡枕头,点燃1支药,固定在单头灸具上。距离甲状腺肿大部位2~3cm,作横纵向交叉灸法,每左右上下来回为1次,每8次为1壮,每壮之间用手压一下,灸至皮肤微红,深部组织发热为度,用大约3~5cm的小螺旋形法灸上廉泉、天突、膻中,距离皮肤2~3cm,每旋转8次为1壮,每壮之间用手压一压,各穴灸至皮肤发红,深部组织发热为度。

再灸合谷、内关、足三里、三阴交,距离皮肤2cm,用雀啄法,每雀啄8次为1壮,每壮之间用手压一压,每穴各灸8壮;若出现眼突出症,加灸双眼部,先闭目左右平行灸,每来回为1次,每10次为1壮,每壮之间用手压一下双眼部,共灸10壮;睁眼后,再灸双眼,用顺时针旋转法,每旋转10次为1壮,每只眼睛各灸8壮,每壮之间用手蒙一下眼部;再灸四白、鱼腰、攒竹,用雀啄法,每雀啄6次为1壮,每穴各灸6壮,每壮之间用手指压一下。

灸双耳,距离皮肤2~3cm,用螺旋法,每旋转8次为1壮,每壮之间用手压一压,灸至双耳发红、发热为度。

7天为一个疗程,休息3天再灸第二疗程,可灸3~6疗程。

按语:灸疗甲状腺肿大部位,能增强病灶部位理气化痰、活血化瘀的功效,因它调节了局部络脉、孙络的运转功能;灸疗上廉泉、天突、膻中、合谷、内关、足三里、三阴交,可以调节心、肝、脾、胃、肾的脏腑气血、经络畅通,肝脾气得以疏散,肾阴得以升华,故能益气宁心,活血化瘀,滋阴降火,软坚散结;灸疗眼部、耳部、四白、鱼腰、攒竹,可以调节眼部气血功能运畅,视神经得以滋养,眼珠突出之疾,则可自行复位。

灸疗对甲亢患者饮食亢进,甲状腺肿大,眼突症均有良好疗效。

第二节　糖　尿　病

一、中医辨证

糖尿病本是西医名称,在中医学中称为"消渴",中医学认为是因五脏禀赋脆弱,先天不足,复加情志失调、郁火伤阴、饮食不节、房劳过度、津液亏损等诱因导致的脏腑阴虚燥热,气阴两虚,津液输布失常的一种疾病。消渴的病位与五脏均有关系,主要在肺、脾、胃、肾,阴虚日久不愈,常导致五脏精血枯竭,阴阳俱衰及多种病症的出现,特别是眼、肾、神经、心脏及血管的损伤。消渴病发,总的趋势是由上焦及中焦,进而至下焦。肝肾同源,均位下焦。虽有三消之不同,但因肺燥、胃热、肾阴虚三者常相互影响,故主次可有不同。临床以烦渴、多饮、多食、多尿、疲乏、消瘦为典型症状。本病患者以中老年人居多,病情严重者可并发心痛、眩晕、中风、麻木、痈疽等病证。

病因:

(1) 饮食不节:嗜吃膏粱厚味,辛辣刺激食物,过饮甜甘,食用肥腻之物,致脾胃损伤,食积不化,腐烂之食停滞,瘀久化热,灼伤津液,致脾胃运化失健,升降失司,津液不得输布,脏腑经络皆失其济养而发本病。

(2) 禀赋不足:先天禀赋不足,五脏虚弱易亏损,与本病发生有密切关系。肾阴精亏损,在发育过程中尤为突出,肾主藏精,五脏六腑之精气均藏于肾,五脏虚弱,气血皆亏,肾精则亏少。先天肾精不足,则烦热内生而发为消渴。

(3) 房劳过度:房室不节,劳伤过度,肾精亏损,肾阴亏则内生虚火,阳亢灼肺胃,胃热诸症,发为消渴。

(4) 过食温燥壮阳药物:长期大量服用温燥壮阳药物,或病久误服温燥之食品,耗损阴津,致燥热内发,阴液亏损而发消渴。

二、雷火灸治疗

灸疗时注意随时去掉药灰,保持火头火红。

灸疗治则:化浊除热,扶正祛邪。

灸疗穴位:大椎、胰俞、肺俞、脾俞、肾俞、中脘、神阙、关元、足三里、三阴交。

灸疗方法:患者取坐位,点燃1支药,固定在单头灸具上。距离大椎皮肤2cm,先行小螺旋形灸法,每旋转10次为1壮,每壮之间用手压一压,把整个大椎熏红,深部组织熏热,再用雀啄式法,距离皮肤1cm,每雀啄7次为1壮,每壮之间用手压一压,共雀啄5壮;用小螺旋形法,距离皮肤2~3cm,灸胰俞、肺俞、神阙、三阴交、足三里,每穴各灸8壮,每旋转8次为1壮,每壮之间用手压一下;脾胃郁热,加灸中脘;肾阳不足,加灸关元。

按语:糖尿病是中医学"消渴"范畴的疾病,与肺、胃、肾关系非常密切,但致病因素又与痰湿热邪有密切关系。用雷火灸泻法,灸大椎,清热除湿;灸胰俞调理胰脏;肺俞养阴清肺;脾俞健脾利湿,益气统血;肾俞益肾固精;足阳明合穴足三里,益气生血;三阴交滋阴补肾。脾胃郁热加中脘以宽胸除烦,清热散郁;灸肾俞,养阴平阳。肺、脾、胃、肾脏腑、经络气血协调,脾经调和功能复健,病则渐愈。

雷火灸列入门诊部治疗本病的常规治疗,病情严重时要结合糖尿病内服药治疗。

第三节 痛 风

一、中医辨证

中医学有痛风病名,致病因素是心、肝、脾、肾虚亏,被风寒湿邪侵犯机体,易化生热毒,客于血脉,循行于肌肉、关节、骨骼、脏腑;阴寒水湿相结,郁而化热;还因为平时喜吃肥甘,湿壅在下焦,传至经络,停留肌肤关节,致生本病。病变部位红肿热痛,久则骨蚀。清代林佩琴《类证治裁》云:"痛风,痛痹之一症也……初因寒湿风郁痹阴分,久则化热攻痛,至夜更剧。"还可归属中医"痛痹"、"历节"、"脚气"等范畴。

痛风初起急性期,一个或多个关节,红肿热痛,夜寝难安,伴有全身症状,发热口渴,脉滑数,苔黄腻;缓解期,毒邪仍未离经脉,随时可在原发部位或其他部位复发,为脾胃虚弱所致;若原发关节急性红肿期后,发生关节僵硬畸形,关节周围肌肉萎缩,致成慢性关节炎,痰瘀阻络,舌质淡红,脉细滑,为肝肾亏损,致使骨蚀。

二、雷火灸治疗

灸疗时注意随时去掉药灰,保持火头火红。

灸疗治则:清热除湿,活血化瘀,消肿止痛。

灸疗部位:病灶部位;穴位:三阴交、太溪、中极、关元、中冲、劳宫。

灸疗方法:患者取仰卧位,痛风急性期,点燃1支药,固定在单头灸具上。灸三阴交、太溪、中极、关元、中冲、劳宫,距离穴位1cm,用雀啄法,每雀啄7次为1壮,每壮之间用手压一下,每穴各雀啄5壮;病缓期或慢性关节炎时,加灸病灶部位及其周围经络,距离病灶部位2~3cm施灸,每移动灸条8次,间歇3~5秒,使病灶部位及其上下部位的关节与经络,灸至皮肤微红,深部组织发热为度。

每7天为一疗程,休息3天进行下一疗程。

按语:痛风致病因素是寒、湿、热邪为患。在急性期,雷火灸采用泻法施灸,灸三阴交、太溪、中极、关元,清热除湿,以解肝、脾、膀胱经湿热之困;灸中冲、劳宫以泄心经之热毒;病缓期及慢性关节炎时,灸病灶及其周围经络,可以疏通病位组织血脉,以活血化瘀,补充筋络骨骼济养,筋柔骨顺健,病则愈;痛风急性期,可配合西医治疗。

第四节 更年期综合征

一、中医辨证

更年期综合征属于中医学"郁病"范畴,郁病是以性情忧郁,多愁善虑为主要表现,病因由于七情所伤,或素质虚弱,肝失疏泄,脾失运化,心失所养,五脏气机失和,总之是多种致病因素影响下引起的人体气、血、津液的运行失常,输布失司所致。多发于45岁绝经前后的妇女。

临床症状为易怒欲哭,心疑恐惧,失眠,胸胁胀闷或痛,咽中有异物阻梗感,心悸潮热,腰膝酸软,四肢无力。

五志过极,七情内伤为郁病主要原因,素体虚弱或性格内向,肝气易结者为郁病发生的体质因素。忧思郁怒、精神紧张、过度思虑伤肝、悲哀愁忧等情志刺激,均可使肺气郁结,脾失健运,心神受损,渐至脏腑气血阴阳失调而成郁病。该病与心、肝、脾三脏虚损有密切关系,初病为实,继转为实中夹虚,久病不愈,则转为气血两虚。

二、雷火灸治疗

灸疗时注意随时去掉药灰,保持火头火红。

灸疗治则:疏肝理气,驱烦热,健脾养心。

灸疗部位:疼痛部位;穴位:膻中、期门、关元、气海、大椎、八髎、足三里、中冲、三阴交、内关。

灸疗方法:患者取仰卧位,点燃一支药,固定在单头灸具上。郁病初起,用雀啄法,距离皮肤1~2cm,灸疗膻中、期门、关元、气海、大椎、八髎、足三里、中冲,每雀啄9次为1壮,每壮之间用手压一压,灸至皮肤发红,深部组织发热为度;中后期出现腰膝疼痛,距离皮肤2~3cm,灸至疼痛部位及其周围软组织发红,深部组织发热为度,每移动或旋转灸棒10次均要用手按压一次;灸上述(除中冲)穴位外,还应加三阴交、内关,用小螺旋形法,距离皮肤2~3cm,灸至皮肤发红,深部组织发热为度。

每天灸1次,每7天为一疗程,每疗程后休息3天,可灸3~5疗程。

按语:更年期综合征初起是郁结生火,郁热燥损肝气、脾气、心气,致经血气机郁结阻塞而病,为实证。用雷火灸泻实热手法灸疗膻中、期门、关元、气海、大椎、八髎、足三里、中冲,能泄肝、脾、心经烦热,邪热除,脏器则安,心气则舒;病久采用雷火灸平补平泻手法灸疗关节部位和以上各穴,疏肝理气,健脾宁心,腑气和顺,津液气血调和,病则安。

雷火灸门诊部治疗更年期综合征32例,显效20例,有效8例,无效4例,总有效率为87.5%。

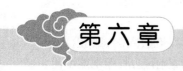

灸疗造血系统疾病

第一节　白细胞减少症

一、中医辨证

白细胞减少症,中医学归纳为"虚劳"、"气血虚"、"阴阳两虚"的范畴,该病是因为先天不足,外邪感染,暴病久病不愈,患瘿瘤恶变,手术后放疗,服用过多损伤气血的药物,致人体心、肝、脾(胃)、肺、肾等脏腑功能衰退或减弱,体质虚弱,而致病。

总之,虚劳病因复杂,有体质因素、生活因素、疾病因素、药物因素、放射线等方面,在发病过程中,往往相互联系,密不可分。可因虚损的病位,性质及轻重程度不一,有截然不同的证候表现和传变过程,总以病势缠绵,诸虚不足为主要特征。如白细胞减少症就是其中一种病势缠绵,气血虚,阴阳两虚的疾病。

1. **气血虚**

(1)气虚:气虚于内,血失健运,脏腑济养失调,上焦则可出现心悸喘息,气短语少,心肺不足之症,中焦出现泄泻脱肛,中气下陷,阴火上亢,气虚发热,由此可使血瘀,水运失调,气虚则不能摄血,形成虚劳夹瘀之证。

(2)血虚:五脏筋骨均缺少滋养,会出现心悸怔忡,夜不成寐,视物昏花,妇女血虚则经量减少,还可引起便秘或口渴,皮肤瘙痒,常表现为眩晕,四肢无力,面色㿠白,舌淡,脉细弱。体质虚弱,气血两虚,髓失滋养,萎弱而病。

2. **阴阳两虚**

(1)阴虚:阴为形质之祖,一切形质不足统称阴虚。先天肾精属阴,肾阴不足则肺阴失养,会发生阴虚咳嗽,肺痿;肾水不足,不能降心火,会发生心悸失眠,怔忡气短;后天水谷之精微产生的津液均属阴,中焦肺胃阴虚,则会纳化失常,出现食少腹胀,便秘等症。总之,不能生化气血,形体消瘦,阴虚则阳亢,而失去正常的生理功能平衡关系,阴不能摄阳,出现内热、潮热、盗汗、不寐、虚烦等症,阴虚日久不愈则伤阳。

(2) 阳虚:人体津液依赖于阳气之温煦化行,以滋养五脏六腑,四肢百骸,精髓充足,才能进行其功能活动,生精养髓,脏腑渐运。若阳虚,脏腑功能不足,则会出现肠鸣、腹痛、便溏等症,形体失于滋养,则会出现畏寒、肢冷、经脉挛急等症;若阴阳两虚互为影响,产生脏腑虚弱,骨髓功能减退,或放射线耗损阴精阳气,亦能导致骨髓受伤而发本病。

二、雷火灸治疗

灸疗时注意随时去掉药灰,保持火头火红。

灸疗治则:滋养骨髓,健脾益气,培元补肾养精。

灸疗部位:从第 7 颈椎至第 12 胸椎;穴位:大椎、肾俞、命门、中脘、神阙、关元、足三里、三阴交。

灸疗方法:患者取坐位,点燃 2 支药,固定在双头灸具上。从第 7 颈椎至第 12 胸椎,分成两段灸疗,距离皮肤 2~3cm,上下来回为 1 次,每 10 次为 1 壮,每壮之间用手压一次,熏至皮肤发红,深部组织发热为度,每段需 6 分钟;用单头灸具对准大椎、肾俞、命门、中脘、关元、神阙、足三里、三阴交,距离皮肤 2~3cm,行小螺旋形灸法,每旋转 1 次为 1 壮,每穴各灸 8 壮,每壮之间用手压一压。每天灸 1 次,10 天为一疗程,每 5 天查血 1 次,灸至血常规检查正常为止。

按语:白血病减少症是因为体质虚弱,先天不足,暴病久病,致使气血虚弱,阴阳两虚,发为本病。灸第 7 颈椎至第 12 胸椎,是疏通脊髓经络气血,以使髓府得以温煦而柔和,阴阳调和,功能复苏;用双头灸具灸脊柱、胸椎时,脾俞、肺俞、肝俞均得以治疗,五脏皆得以活络,经络舒畅,气血内生,输布有序;平补平泻法灸中脘、神阙、关元、足三里、三阴交,使脏腑气血流通,能化生水谷精微,滋养脏腑,髓骸精气得生。阴阳协调,气血充足,脾胃健运,肾精充盈,病则渐安。

重庆赵氏雷火灸门诊部灸疗术后白细胞减少症23例,显效16例,有效6例,无效 1 例,总有效率为96%。根据病案提示,治疗白血病减少症,灸疗有显著疗效,使用方便,经济负担小,有利于推广运用。

第二节 血管性紫癜

一、中医辨证

血管性紫癜类似中医学"血症紫斑"范畴,是血液从脉络溢出,在皮肤、皮下、脏腑等出现紫色斑点或结节之类的疾病。《外科正宗·葡萄疫》说："感受四时不正之气,郁于皮肤不散,结成大小青紫斑点,色若葡萄,发在遍体头面……邪毒传胃,牙根出血,久则虚人,斑渐方退。"风夹湿邪入于络脉,气血瘀阻于皮下,形成黯色紫红结节;湿热瘀阻内脏络脉,外感风邪,形成皮下红肿,血瘀皮下,形成结节红肿紫斑而致本病。可分为血热妄行、风湿犯络、内热夹外邪三型。

1. **血热妄行**　是属于西医过敏性紫癜的一种皮肤斑症,病因是由于禀赋不足,脏腑蕴热,络脉被热邪破坏,故血不能循经内,外溢于皮肤,内渗于脏腑脉络致本病。

临床表现以皮肤反复出现瘀点、瘀斑,常有腹痛、关节痛、肾脏病变为特征。好发于四肢伸侧,尤多见于小腿部。发病1~3周常有发热、咽喉疼痛、头痛乏力、食欲减少等症。本病以儿童和青年为多,春季发病率高。

2. **风湿犯络**　本型属于血管炎症,是人体肌肤腠理虚空,被风邪夹湿侵入络脉,气血循行受阻,瘀血凝聚肌肤,出现皮下结节,皮肤受损,邪阻络脉致本病。

临床表现为黄豆到杏仁大小的皮下结节,高出皮面,数十个或十多个沿皮肤浅络脉排成串珠状,色泽由淡红色到黯红色。皮下结节压痛明显,酸胀疼痛,消散缓慢,反复发作,好发于两小腿踝部,数周后缩小、消失,残留色素沉着。急性发作期有低热乏力,咽喉疼痛,关节酸痛等。

3. **内热夹外邪**　本型是结节性红斑,属中医学"湿毒流注"、"瓜藤缠"等范畴。致病因素为外感风邪,内有湿热,相结犯于脉络,致经络受阻,瘀血凝滞于皮下而致病。其特点为散在的,由鲜红到紫红色,大小不等的皮下结节。

临床表现为结节高出皮面,蚕豆至杏核或桃核大,或数个结节融在一起,有如鸡蛋大,按之疼痛,不化脓,不溃烂,好发于小腿伸侧。1周以后,结节逐渐消退,不留痕迹,可在两小腿伸侧残留数个小结节,按之微痛,可反复出现新的损伤,病程迁延数月。多发于春季,好发于青年女性。

二、雷火灸治疗

灸疗时注意随时去掉药灰,保持火头火红。

灸疗治则:宜清热解毒,凉血止血,健脾益肾,顺气理血。

灸疗部位:紫癜集中部位及其周围躯体;穴位:大椎、中脘、足三里、合谷、曲池、命门、三阴交。

灸疗方法:患者取坐位,点燃1支药,固定在单头灸具上。灸紫癜集中部位及其周围躯体,距离2~3cm,根据紫癜的分布情况,用横向、纵向、螺旋形灸法均可,每悬灸9次,用手压一下,灸至皮肤发红,深部组织发热为度;再配大椎、足三里、曲池、三阴交、命门、中脘,距离皮肤1~2cm,行雀啄式灸疗,每雀啄

9次为1壮,每壮之间用手压一下,每穴各灸7壮。若紫癜散在全身多处,可只采用穴位灸法。

每天灸1次,每7天为一疗程,总结疗效,一般灸1~2疗程即可,每疗程之间休息3天。

按语:雷火灸灸疗血管性紫癜集中处及其周围躯体部(因皮肤是最大的呼出面),能驱散局部热毒之邪,并能使腠理气血疏通,使破损的血管壁得以修复,达到清热解毒、凉血止血的功效;灸疗中脘、足三里能疏散脾胃之郁热;灸疗大椎、合谷、曲池能散全身之血热;灸疗命门、三阴交,能益肾养精补气,调和阴阳,能济脾肺之给养,脾胃健运,肺经输布正常,全身邪热得解,血管性紫癜病愈。

重庆赵氏雷火灸门诊部治疗过敏性紫癜,用上述治疗方法,治疗效果显著,已列为门诊常规治疗方法。灸疗其他类型紫癜收效良好,还在临床上继续研究中。

第三节 贫 血

一、中医辨证

贫血属中医学"虚劳"范畴,以脏腑及气血阴精亏损为主要病机,是因为先天禀赋不足,阴虚致病;调摄失常,损伤五脏,饮食不节,饥饱不调,营养不良,脾胃损伤;烦劳过度,损伤五脏,房室不节,肾气不足,暴病久病,津气暗耗,气血损伤而得;虫积为患;失血过多,血不能济养五脏,四肢百骸而致;内伤致瘀血大量滞留,新血不足而致。

辨证分类:

1. **先天不足** 五脏皆虚,导致精血化生不足,身体供需不足,会产生面色、指甲苍白,形瘦体弱,头晕乏力,舌质淡,脉细弱。

2. **脾胃虚损** 因暴饮暴食,使胃经损伤,不能纳食,或纳少,影响胃经容纳水谷,脾失健运,腐熟食物功能减弱或无物可化,日久化生津液障碍,精血化生不足而致本病。

3. **劳伤所致** 烦劳过度,五脏皆虚,房劳不节,肾经亏损,面色㿠白,倦怠无力,畏寒怕冷,腹胀便溏,腰膝酸胀,头晕耳鸣,心悸气短,失眠健忘,舌质淡,苔白而滑,舌边有齿痕,脉沉细。

4. **气血亏损** 久病暴病,精气暗损,阳气虚弱,致气血两虚,心血不足,脑不得营运,发生面色苍白,头昏眼花,纳呆,心悸怔忡,肌肤失荣,失眠多梦,舌质淡胖。苔薄白,脉细弱。

5. 虫积为患　寄生虫在脏腑内积多日久,大量耗损体内精血,致营血内伤不足,呈现面色萎黄、浮肿,食后腹胀,食多易饥,恶心便溏,倦怠乏力,头晕耳鸣,心悸气短,或嗜吃异物。舌质淡,苔薄,脉濡弱。

6. 失血过多　因外伤致躯体外出血或内出血过多,严重者血液大量减少,不能供应全身器官所需营血,可致人昏迷,面色苍白,四肢无力,心脉衰竭,出现间歇脉,脉沉细及弱。

二、雷火灸治疗

灸疗时注意随时去掉药灰,保持火头火红。

灸疗治则:补血益气,健脾益胃,温煦肾阳,杀虫。

灸疗部位:双膝部,第1腰椎至骶椎;穴位:中脘、关元、气海、足三里、内关、三阴交、脾俞。

灸疗方法:患者仰卧,点燃2支药,固定在双头灸具上。距离双膝部2~3cm,分别用旋转法灸疗,每旋转10次为1壮,灸至皮肤发红,整个膝部内发热为度;取俯卧位,灸第3腰椎至骶椎,用纵向灸法,距离皮肤2~3cm,上下来回为1次,每10次为1壮,每壮之间用手压一压,灸至腰椎整个骶骨皮肤发红,深部组织发热为度;灸中脘、关元、气海、足三里、内关、三阴交、脾俞,距离皮肤2cm,用小螺旋形法,每旋转10次为1壮,每穴各灸8壮。

每天灸疗1次,10天为一疗程,每一疗程后,休息5天。

按语:遍灸膝部、腰骶部,能治疗腰膝酸软,身寒肢冷;灸腰椎周围,能温煦肾脏,扶阳固气,激活营血生化功能;灸中脘、足三里、内关、三阴交、脾俞,能补脾益胃,调和脏腑,补气补血;灸关元、气海,能驱虫杀虫,减少内患。日复一日,温煦脏腑,阴阳调和,脾胃健运,饮食正常,营血滋生,输布四肢百骸,体健身康。

注意事项:大失血过多时,出现生命危险不可施灸,须输血挽救生命,无性命之忧后,可再施灸。每疗程后,可作血常规检查,观察红细胞计数。不继续降低,有所增长,就可继续灸疗下去;若继续下降立即采取进一步检查或综合用药。还可结合服用补铁、补维生素 B_{12} 治疗。

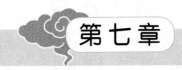

第七章

灸疗神经系统疾病

第一节　面　神　经　炎

一、中医辨证

面神经炎属中医学的"面瘫"范畴,也称"面神经麻痹",又称"口眼㖞斜"。多因经脉空虚,风寒之邪侵入阳明,风中经络,经络失养,气血痹阻,经气不利,经脉失调,肌肉迟缓,经脉拳缩,发生单侧口眼㖞斜而致病,偶有双侧面部发病。

症状表现为坐立当窗被风吹、面部有受寒史、睡卧后突然口眼㖞斜,一侧眼睑不能闭合,露眼流泪,鼻唇沟歪斜变浅,口角歪向健侧,流涎,语言不清楚,咀嚼食物常潴留于病侧牙齿之间,面颊板滞麻木,头痛或耳后痛,畏寒,苔薄白,脉浮滑。

二、雷火灸治疗

灸疗时注意随时去掉药灰,保持火头火红。

灸疗治则:发病初期,以祛风通络为主;病程迁延,以祛痰化瘀,益气养血为主。

灸疗部位:两侧面部、双侧耳后部;穴位:患侧鱼腰、四白、迎香、颊车、下关、合谷。

灸疗方法:患者取坐位,点燃1支药,固定在单头灸具上。距离皮肤2~3cm,先灸患侧眼部及双侧面部,用横向纵向灸法均可,每晃动灸10次,用手压一下皮肤,将所灸部位熏红熏热为度;再灸双侧耳后部,用雀啄法,距离穴位1.5cm,灸患侧鱼腰、四白、迎香、颊车、下关、合谷,每雀啄9次为1壮,每壮之间用手压一压,每穴各雀啄 7 壮。

每天灸 1 次,每 7 天为一疗程,每疗程之间休息 3 天,一般灸 2~3 疗程,口眼㖞斜症状可基本消失。余留症状每半月灸 3 天,可防止病情加重。

按语:风邪初起之时,可配合抗病毒药物输液治疗 1 周;同时雷火灸灸疗整个面部及双耳后,能祛除面部风寒之邪,温通经络;灸穴位,可促进面部经络疏通,病情收效快而良好。迁延日久不愈者,须配合内服补养气血之药物。

重庆赵氏雷火灸门诊部治疗面神经炎,以上治疗方法已作为该病的常规灸疗。99% 的患者得到良好疗效与康复,复发率低。

第二节　三叉神经痛

一、中医辨证

三叉神经痛,属中医学"面痛"、"头风"等范畴,病因至今不十分明确,中医学认为与风、火有密切关系,风是面部受风寒之邪侵犯经络,产生脉络瘀阻而发生疼痛,不通则痛;火是属于内脏蕴积之热毒,如肠胃之积热,心之燥热,肝胆郁火,单独或夹杂上亢,积于面部,使经络受阻而发本病。

临床表现一般以单侧面部疼痛为多见,突然发作,痛如刀割、如烧灼、如锥刺,患侧面肌抽搐,流泪,流涎等。发作多数几秒,最长时间不超过 1~2 分钟,缓解后可因"扳机点"受刺激而反复发痛。初起暴痛时,病为实证;反复疼痛不愈,病为虚证。

二、雷火灸治疗

灸疗时注意随时去掉药灰,保持火头火红。

灸疗治则:以局部祛风散热,活血化瘀为主。

灸疗部位:额部、患侧面部;穴位:太阳、头维、上星、阳白、鱼腰、丝竹空、下关、四白、迎香、颧髎、听会、颊车、承浆、合谷。

灸疗方法:患者取坐位,点燃 1 支药,固定在单头灸具上。

额部疼痛,距离皮肤 2~3cm,用横行灸法,灸至额部和太阳部皮肤发红,深部组织发热为度,每横向灸 10 次,用手压一下被灸处,病初发时,用雀啄法,距离皮肤 1cm,灸太阳、头维、上星、四白、鱼腰、丝竹空,每雀啄 7 次为 1 壮,每壮之间用手压一压,每穴各灸 7 壮;久病复发,距离皮肤 2cm,灸上述穴位。

颧部疼痛时,用横向灸法灸颧面部,每移动灸 10 次,用手压一下被灸处,灸至整个颧面部皮肤发红,深部组织发热为度。用雀啄法,距离皮肤 1cm,灸颧髎、下关、四白、迎香,每雀啄 7 次为 1 壮,每壮之间用手压一压,每穴各灸 7

壮;久病复发灸穴位时,距离皮肤2cm。

下颌疼痛时,距离患侧面部2~3cm,每旋转横向或上下灸10次,用手压一下被灸处,灸至皮肤发红,深部组织发热为度;用雀啄法,距离皮肤1cm,再灸下关、听会、颊车、承浆,每雀啄7次为1壮,每穴共灸7壮。

额部、颧部、下颌部疼痛时,按以上程序灸疗完毕后,均要加灸合谷穴7壮,每壮之间用手指压一压。

每天灸1次,5天为一疗程,休息3天可再灸一疗程,观察触击扳机点如不再发生疼痛可停止灸疗。

按语:灸疗患侧额部、颧部、下颌部能温煦经络、肌腠,解痉祛风散热;加灸疗有关穴位,促进经络疏通,活血化瘀。经络通则不痛,头风、面痛则愈。

第三节　坐骨神经痛

一、中医辨证

坐骨神经痛属于中医学"痹证"范畴,其原因有外邪侵入经脉引起肌腱、腠理气瘀血阻肿胀,内有奇恒之腑脊空障碍阻塞,外伤等因素造成,外邪引起的人体多种炎症可引发臀部"随脉以上,随脉以下",下肢痹痛。肾虚亏损,腰部经络组织发生变异,使腰部单侧或双侧经脉障碍而发生腰部及下肢随脉上下而疼痛;外伤伤及下肢经脉,即可造成下肢经脉损伤与障碍,致下肢经脉失觉。

临床表现为寒热湿邪痹痛,下肢伸屈不利,有畏寒发热,局部发冷或发热,腰、臀、下肢有放射性疼痛感;内有奇恒之腑脊空障碍,腰脊旁有压痛点,下肢有放射性疼痛出现,并出现下肢麻木现象;外伤性经脉损伤,分局部经脉受压引起的下肢经脉疼痛及部分经脉断裂和全部断裂,肢体就会出现知觉部分丧失和全部丧失失,本文不讨论经脉部分断裂和全部断裂。

二、雷火灸治疗

灸疗时注意随时去掉药灰,保持火头火红。

灸疗治则:温经散寒,活血化瘀,顺经通络止痛。

灸疗部位:腰部、臀部;穴位:阿是穴、八髎、环跳、委中、承山。

灸疗方法:患者取俯卧位,点燃2支药,固定在双头灸具上。三种致病因素可使用相同灸法。腰部痛、臀部痛,距离疼痛部位2~3cm,熏至皮肤发红,深部组织发热为度;在臀部条状压痛经脉部位,用左手顺疼痛方向深压向下移动,同时两个灸头成纵向"一"字型,顺肌肉下陷的皮肤,距离1cm作灸疗。可反复7~9次为1壮,可来回灸5~7壮。用小旋转法,距离皮肤2cm,灸八髎、环跳、委中、承山,每旋转9次为1壮,每壮之间用手压一下皮肤,每穴各灸7壮。内因脊空变异障碍,腰、臀、下肢放射性疼痛麻木患者,须配合腰部牵引治疗,每10天为一疗程,一般坐骨神经疼痛患者一个疗程可基本好转。若还需灸疗的患者,可连续灸疗两个疗程,休息3天,可考虑作第三个疗程。

按语:在腰部、臀部疼痛部位进行广泛灸疗,可以温通脊空,活血化瘀,经脉腠理,疏风散寒,灸顺经络穴位,可以增强经脉肌腠活血化瘀,消肿止痛之功效;配合腰部牵引,骨顺经缓,气血畅通则不痛。

第四节　多发性神经炎

一、中医辨证

多发性神经炎又称末梢神经炎,属于中医学“痿证”、“痹证”范畴,本病是由于多种原因引起的,内因多与肝、脾、肾有关,脏腑经络化生的气血不足,气血瘀阻发热,再加上外邪侵犯,体质虚弱等多种因素阻塞经络造成的“痿证”与“痹证”。

临床表现出现手脚对称性潮热痛,刺痛麻木,严重者会出现手脚感觉减退或异常,肌肤出现潮热,自汗,浮肿,四肢沉重无力,脉濡数,病久还可出现手足经脉肌肉萎缩无力废用,麻木不仁,健忘,脉沉弱或细数。

二、雷火灸治疗

灸疗时注意随时去掉药灰,保持火头火红。

灸疗治则:舒经活络,疏通气血。

灸疗部位:受障碍的手脚部位;穴位:上肢灸曲池、合谷、内关、后溪、大椎,下肢灸三阴交、行间、足三里、环跳。

灸疗方法:患者取仰卧位,点燃2支药,固定在双头灸具上。用温灸法,灸受障碍的手脚部位,距离皮肤3cm,医者一手与患者患处同时受灸,灸至皮肤微红,深部组织发热为度;上肢距离穴位2cm,用小螺旋形法,灸曲池、内关、后溪、大椎,距离皮肤2cm,每旋转6次为1壮,每穴各灸6壮,每壮之间用手压一压;下肢灸三阴交、行间、足三里、环跳,用小螺旋形法,距离皮肤2cm,每旋转6次为1壮,每穴各灸8壮。

每日悬灸1次,每7天为一疗程,每疗程后,休息3天,再灸下一疗程,直至病愈。

按语:多发性神经炎属于中医学的“痿证”。灸穴位能疏通脏腑经络,使阴阳调和,营运充足;遍灸四肢感觉障碍部位,能使患处腠理经脉温煦而舒展,患侧亦得以滋养,气血充足,痿证得以治疗。

第五节 肋神经痛

一、中医辨证

肋神经痛分为一个或多个肋间神经痛,西医分为原发性和继发性肋神经痛,原发性肋神经痛少见,多为继发性肋神经痛,多为邻近的器官或组织发生感染、外伤、压迫有关,因胸膜炎、肿瘤、肋骨骨折诱发本病。肋神经痛,中医学归属于"胁痛",因外邪尤其是寒邪阻于胁部,七情内伤,肝气横生,外伤血瘀气阻,均可造成气机阻滞,或痰积水饮停滞,胸胁气机受阻而发生胁痛。

临床表现为一个或多个肋间发生剧烈针扎样疼痛,咳嗽、深呼吸时疼痛加剧,甚至放射至肩、背部,疼痛部位有时发生转移,局部有压痛,有时伴有肿胀。

二、雷火灸治疗

灸疗时注意随时去掉药灰,保持火头火红。

灸疗治则:疏肝理气,活血化瘀,止痛。

灸疗部位:肋部疼痛部,放射性疼痛部位;穴位:阳陵泉、期门、太冲、肝俞、肾俞。

灸疗方法:患者取仰卧位,根据肋间神经痛范围,点燃1或2支药,固定在灸具上。距离疼痛部位2~3cm,用斜向或横向灸法,广泛灸疼痛周围肋部,每移动灸8次为1壮,每壮之间用手压一压,灸至皮肤发红,深部组织发热为度(除肋骨骨折固定期外不要灸受伤的肋部);对疼痛处用小旋转形法,距离皮肤1~2cm,每旋转7次为1壮,每壮之间用手压一下,可灸5壮;对放射性疼痛部位用上述遍灸法;灸阳陵泉、期门、太冲、肝俞、肾俞,用小螺旋形法,距离皮肤2cm,每旋转8次为1壮,每穴各灸8壮,每壮之间用手压一下。每7天为一疗程,每疗程之间休息3天,可灸1~3疗程,以后根据病情再作灸疗。

按语:灸阳陵泉、期门、太冲、肝俞、肾俞,疏通脏腑经络,调节脏腑功能,肝气横生则平,气机畅通;灸局部肋部,可以疏通胁肋,腠理经脉,痰湿水阻,寒凝气滞则宣通,胁肋痛则渐愈。

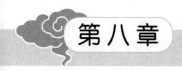

第八章

灸疗骨伤科疾病

第一节　狭窄性腱鞘炎

一、中医辨证

狭窄性腱鞘炎是属于中医学"筋痹"、"痿证"、"伤筋"等范畴。其发病因素为肝经气血不足,湿邪犯筋,风寒侵犯肌腠,跌仆劳损,以致气血瘀滞,瘀积经筋。症状表现为掌指前侧,掌腕前侧及腕外侧条状及结节状增厚,瘀积肿块压痛,肿块疼痛影响腕指伸屈活动及劳作。

二、雷火灸治疗

灸疗时注意随时去掉药灰,保持火头火红。

灸疗部位:条状增厚肿块或结节状肿块部位,患指末端;穴位:劳宫、中冲、大陵、列缺、外关、手三里、内关。

灸疗方法:患者取坐位,点燃1支药,固定在单头灸具上。灸疗掌侧、腕侧或腕外侧,患病部位,距离皮肤2cm,用纵向或横向灸法均可,每移动灸8次用手压一下,熏至皮肤发红,深部组织发热为度;掌指狭窄性腱鞘炎,再灸劳宫、大陵,受累指末端,腕部狭窄性腱鞘炎,加灸劳宫、大陵、中冲、内关;掌外侧患病,加灸列缺、外关、手三里。以上加灸穴位距离穴位1cm,用雀啄法,每雀啄7次为1壮,每壮之间用手压一压,每穴各灸7壮。

每天灸疗1次,每7天为一疗程,灸1~2疗程。条状或节状增厚肿块逐渐软化,疼痛逐渐消失,可不再灸,以后调节好饮食,增加气血调养,狭窄性腱鞘炎就会逐渐自行消失。

按语:中医学认为狭窄性腱鞘炎多由体质减弱,经筋劳损,气血运行不畅。

在治疗上局部以活血化瘀,消炎止痛为主;灸疗局部患病处,能通利局部气血,消散瘀积;灸疗穴位能使手部经络气血畅通,活血止痛。

狭窄性腱鞘炎是重庆赵氏雷火灸门诊部的常见病,用以上灸疗法,疗效良好,治愈率在99%以上。若遇结节状坚硬,可配合银针直扎结节部,治疗效果良好。

第二节 扭 伤

一、中医辨证

扭伤,中医学认为属于"伤筋"范畴,是由于持重不当,剧烈运动,扭挫、闪压、跌仆、牵拉、撞击等外因暴力引起的躯体、肢体、关节、腠理、筋脉损伤,临床上有疼痛、瘀肿、行动障碍等症状出现,无骨折脱臼、皮肉破裂等并发症。

二、雷火灸治疗

灸疗时注意随时去掉药灰,保持火头火红。

灸疗治则:舒经活络,活血化瘀,消肿止痛。

灸疗部位:扭伤部位;穴位:根据扭伤部位所在身体位置进行遍灸,再选择适当的配穴灸疗,如腰部扭伤,取穴肾俞、八髎、环跳、委中、阿是穴;踝关节扭伤,取昆仑、丘墟、悬钟、脚趾中冲。

灸疗方法:患者根据扭伤部位情况取易灸姿势,急性扭伤灸疗时以泻法为主;伤久不愈,以平补平泻法灸疗为主,红肿发热时不宜灸局部,只灸远端腧穴。

点燃1支药,固定在单头灸具上。腰部扭伤,灸疗时距离皮肤2cm,灸至整个腰部皮肤发红,深部组织发热为度,每旋转、纵向、横向灸9次为1壮,每壮之间用手压一下;用雀啄法,距离皮肤1.5cm,灸肾俞、八髎、环跳、委中、阿是穴痛点,每雀啄9次为1壮,每壮之间用手压一压,每穴各灸7壮。踝关节扭伤,距离皮肤2cm,每旋转7次为1壮,每壮之间用手压一下,灸至皮肤发红,深部组织发热为度;用雀啄法,距离皮肤1.5cm,灸昆仑、丘墟、悬钟、脚趾中冲,每穴雀啄7次为1壮,每壮之间用手压一压,每穴各灸7壮。

每天灸1次,每疗程7天,一般扭伤灸1~2疗程,陈旧性扭伤,局部扭伤部位灸疗时间还应多加5~10分钟。

按语:扭伤是外力作用使人体某个部位或多个部位经筋、腠理、肌肉、皮肤等组织受到一定伤害性的破坏,造成气阻血瘀,肿胀疼痛。初伤时,会产生一定的肿胀,疼痛难忍,此时应以止痛为原则,灸扭伤部位时,用泻法,这时孙络因受较强的热刺激,反会发生收缩,而停止再出血,时间不可长,只要皮肤微红,深部组织发热即可,近距离点刺穴位,穴位处会产生针扎样的刺激感,能很快的疏通扭伤部位周围的气血,局部伤处渗出的少量瘀血容易被吸收宣泄,经络疏通则不痛,气血瘀阻则消散。

第三节　落　枕

一、中医辨证

落枕,中医学又称为"颈部伤筋",多因睡卧时当风,过分贪凉,睡卧时姿势不当发生颈部经筋腠理,被风邪寒湿侵犯,寒凝瘀阻;睡卧时姿势不当,使颈部经络、经筋、腠理发生慢性劳损,造成气血瘀阻,常见一侧颈部肌腱经络僵硬、压痛,头不能转动,稍活动,疼痛加剧。西医认为颈部血管、神经、经膜、肌腱(骶棘肌颈段、头半棘肌、胸锁乳突肌、头夹肌、肩胛提肌、颈棘韧带、棘间韧带)一侧挛缩或强直造成颈部活动功能受限,是颈部软组织的一种损伤,造成的颈局部神经活动障碍。有时牵连同侧肩部组织僵硬疼痛,活动受限。

二、雷火灸治疗

灸疗时注意随时去掉药灰,保持火头火红。

灸疗治则:祛风除湿,疏经活络止痛。

灸疗部位:颈部;穴位:风府、双风池、大椎、肩井、患侧肩俞。

灸疗方法:患者取坐位,点燃1支药,固定在单头灸具上。用拉辣式灸法,用左手小鱼际顺着颈部向下刮动,同时顺势向下灸颈部,距离颈部2cm,灸至皮肤发红(有时皮肤呈现紫红色),深部组织发热为度;用雀啄法,距离皮肤1.5cm,灸风府、双风池、大椎、肩井、患侧肩俞,雀啄9次为1壮,每壮之间用手压一压,每穴各灸7壮,灸完以后,用手轻微揉捏,切忌牵拉颈部。

一天灸1次,一般灸1~2次治愈。

按语:灸疗整个颈部软组织,能温煦经络与腠理,寒湿风邪则除,经筋脉络柔顺,经络则灵活,用泻法灸颈部及有关穴位,增强气血疏通与运行,经顺骨直,通则痛止,颈部活动功能恢复正常。

重庆赵氏雷火灸门诊部把该灸法作为治疗落枕的常规方法。

第四节　颈椎综合征

一、中医辨证

颈椎综合征属于中医学"骨痿"、"痿证"、"痹证"范畴。颈椎综合征分内因和外因。内因与五脏六腑气血的衰退有关,尤其是肾阴亏损,不能使骨坚质硬,或先天遗传颈椎骨骼不正常,或颈椎关节在常年活动中出现的骨与关节劳损,发生"骨痿"产生的颈椎多种变异。外因为风、寒、湿邪侵入颈部经络与骨骼,经脉、经筋痰瘀气阻,腠理阻塞,经脉、肌腱萎软而致病。

临床表现:颈部一侧或两侧发生疼痛,颈部活动功能受限,上肢出现放射性疼痛,头部侧屈压向痛侧颈部时,疼痛加剧,还会出现头昏,上肢麻木,伸屈受限,脚软无力,以上症状可同时出现,也可分别出现。

二、雷火灸治疗

灸疗时注意随时去掉药灰,保持火头火红。

灸疗部位:第1~7颈椎,两侧颈部;穴位:风府、风池、大椎、肩井、肩俞、曲池、合谷、百会、阿是穴、中冲。

灸疗方法:患者取坐位,点燃1~2支药,固定在灸具上。距离皮肤2~3cm,首先灸第1~7颈椎,再灸颈椎横突两侧的颈部,总之灸至颈后部皮肤发红,深部组织发热感为度,灸的时间不能少于10分钟,每上下来回灸为1次,灸9次为1壮,每壮之间用手压一下被灸处。用雀啄法,距离皮肤1cm,灸风池、风府、颈椎压痛处阿是穴、大椎、双肩井;若疼痛麻木至手,加灸患侧肩俞、曲池、合谷、中冲;若头昏,加灸百会,每雀啄8次为1壮,每壮之间用手压一下,每穴各灸8壮。

每天灸1次,每10天为一疗程,可灸1~2疗程。神经根型可配合颈椎牵引治疗;椎动脉型可结合活血化瘀内服药及输液治疗。疗程还可根据病情需要增加或减少。

按语:颈椎综合征是常见的颈椎骨关节疾病,受累的血管、神经、脊髓均需要血脉疏通,济养充足,经脉柔顺,可助骨退行性改变缓解,骨质补充,经络肌腱柔顺,骨与关节稳固。灸疗颈椎、经络、腠理,可以疏通血脉,活血化瘀,宣痹止痛,骨坚骼顺,筋得养而风自止,手麻木痿软则消除;灸百会,头部血脉扩张通畅,脑血供应充足,头昏则愈。

重庆赵氏雷火灸门诊部把以上颈椎综合征的灸法列为常规治疗。

第五节 肩 周 炎

一、中医辨证

中医学认为肩周炎属于"痹证"范畴,又称为"肩痹"或"漏肩风",可发展为凝结肩或冻结肩。可分为内因和外因。内因是脏腑患病,迁延至肩部疼痛,日久形成痹证,体质变弱,气血不足,肩部失于濡养,发生肩部经筋、肌肉痿软;外因风寒湿邪,乘虚犯肩,或肩部因超常负重,造成劳损,或曾因肩部外伤等因素,均可致肩部及其周围组织气瘀血阻,寒凝气滞而产生本病。

临床表现:初起肩关节疼痛,屈伸、旋转活动受限,患侧不能负重,疼痛夜间加重,迁延不愈,肩关节肿硬、凝结,活动基本受限,患侧肢体、肌肉痿软。肩痹可发生在单侧或双侧肩关节。

二、雷火灸治疗

灸疗时注意随时去掉药灰,保持火头火红。

灸疗部位:肩关节部;穴位:大椎、肩井、肩俞、阿是穴、曲池、患侧五指冲。

灸疗方法:患者取坐位,点燃1~2支药,固定在灸具上。距离皮肤2~3cm,用旋转、横向、斜向等手法,每移动灸8次为1壮,每壮之间用手压一下皮肤,灸至肩关节及其周围肌肉、软组织皮肤发红,深部组织发热为度,时间最少15分钟;灸大椎、肩井、肩俞、曲池、患侧五指冲,距离皮肤1.5cm,用雀啄法,每雀啄7次为1壮,每穴雀啄9壮;还可加肩部压痛点阿是穴,行雀啄灸法,每雀啄7次为1壮,每壮之间用手压一下,共雀啄7壮。

每天治疗1次,每10天为一疗程,可连续灸2个疗程,休息3~5天,根据情况再做第3疗程。在病情急性期,嘱患者不可加强运动;病情缓解后可逐渐配合肢体锻炼,须循序渐进。冻结肩在针刺麻醉下,可进行强行牵拉肩关节,行闭合性解凝手术,以后再行灸疗。

按语:肩关节周围炎,实际是肩周经脉失于濡养,慢性损伤,气血瘀阻,风寒凝结,热毒瘀积,经络、经筋粘连,凝结肿胀,肢体活动受限,疼痛,肌肉痿软的疾病。灸疗肩关节能温煦经脉与腠理,而活血化瘀,疏风散寒;灸疗穴位能疏通患侧肢体的经络气血,肿胀则消,筋柔顺,挛缩解除,疼痛则止。

重庆赵氏雷火灸门诊部把以上肩周炎的灸法列为常规治疗。

第六节　风湿性关节炎与类风湿关节炎

一、中医辨证

风湿性关节炎与类风湿关节炎均属于中医学的"痹证",主要是由于外邪侵犯肌表经络,使气血闭塞运行不畅,引起肢体关节疼痛、麻木,游走不定。外邪分风、寒、湿、热邪之侵袭,有时各有偏盛,风盛者为行痹、寒盛者为痛痹、湿盛重者为着痹;风寒湿三邪夹杂犯病、热邪偏盛、遇内素有积热,均会导致肢体关节红、肿、热、痛、变形;或因呼吸道感染疾病病毒,导致关节肿痛不利,称为热痹。

临床表现:行痹疼痛游走不定,累及多处关节,恶风发热,苔薄白,脉浮数;痛痹痛势较剧,遇寒则重,关节屈伸不利,苔白,脉弦紧;着痹酸痛重着,肌肤麻木不仁,肢体沉重,头痛如裹,苔白腻,脉濡;热痹关节疼痛,红肿变形,活动不利,发热口渴,苔黄燥,脉滑数。

二、雷火灸治疗

灸疗时注意随时去掉药灰,保持火头火红。

灸疗治则:疏风利湿,温经散寒,通经活络,祛热消肿止痛。

灸疗部位:关节疼痛部位;穴位:根据关节疼痛部位选择一定的穴位,如膝关节类风湿关节炎,可取风市、膝眼、足三里、三阴交、患侧足五趾冲。其他关节犯病的相关穴位有几十个,每处选相关穴位3~4个即可。

灸疗方法:根据病位不同,患者取坐位或卧位,根据部位大小情况,点燃1~2支药,固定在灸具上。距离皮肤2~3cm,用旋转、斜向、横向、纵向灸法均可。灸至膝关节皮肤发红,关节前后深部组织发热为度,大关节熏灸时间不能少于15分钟;再用雀啄法,距离皮肤1.5cm,灸风市、膝眼、足三里、三阴交、患侧足五趾冲。

每天灸1次,每10天为一疗程,根据病情再灸第二疗程,风湿性关节炎并发发热头痛等全身症状时,结合中西医内科用药。

按语:痹证是因为风寒湿邪侵入人体,体内热毒、气血瘀阻于关节而发生关节疼痛、肿胀。温灸关节患病部位,可以温通局部气血,祛风散寒;灸相关穴位,能疏通经络,活血化瘀祛毒,消肿止痛。

重庆赵氏雷火灸门诊部把以上风湿性关节炎的灸法列为常规治疗。

第七节 腰椎间盘突出症

一、中医辨证

腰椎间盘突出症,中医学并无此病名,可归属腰脊空、经脉、经筋受损发生的"腰腿疼痛"范畴。古人针对该病治疗有悬吊法和背背法,如今发展为牵引床腰牵法治疗该病。致病因素分内因和外因。内因是因为身体素虚,肾津亏损,骨失所养,发生脊痹,年老骨衰,因为劳作或过度运动使亏损的脊空发生了变异,造成了经脉精髓瘀阻,产生了腰腿疼痛,病因以脊空内发生了变异为主因,所以古人才用悬吊法治疗腰腿痛,并配合针灸作治疗。腰椎间盘突出症遇风、寒、暑、湿邪气侵犯腰腿部时,可加重或诱发腰腿痛。

二、雷火灸治疗

灸疗部位:腰椎及腰骶椎部,患侧臀部;穴位:环跳、委中。

灸疗治则:温通脊空经脉精髓,活血化瘀消肿,顺筋直骨,祛风除湿。

灸疗方法:患者取俯卧位,用双孔式灸具或四孔式灸具,若第4、5腰椎或第5腰椎、第1骶椎椎间盘突出,用两孔斗式灸具,点燃药后,插入雷火灸1/2炷,作好外固定,放在腰底部,盖上浴巾,温灸50~60分钟,每15分钟吹一次药灰,当皮肤发红,深部组织发热后,把两支药取出,固定在双头灸具上,灸患侧臀部疼痛处,距离皮肤2cm,保持火头红,灸至皮肤发红,深部组织发热为度,每移动灸10次用手压一下;距离皮肤2cm,用小螺旋形法,灸环跳和委中,每旋转10次为1壮,每灸1壮,用手压一下,每穴各灸8壮。

每天灸1次,每10天为一个疗程,可连续作1~2个疗程,病情基本好转,若有其他并发症(如并发第5腰椎滑脱等)可灸3~5个疗程。腰椎间盘突出症须配合腰椎牵引治疗,与灸疗同步进行。病情严重时,可结合中西医内科治疗。

按语:腰椎间盘突出是脊椎骨质椎间盘退行性改变,脊椎经筋痿软,加上外因造成;再遇外邪侵犯,经脉精髓瘀阻,而造成腰腿痛。用斗式温灸法,能使变异的脊空组织经络疏通,活血化瘀;再配合牵引,则筋柔顺、骨易直,病根易除;再治疗疼痛处的腧穴,使患侧气血畅通,通则不痛。

重庆赵氏雷火灸门诊部灸疗腰椎间盘突出症患者120例,痊愈56例,显效48例,有效12例,无效4例,总有效率为97%,无效率为3%。

第八节　肱骨外上髁炎

一、中医辨证

肱骨外上髁炎,中医学归纳于"筋伤"、"痹证"范畴,致病因素由于肘部外侧经筋长期劳损,气血不足,不能濡养经筋,而易被伤害,造成血瘀阻滞而疼痛;又可被寒邪侵犯,造成寒凝气滞,经脉受阻而发疼痛,影响前臂旋转活动,导致手负重受限,局部微肿胀压痛。

二、雷火灸治疗

随时注意去掉药灰,保持火头火红。

灸疗治则:活血化瘀,祛寒化湿,消肿止痛。

灸疗部位:肘关节外侧部;穴位:手三里、外关、中冲。

灸疗方法:患者取坐位,点燃一支灸药,固定在单头灸具上,对准患侧肘关节外侧,距离皮肤 2~3cm,作纵向温灸法,每移动灸 8 次为 1 壮,每壮之间用手压一下,灸至肘关节外侧部及周围相关联的肘部皮肤发红,深部组织发热为度,时间不少于 10 分钟;灸手三里、外关、中冲,用雀啄法,距离皮肤 1.5cm,每雀啄 8 次为 1 壮,每穴各雀啄 8 壮,然后在肱骨外上髁压痛点雀啄 8 壮。

每天灸疗 1 次,每周为一疗程,一般可灸 1~2 疗程。

按语:肱骨外上髁炎是伸指肌腱附着在肱骨外上髁的肌腱部分以及骨膜或骨关节囊等软组织的慢性损伤炎症以及外邪诱发所致的痛症。局部温灸肘部外侧可以疏通该处经脉与经筋的气血,温化寒湿瘀痹,消除局部瘀肿;灸腧穴可以贯通患肢气血;加灸痛点,更能排邪外出,使肱骨外上髁炎得以治愈。

重庆赵氏雷火灸门诊部把以上肱骨外上髁炎的灸法列为常规治疗。

第九节　腕管综合征

一、中医辨证

腕管综合征,归属于中医学"劳伤"、"痿证"、"筋痹"范畴。致病因素为手腕长期用力活动或外伤,使腕部经脉受损伤,造成瘀阻;因身体气血衰退,筋失濡养,使经筋萎缩;手腕部常年外露,易受风、寒、湿邪侵犯,造成湿浊、寒凝瘀滞于腕部经脉,内外因素致使腕管综合征发生。症状:腕部前侧压痛、肿硬,手掌指麻木重着,腕过伸受限、疼痛。

二、雷火灸治疗

灸疗时注意随时去掉药灰,保持火头火红。

灸疗治则:疏通经络,祛寒,活血化瘀止痛。

灸疗部位:腕前部;穴位:大陵、劳宫、中冲、手三里。

灸疗方法:患者取坐位或卧位,点燃一支灸药,固定在单头灸具上。距离腕前部皮肤 2~3cm,用横向或纵向灸法,每灸 8 次用手压一下,灸至皮肤发红,深部组织发热为度,时间不可少于 10 分钟;灸大陵、劳宫、中冲、手三里,距离皮肤 1.5cm,用雀啄法,每雀啄 8 次为 1 壮,每穴各灸 6 壮,每壮之间用手压一下。

每天灸 1 次,每疗程之间可以间歇 2 天,一般灸 2 个疗程可治愈,个别未治愈可灸第三疗程。

按语:灸疗腕管患病处,能温通经脉,温则经脉柔软,祛风除湿,活血化瘀,消肿止痛;灸疗穴位能疏通患肢气血,有利于腕管气血疏通,促进濡养,排除瘀积,腕部通利,病则愈。

重庆赵氏雷火灸门诊部灸疗腕管综合征共63例,32例治疗一个疗程,症状痊愈;两个疗程治愈28例,两个疗程的有效率为100%。

第十节 腱鞘囊肿

一、中医辨证

腱鞘囊肿,中医学归为"筋伤"、"浊痹"范畴,致病因素为人体气血不足,腕背部经筋缺乏济养,经筋干燥易破;指(趾)常年活动使经筋劳损或跌扑使经筋破损。湿浊变生,包块瘀积而成,发生包块胀痛不适,妨碍受累指(趾)活动。

二、雷火灸治疗

灸疗时注意随时去掉药灰,保持火头火红。

灸疗治则:疏通经络,除湿化浊。

灸疗部位:腱鞘囊肿部位;穴位:劳宫及受累的指(趾)冲部位。

灸疗方法:患者取坐位或卧位,点燃一支灸药,固定在单头灸具上。对准腱鞘囊肿部位,及受累指(趾)部行纵向灸,灸至皮肤发红,深部组织发热为度;用雀啄法,距离皮肤1cm,灸腱鞘囊肿处及受累指冲(指末端),每雀啄7次1壮,每壮之间用手压一下,每处各雀啄7壮。这时再用拇指重压腱鞘囊肿或用针刺腱鞘囊肿处,间隔1天灸1次,指压针扎1次,一般3~5次均可痊愈。

按语:灸疗囊肿包块及其周围组织能温通经脉,软化湿浊瘀积包块;灸疗腧穴能疏通包块及相关组织气血,用指压或针扎配合可以加速湿浊渗出包块外,加之灸疗温通气血,浊块逐渐变小,腱鞘囊肿则消散。

重庆赵氏雷火灸门诊部用上法灸疗腱鞘囊肿46例,1次痊愈18例,3次治疗痊愈20例,5次治疗痊愈7例,好转1例。有效率为100%。

第十一节 膝关节骨性关节炎

一、中医辨证

膝关节骨性关节炎是与膝部骨、肌腠与肌腱等相关的疾病,属于中医学"骨痿"、"热痹"、"着痹"范畴。由于身体体质素弱,气血不充足,不能充分供给膝部骨关节的济养;或房室过度,肾精亏损,肾主骨,则发生骨不坚;或劳损过度,伤及骨质,骨质发生变异;或年老体弱,膝骨痿软稀松变异,以上因素均可造成"骨痿"。因骨关节变异或因患其他热毒性疾病治疗不当,热毒可积留在膝部肌腠（膝部的软组织及滑膜囊），均可造成膝关节发炎，出现膝关节红肿热痛，按压时有水波样感觉，形成中医学的"热痹"。因风寒湿邪犯膝，造成寒凝气滞血瘀，膝关节肿痛，关节活动受限，遇寒疼痛加重，形成"着痹"。

二、雷火灸治疗

灸疗时注意随时去掉药灰，保持火头火红。

灸疗部位：膝关节及相关的上下大小腿部；穴位：阿是穴、足三里、患侧足五趾冲、环跳。

灸疗方法：患者取坐位或仰卧位，点燃2支灸药，固定在双头灸具上。距离皮肤2~3cm，灸患膝部及其上下相关腿部，每旋转或上下移动灸10次，用手压一下被灸处，灸至皮肤发红，尤其是膝关节深部组织发热为度，时间不能少于20分钟；灸疗部压痛点、足三里、五趾冲（五趾前端部）、环跳，用雀啄法，距离皮肤1.5cm，每雀啄10次为1壮，每穴各雀啄7壮。

每天灸1次，每10天为一疗程，可灸1~3疗程，每疗程之间休息3天。膝关节红肿热痛时，暂不灸膝部，只灸穴位，可配合西医治疗。待红肿热痛减退后，可灸膝部。

按语：膝关节炎是属于骨关节退行性病变为主因造成的系列疾病，是骨质疏松，骨失精血所养而发生的疾病。灸疗膝部及相关的腿部，能疏通患部的经脉与腠理，活血化瘀，使气血流畅；灸疗穴位，可疏通患肢整体气血，改善膝关节的血液供应，并增强骨松质部分自身的造血能力，从根本上治疗骨的变异。有的患者治疗2~3疗程后，再摄X片可以发现骨刺尖锐的部分变圆滑或缩小，该处肿胀的肌腱部位投影也变小。骨关节骨质密度毛玻璃样改变，开始变得清晰；用空针抽膝关节内积液消失或大量减少；僵硬的膝关节也开始柔软，关节活动度增加，疼痛肿胀逐渐消失。若早期发病，早作灸疗，骨关节炎的疾病就不会发生严重的骨质破坏与滑膜炎关节僵硬。

重庆赵氏雷火灸门诊部灸疗骨关节炎32例，痊愈12例（属于早期发病），显效8例，有效12例，有效率为100%。其中并发严重滑膜炎的有8例，均予西医抗感染药配合治疗。

第十二节 跟 痛 症

一、中医辨证

跟痛症属于中医学"骨痹"、"筋痹"范畴，由于长期行走劳损致跟骨损伤，身体气血不足，不能济养筋骨，均可造成跟部骨体发生萎缩，经筋及筋腱痿软或挛紧,产生"骨痹"及"筋痹"系列疾病。临床表现为跟部疼痛,有时微肿,筋腱挛缩,跛行,足跟部不能触地。

二、雷火灸治疗

灸疗时注意随时去掉药灰,保持火头火红。

灸疗治则:以活血祛寒湿邪,疏经活络为主。

灸疗部位:跟部及跟部上下部肢体,踝关节部;穴位:承山、患足五趾冲(足趾末端前侧面)。

灸疗方法:患者取坐位或仰卧位,点燃2支灸药,固定在双头灸具上。距离皮肤2~3cm,灸至跟部及跟部上下部肢体、踝关节部皮肤发红,深部组织发热为度,时间不少于15分钟,每移动灸10次要用手压被灸处皮肤1次,灸穴位承山、五趾冲各7壮,用雀啄法,每雀啄7次为1壮,每穴各灸7壮。

每天灸1次,每10天为一疗程,每疗程之间可间歇3天,一般灸1~2疗程,跟腱疼痛挛缩均可缓解,症状消失。半月后,可再灸疗3天,延至一季度,跟痛症基本可以根治。

按语:筋骨因劳损发生损伤,又因寒邪侵犯,阻碍血液濡养而产生骨痹与筋痹。灸疗跟部及上下有关经络组织及踝关节部,能使该患部活血化瘀,祛寒除湿;灸穴位能使整个足部气血贯通,温煦经筋,筋得热而柔软,气血充足,骨得血而坚,骨刺则因气血疏通而被吸收,变圆滑而缩小,对经筋及经脉的损伤则减退,跟痛则治愈。

第十三节 腰 肌 劳 损

一、中医辨证

腰肌劳损,中医学归属于"腰痛"、"腰背痛"、"肾虚"范畴。腰肌劳损中医学分为外因和内因。外因由于经年运用腰部承受各种外力的作用,慢性损伤致使腰肌承受力不足,导致腰部气血受阻,脊骨经筋受损;可因外部急性创伤造成腰部脊骨及肌腱、经脉、肌肉损伤破裂,造成腰部疼痛;又可因外邪风、寒、湿侵犯腰肌,邪阻腰部经脉、经筋、肌腱、肌肉、腠理,而发生腰痛;内因由于肾阴亏损虚弱,腰为肾之府,出现腰肌痿软,酸楚胀痛;慢性损伤腰肌群,反复发作疼痛,腰部活动受限,而累及肾脏,造成肾经亏损,腰痛迁延不愈。

因此腰痛可分为:

1. **慢性劳损累积腰痛** 长期弯腰劳动;长时坐立工作,少于活动,如司机常年坐立,震动腰部等,均可造成腰部疼痛,青中年男性易患此种腰痛。老年体弱易发生弯腰行坐姿势不正,造成腰背部疼痛,以上原因均是由于慢性损伤累积而造成气瘀血阻的腰痛或腰背部痛。

2. **腰部急性外伤或急性扭挫伤**　不但会造成腰部经脉、经筋、肌腱、肌肉损伤或撕裂,还可造成腰脊骨损伤而发生腰痛,若治疗不当,腰部可因稍有不适当姿势或遇寒冷而疼痛反复发作。

3. **内因**　肾脏气血不足,房劳过度,肾阴精亏损,腰部气血不足,不能濡养腰部经络与经筋,也会发生腰部酸软胀痛。

4. **外遇风、寒、湿邪**　侵犯腰肌,寒凝气滞,阻碍腰部气血疏通,不通腰部则疼痛、酸胀,活动受限。

四种致病因素可夹杂致腰肌及腰背部疼痛。

二、雷火灸治疗

灸疗时注意随时去掉药灰,保持火头火红。

灸疗治则:活血化瘀,强筋壮骨。

灸疗部位:腰部、腰背部;穴位:肾俞、脾俞、阿是穴、双委中。

灸疗方法:患者取俯卧位,点燃2支灸药,固定在长斗式灸具内。距离皮肤5cm,用长斗式灸具罩在腰部疼痛处,上面盖上浴巾,温灸50~60分钟,至皮肤发红,深部组织发热,局部汗出为度;灸压痛点阿是穴、肾俞、脾俞、双委中,距离皮肤1.5cm,用雀啄法,每雀啄8次为1壮,每穴各雀啄8壮。

每天治疗1次,7天为一疗程,一般治疗1~2疗程,每疗程之间休息2天,腰肌劳损则可治愈或明显好转。

按语:腰肌劳损是因为腰部组织承受的劳力过剩而致的系列疾病。用双孔斗式灸具作温灸,能柔筋顺骨,祛风除湿。灸疗穴位肾俞、脾俞,可以壮肾健脾,脾健则肌得濡养,肾脏强盛则骨坚密,腰部承受力增强;灸痛点阿是穴及委中,可疏通腰部与下肢经络气血,通则不痛。灸疗治疗腰肌劳损效果非常良好,患者易于接受。

第十四节　强直性脊柱炎

一、中医辨证

强直性脊柱炎,中医学归纳在"骨痹"、"筋痹","热痹"范畴。诱发及相关的部位比较复杂,腰强直影响活动,是临床上最终的表现。致病因素不十分清楚,中医学分内因和外因。内因是肝气不足,肾精亏损,血不能养筋,精不能坚骨;外因是风寒、湿热侵犯肌腱、肌肉、腠理、经脉,造成气阻血瘀,经筋受累而杀骨,致"骨痹"、"筋痹"。致病范围为髋部、臀部、腰骶部,最终导致脊柱僵硬。

病因:

1. 先天不足　肾阴亏损,肝阴不足,导致骨气不足,质不坚硬,肝血不足,肌不丰,筋不韧,骨与筋易劳损发病。

2. 劳损过度　各种运动及常年劳作累积都可伤及髋部、臀部、骶髂部、腰骶部等处经络、经筋;还有房室不节,房劳过度,伤及肾阴精,腰脊骨为肾之柱,肾阴精不足,脊骨失所养,会产生腰脊骨变形而发本病。

3. 寒湿阻滞　夏天贪凉,冬多湿气,因年老体衰,或过受寒湿侵袭,均会造成寒湿邪客留肌腠与关节,阻碍气血流通,瘀积过久,可产生瘀热邪毒,造成关节部位肿胀疼痛。

4. 湿热毒邪　因湿热毒气蒸发侵犯腰髋部,患热毒疾病未治愈,热邪之毒瘀阻于经脉、肌腱、经筋、腠理,而发生髋关节、腰骶关节、骶髂关节肿胀疼痛,关节不利,治疗不当累及腰脊骨发病。

上述致病因素可夹杂犯病,如肾阳不足,遇寒湿闭阻,腰髋部会发生冷痛,腰膝酸软,活动受限,腰脊柱僵硬、弯曲,喜暖恶寒,天冷加重,小便频数,舌苔白腻,舌质淡,脉弦紧;肾阴不足,遇湿热毒邪犯髋关节、腰骶关节微肿热痛,脊柱僵直、弯曲,活动受限,恶寒发热,口干舌燥,舌红苔黄,脉沉细数。

二、雷火灸治疗

灸疗时注意随时去掉药灰,保持火头火红。

灸疗治则:以补肾益气、活血化瘀为主。

灸疗部位:脊柱、疼痛的盆腔相关关节部位;穴位:大椎、肝俞、脾俞、肾俞、两委中、环跳。

灸疗方法:患者取俯卧位,点燃2支灸药,固定在长斗式灸具内。放在以脊柱屈曲改变部位,盖上浴巾,温灸40~60分钟,每15分钟取出药吹灰一次,灸至皮肤发红,深部组织发热,局部汗出为度;用小螺旋形法,距离皮肤2cm,灸大椎、肝俞、脾俞、肾俞、两委中,每旋转8次为1壮,每壮之间用手压一下,每穴各灸10壮;若盆腔相关的骶髂关节、腰骶关节、髋关节有微肿疼痛时,可分别用两头式灸具灸,距离皮肤2~3cm,灸至皮肤发红,深部组织发热为度。若强直性脊柱炎还未形成前发生以上的盆腔相关的关节部位疼痛,就以治疗关节疼痛部位为主,加灸大椎、肾俞、环跳、委中。

每天灸1次,以半月为一疗程,每疗程之间休息2天,病初起一般灸1~3个疗程,病情就会明显好转;若强直性脊柱炎脊椎已变形,一般灸一季度,脊柱畸形会发生明显好转改变;一季度以后,每半月可灸3天,再延灸一季度,可以控制强直性脊柱炎发展。

按语:强直性脊柱炎病因不十分清楚,但与相邻的关节及其他器官发生的炎性疾病有着密切的关系,病程进展快,但治疗后转慢,这种疾病对身体耗损比较大。灸疗时采用两孔长斗式灸具温灸变形的脊柱,以温化变异的脊柱各种软组织,使其血脉扩张而通畅,易消散各种瘀肿钙化组织,消除慢性炎症。灸疗督脉穴位及下肢委中可以疏通督脉气血,增强脏腑组织深化功能,补充脊柱相关各个部位的软组织气血供应,就更能促进脊柱各部分组织炎性减退,钙化几率减低,人体组织内相容性抗原B27(HLA-B27)阳性率会下降,强直性脊柱炎病情得以缓解。盆腔相关各关节肿胀疼痛,得以控制并治愈。

初中期发病患者,据赵氏雷火灸临床统计90%的临床症状都得以明显好转或治愈,脊柱的强直性症状,在治疗过程中逐渐消失,不会迅速发展为脊柱强直,在X线片上不会发现严重的脊柱融合现象;后期患者,可以控制病情不继续发展,减轻疼痛。

第十五节　骨折后期灸疗

一、中医辨证

骨折属于中医学"骨伤"或"骨断"范畴,凡系骨断都是由于超过骨的负荷量,跌仆或被外力撞击致使骨的连续性发生了破坏,不能再支撑躯体的某一部分肢体重力,活动功能丧失,表示为骨伤或骨断,骨断处可发生弯曲、短缩等多种变形。可分为完全骨断、部分骨断、并发流血骨断(骨断处皮开肉绽)或多处骨断。骨断后均会同时发生经脉、肌肉、肌腱、腠理损伤,需要用固定方法。中医学外固定有白树皮、木条、柳木板,若发生了骨断缺损,据古籍介绍可用柳枝作内续骨法,再加外固定。固定的时间都是比较长,1~2月,由于外固定的关系,骨断后肢体活动减少,骨断相邻的关节和肢体均会发生瘀肿不消、肢体、经络、肌腱僵硬,关节活动障碍,需要进行骨断后遗瘀肿消除,恢复活动功能的治疗。骨断超过半月后称为陈旧性骨断。

现在中医治疗骨折在有条件的医院均已采取中西医结合的办法,进行各种骨的内固定或骨折的支架外固定,再结合中医的早期活动,尤其是配合灸疗帮助瘀肿消散,使骨折如期或提前愈合,早期骨折临床愈合,肢体的活动功能才会减少愈后功能障碍,确保功能恢复正常。

二、雷火灸治疗

灸疗时注意随时去掉药灰,保持火头火红。
灸疗治则:活血化瘀,通经活络,养血扶正。

灸疗部位:骨折部位及功能障碍部位;穴位:以阿是穴为主,足及踝关节肿胀压痛明显处,与骨折相关的腧穴选1~3穴均可,足三里。

灸疗方法:如小腿胫腓骨中下1/3骨折,切开内固定,外用足小腿石膏夹板或小腿下1/3骨折的小夹板固定,拆线后1周,可解开外固定。点燃2支药,固定在两头灸具上,患者取仰卧位,用温灸法,距离皮肤3~5cm,在骨折肿胀部位及患侧踝关节部位作熏疗,熏至皮肤微红,深部组织出现感热为度,可反复在骨折处及患侧足交替灸疗,灸疗时间每次不少于15~20分钟;灸阿是穴、足及踝关节肿胀压痛明显处、足三里,用小螺旋形法,距离皮肤2~3cm,每旋转8次为1壮,每处各灸8壮,每壮之间可用手指轻轻抚压。每次灸完以后,把外固定重新加上。

每天灸1次,每7天为一疗程,每疗程之间休息2天。若遇1月以上的陈旧性骨折,骨痂不生长,患肢肿胀严重,每日可灸2次,还可结合中药熏洗法熏疗。

按语:骨折后骨受到破坏,软组织、血管、肌肉、肌腱同时损伤,造成血肿、疼痛、功能失常。灸疗手法上一般都是采用温灸,温煦骨折部及受累的关节肢体部,可以使血脉扩张,瘀血消散,重建脉络通路,气血疏通,肿胀的肢体部位就容易消散,血肿瘀血消散速度加快,患肢血液供应逐渐加强,骨断处骨痂生长,就会正常如期形成,骨化期可按照预期出现或提前出现。凡系通过灸疗配合治疗的骨折,胫腓骨下1/3血供应差的部位骨折,不论是横断性或粉碎性作内固定的患者临床观察均未出现骨迟缓连接或不连接的现象。

笔者在骨科临床中治疗胫腓骨下1/3骨折32例,粉碎性骨折6例,横断骨折26例,均为内固定术后,配合灸疗治疗的患者在预期时间内,未发生骨不连或迟缓愈合等现象。

第十六节 梨状肌综合征

一、中医辨证

梨状肌综合征属于中医学"痹证"、"麻木"等范畴,表现为在臀部中心发生疼痛,导致下肢麻木,腿酸软无力,致病因素是因慢性劳损,伤及臀部深部肌腱,风寒湿邪侵入臀部深部,阻碍肌腠,气血瘀积而发生肌腠肿胀,影响经筋,循经而下产生下肢麻木、酸胀、疼痛。

病因分类:

1. **劳损致病** 因座姿不良,如长期翘二郎腿,被翘侧的臀部深肌腱容易被逐渐拉伤产生慢性炎症;或跑步过度,使臀部深肌损伤,造成臀部中心部肌腱肿胀疼痛,下肢麻木酸软无力,行动受限,坐卧不安。

2. 寒湿致病 因长时坐卧湿地,寒凝臀部深肌,阻碍气血运行,凝久化热,热毒致使臀部深肌发生肿胀疼痛,有时在臀部中部还可触及条索样的包块,导致下肢麻木、酸楚、发凉。

3. 热邪致病 因受气候时热时凉,热气蒸发,滞留臀部深肌,或因其他热邪滞留臀部深肌,致使臀部深肌腠发生水肿、疼痛,导致下肢麻木,可并见舌红苔薄黄,口干渴。

以上三种致病因素均可夹杂犯病,出现臀部深肌压迫经脉产生的臀部疼痛,压痛点在中部,受累下肢出现麻木酸胀或兼恶寒发热。

二、雷火灸治疗

灸疗部位:患侧臀部以中心部为准;穴位:环跳、委中、承山。

灸疗治则:以疏经活血,驱寒除湿,消肿解痉为主。

灸疗方法:点燃2支药,固定在长斗式灸具内,患者取卧位,用温灸法,距离皮肤3~5cm,灸至皮肤发红,深部组织发热为度,灸疗时间20~30分钟,中间只吹灰1次,盖上浴巾;用雀啄法灸环跳、委中、承山,每雀啄9次为1壮,每壮之间用手压一下,每穴各灸9壮。

还可以臀部压痛部位为中心,顺压痛方向用拉辣式灸法灸至皮肤发红,深部组织发热为度,再加上述穴位灸法。

每天灸疗1次,每7天为一疗程,一般灸1~2疗程,每疗程之间可休息2天。

按语:梨状肌综合征是臀肌中的梨状肌发生了病变,产生了水肿、僵硬而使坐骨神经受到了压迫和损伤产生的臀部及下肢放射性疼痛与麻木。用局部温灸法或拉辣式法(参看上篇第六章第八节雷火灸的灸疗原则与手法),可以达到臀部深部组织温经散寒,活血化瘀,通经活络,软化肌腱,消肿止痛的功效;灸疗患侧穴位可以疏通患侧血脉,增强气血流通,通则不痛。在临床实践中常有立竿见影的效果。

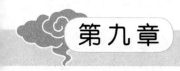

第九章

灸疗皮肤科疾病

第一节 荨 麻 疹

一、中医辨证

荨麻疹俗称"风团",中医学称为"风疹"、"隐疹"、"瘾疹",其特点是全身皮肤无定处出现红色肿块;或皮下出现疹块,肤色不变;或肤色苍白,出现大小不同、形状各异的疹块,时隐时现,故名"风疹"或"隐疹",或者可以用"风疹块"等命名。

致病的原因有体质禀赋较弱,容易发生皮肤疾病;或腥味麻辣食物;或过分辛燥药物;或肠道寄生虫病;暴热暴冷,热毒熏蒸;热毒疾病等因素都会造成肌肤出现"风疹"、"隐疹"。

辨证分类:

1. **风热** 皮肤疹块色红,痒痛,遇热疹块加大,遇冷则挛紧,夏季发病时间多,冬季发病时间相对减少,舌红苔薄黄,脉浮数。如食用过敏食物或过敏药物,风热夹杂可急性发疹,称为急性荨麻疹。也可因为其他器官患热毒性疾病,毒邪反映在肌肤上,出现风疹。

2. **风寒** 疹块隐于皮下,色泽苍白或肤色发白,发痒(实则为轻微疼痛),遇寒冷与风吹,瘙痒加重,苔薄白,脉濡滑。

3. **肠胃湿热** 皮肤发疹时,有胃脘疼痛的反应,大便秘结或溏泻,多伴有肠胃性疹块(黏膜性损害),苔黄,脉滑数。

4. **冲任不调** 由于气血不足,阴虚燥热,每逢月经来潮2~3天发疹,随着月经期结束而消失,下次月经来潮又发疹,可称为"月经疹"。

5. **肠道虫患** 胃肠内患有寄生虫,耗损人体精血,由于虫类造成的毒性可反映在皮肤上成为时隐时现的斑块,产生痒痛不适,形体消瘦,夜间出现磨牙声,有时发生肚脐周围疼痛,有时发生深夜肛门发痒,睡眠不安,肠道疾患多为儿童时发生,面黄肌瘦,腹呈臌胀等现象。

6. 气血不足 "风疹"反复发作导致气血两虚,风疹会迁延成慢性,数月或一年不愈,劳累或精神疲乏,容易复发,舌质淡,舌苔薄,脉濡细,造成慢性风疹。

二、雷火灸治疗

随时注意去掉药灰,保持火头火红。

灸疗治则:祛风除湿,清热解毒止痛。

灸疗部位:风疹块集中部位,双耳部;穴位:大椎、曲池、手十指冲、足十趾冲、三阴交、中脘、内关、神阙、关元、肛门、风市。

灸疗方法:患者取便于施灸的姿势,点燃1支药,固定在单头灸具上。若有风疹块集中的地方,先用温灸法,距离皮肤3~5cm,若红色疹块,灸至疹块及疹块周围一定面积皮肤发红,深部组织发热为度,每移动灸10次,用2~3支棉签头按压风疹团,若白色疹块或肤色未变的疹块,距离皮肤2cm。

若在躯干上肢或头面部,用小螺旋形法,距离皮肤1.5cm,灸大椎、曲池、手十指冲(合拢五指间并齐形成小梅花形),每旋转9次为1壮,每穴之间用手压一下,每穴各灸9壮。

若风疹在躯干下部及双下肢部,先距离穴位3cm,用小螺旋形法,灸风市、三阴交、足十趾冲(灸时先横行灸至足趾间部发红,再距离五趾端前部分别进行灸),灸至皮肤发红,深部组织发热为度,再距离皮肤1cm,用雀啄法,灸上述穴位,每雀啄7次为1壮,每穴雀啄7壮。

由胃肠虫患发生的风疹,除用下肢灸法外,加灸中脘、神阙、关元,距离皮肤3cm,用小旋转法,每旋转8次为1壮,每壮之间用手压一下,灸至皮肤发红,深部组织发热为度;若夜间有肛门瘙痒,可直接灸肛门,用小螺旋形和雀啄法均可,距离皮肤2~3cm,灸至肛门发红,肛内发热,为度,每灸8次为1壮,每壮之间要停歇5秒,还可用手把肛门撑开作灸疗,术后立即洗手;若全身性风疹,灸大椎、手十指冲、足十趾冲及双耳部、双上肢曲池、双下肢三阴交、风市,灸法均采取泻法,灸的距离及手法参考上述。若急性风疹在灸法上采取较近距离(1~2cm或2~3cm)施灸,注意事项同上。

慢性风疹患者,先灸双内关、双三阴交,灸部位距离为3~5cm,灸穴位为2~3cm,壮数均为8壮,然后根据情况选择配穴,灸十指(趾)冲放在最后一步操作,距离皮肤2~3cm,灸至皮肤发红,再分别用雀啄法,距离皮肤1cm,指(趾)间有刺痛感为度。

每天灸1次,每7天为一疗程,观察5天,不再出现风疹则可停灸。若还有部分出现,还可灸1疗程。根据患者风疹遗留情况随时加减灸疗时间。

按语:在局部风疹集中的地方进行遍灸,可以立即解除该处的风热湿毒,因肌肤血脉扩张而疏通,风邪、水肿、热毒就可驱散;再加灸穴位,可以疏通经络与气血,调节相关脏腑,气血功能增强,抗御毒邪;虫患患者加灸中脘、神阙、关元,可以健脾除湿,肠内温度增加,药气内逼,能使虫患不适在肠内寄生,失去正常活力或死亡,加上肠胃排泄功能同时增强,各种寄生虫均会从大便排出。慢性风疹,先灸内关、三阴交,是因为人体气血衰弱,体质减退,应先调理脏腑,补其气血,再泻其热毒,病患则除。

荨麻疹严重时,可以与中西医内服抗过敏的药物结合治疗,该病治疗若及时,施灸效果一般都很良好,很多患者瘙痒疼痛症状会得到及时缓解,坚持一定的治疗时间,99%的患者都会得到控制,若遇复发,须及早治疗,不要拖延,避免影响身体健康与工作。

第二节 湿　疹

一、中医辨证

湿疹,中医学归属于"旋耳疮"、"肾囊风"、"绣球风"、"四弯风"等范畴。致病的因素主要分为内因和外因。内因是体内有湿热,反应在皮肤上出现的疾病;还有身体素质有过敏性存在,因过敏因素诱发。外因多为暑、热、湿邪所致,总之发病的因素多,多种原因都会引发皮肤上的湿疹。共同的症状均有瘙痒出现,发疹的特点也多无定处,呈对称出现,原发疹的地方可反复发疹。

湿疹可分为急性和慢性。

急性湿疹:

1. **肺胃湿热**　血分有实热,血热熏蒸皮肤,出现红斑、丘疹、水疱、糜烂、渗液、结痂,发疹处愈后无瘢痕残留,水疱破溃后,易连成片状。口干舌燥,舌质赤红,苔黄腻,脉滑而数。

2. **暑热湿邪**　侵犯肌肤,阻塞皮内造成气滞血瘀,热邪侵犯脉络,亦会使皮肤出现上述血热性急性湿疹。心烦躁,口干而不渴,舌苔薄黄,脉浮数。

3. **过敏体质**　因食过敏性食物,如鱼、虾、蟹,或麻辣厚味、过敏药物均可导致皮肤出现湿疹。舌质淡红,苔薄黄,脉细数。

慢性湿疹:

1. **急性湿疹后迁延反复发病**　症状表现为原发疹处皮肤增厚,纹理加深,结痂,边缘清晰,呈苔藓样,经久不愈。舌质淡红,苔薄黄,脉细弦。

2. 血分阴虚出现的燥热 发疹缓慢,不易愈合,症状表现与急性湿疹基本大体相同,红斑、湿疹较多见。舌淡红少津,口干,脉浮细数。

二、雷火灸治疗

随时注意去掉药灰,保持火头火红。

灸疗治则:宜清热解毒,祛寒除湿。

灸疗部位:可直接灸发疹的部位;穴位:肩俞、曲池、血海、三阴交、大椎、百会、足三里、指(趾)冲。

灸疗方法:根据病发部位,采取便于灸疗的姿势(坐卧均可),点燃1支药,装在单头式灸具上,对急性湿疹合并有全身症状的,距离被灸处3~5cm,进行温灸,对有水疱(对较大一点的水疱,可用消毒针穿破后再做治疗)或溃烂处均可进行温灸法,灸至皮肤感觉发热,暂停5秒,再行温灸,灸至深部组织发热为度(内配合中西医药物治疗),经过灸疗治愈后发疹处,以后不易复发湿疹。

头面部的水疱及溃疡面(红肿)只宜轻微温灸患处。时间每处不能超过3分钟,加灸百会穴,距离皮肤3cm,用雀啄法,每雀啄7次为1壮,每壮之间停歇3秒,可灸7壮。

对亚急性和慢性湿疹,除用上述先进行温灸法以后,再对准发疹处1.5cm,进行雀啄式灸疗,每雀啄7次为1壮,每壮之间停歇5秒,可雀啄5~7壮。

躯干上部、上肢和头面部湿疹,除灸局部外,用雀啄法,灸大椎、肩俞、曲池,患侧五指冲或双手十指冲,距离皮肤2cm,每灸7次为1壮,每穴各灸7壮。

躯干下部、下肢,除灸局部外,灸足三里、血海、三阴交、足十趾冲,距离皮肤2cm,用雀啄法,每雀啄7次为1壮,每壮之间停歇3秒。每穴可灸7壮。

每天灸1次,最好在瘙痒时灸,以5天为一疗程,间歇3天可灸第2疗程。若遇复发时,感觉皮肤瘙痒勿用手抓,这时距离瘙痒处1~2cm进行灸疗,可避免水疱大量出现。红肿严重,水疱充血时,不需每天灸,间歇1~2天灸1次。

按语:湿疹是由于血热毒邪蕴积皮肤而发。灸疗大椎、肩俞、曲池、指(趾)冲均能达到祛邪除湿,清热解毒的功效,又能温通经脉,宣化脏腑内的湿热及燥热;皮肤局部受灸以后,皮肤腠理经络容易疏通,邪热也易于祛散。在临床中,往往瘙痒不止的皮疹处,会发生痒痛,较快的消失,红肿的边缘开始变成暗红色,慢慢自行淡化,水疱及溃疡处不再渗出黏稠液体。严重感染期合并全身症状,有高热时,须结合内科服用清热解毒的药物。对湿疹局部灸疗时,初期会出现局部痒痛加剧,有如针刺,如继续施灸,这种情况就会逐渐地减轻,在能承受的情况下灸1壮,每5、7、9次为1壮。

在临床上灸疗湿疹确有非常好的效果,灸疗后复发率较低。

第三节 带状疱疹

一、中医辨证

带状疱疹,中医学称为"缠腰火丹"、"缠腰蛇疮"、"蛇疮"。以腰部半侧犯病为最多,面部、四肢少见,像水痘一样的疱疹在腰部一侧形成簇集、宽长带状,并出现神经性疼痛,初起时有发热等全身症状,春秋季节时发病为多见。病因中医学认为多是属于脾胃素有积热,蓄积而成毒邪;肝火内生,阴虚火旺,蓄积于肌肤,气血瘀阻,又因其他器官犯病,自身体质抗体减弱,毒邪乘势发于肌肤,形成带状疱疹;也可因湿热邪毒侵犯肌肤,蕴积肌肤,阻塞气血流通,积久而化热毒,遇体质抵抗力减弱时,也同样会犯本病。本病是脏腑之气亏损,卫气不足于外,腠理空虚,免疫防御功能减退,脏气亏损于内,正气虚亏则邪乘之,内外互为因果,必在空虚之肌肤瘀积而发病。本病是本虚标实之证。

二、雷火灸治疗

随时注意去掉药灰,保持火头火红。

灸疗治则:以清热解毒,活血化瘀,扶正驱邪为主。

灸疗部位:带状疱疹部位;穴位:大椎、内关、三阴交、足三里、患侧指(趾)冲。

灸疗方法:根据带状疱疹面积大小决定用1~2支药,固定在灸具上,距离疱疹部位2~3cm,用横向或斜向灸法,根据疱疹走向而定,每活动灸8次间歇3秒,灸至皮肤及周围皮肤发红,深部组织发热为度;面积长宽时,可分段灸,一般时间不少于15~20分钟;用雀啄法,距离穴位2cm,灸大椎、内关、三阴交、足三里,患侧指(趾)冲(若在上腰部灸手五指冲,在下腰部灸足五趾冲),每雀啄8次为一壮,每壮之间用手压一压,每穴各灸8壮,每天灸1次,每6天为一疗程,间歇2天灸第二疗程,一般可灸2~4疗程,并发全身症状时,可结合中西医内服药治疗。

按语:带状疱疹是由于热毒积于肌肤,抗体减弱而发病。灸疗局部带状疱疹及其周围皮肤,可以使其标实之热毒就地祛散,疏通腠理,化解热毒;灸疗大椎与指(趾)冲,可协助热毒排泄;灸疗内关、三阴交、足三里,可以调和脾胃脏腑阴阳调和,正气内生,皮肤腠理卫气充足,营血得以济养肌肤,抗体增强,病毒无存,带状疱疹则愈。病初起,在局部施用雷火灸,可以活血化瘀,消毒止痛,疹毒易除,不易产生疱疹,若疱疹已形成,用灸疗治疗后,局部活血化瘀速度快,神经疼痛遗留少或不遗留,而且瘢痕组织形成少。

赵氏雷火灸门诊部治疗带状疱疹共34例,左腰侧22例,右腰侧6例,下肢大腿4例,左侧面部2例;最小年龄18岁,最大年龄56岁;男性23例,女11例。用上述雷火灸疗法,2个疗程治愈的有18例;3个疗程治愈的有10例;4个疗程治愈的6例;其中并发有发热者12例(用西医抗病毒输液5天),34例无一例留下后遗神经痛。

第四节　冻　　伤

一、中医辨证

冻伤,分局部性和全身性,是因为皮肤受到寒冷刺激而产生的皮肤性损伤,中医学认为是寒邪冷气侵犯肌肤造成气滞寒凝,肌肤发白,血瘀肿胀,皮肤破溃,造成肌肤、经脉、肌腠受损而产生的一系列皮肤伤害疾病,中医学归纳为"冻疮"范畴。好发部位有耳、鼻、面、手、足等部位,分轻度、中度、重度冻伤。寒冷地区或冬季好发。

轻度以局部皮肤苍白,发绀,轻度水肿,刺痒灼痛为主要表现,愈后无瘢痕遗留。中度冻伤为局部肿痛,出现水疱。重度冻伤为皮肤紫黑,坏死,甚至脱落,感觉麻木,愈后留有瘢痕。

二、雷火灸治疗

随时注意去掉药灰,保持火头火红。

灸疗治则:以温经散寒,活血化瘀为主。

灸疗部位:冻伤部位及其周围;穴位:大椎、八髎、外关、昆仑、足三里。

灸疗方法:患者取便于灸疗的姿势,点燃一支药,保持火头红火,对准冻伤部位,距离皮肤2~3cm,每移动灸10次为1壮,每壮之间用手轻揉一下冻伤处(皮肤溃破者禁揉),灸至冻伤及其周围皮肤发红,深部组织发热为度,根据冻伤面积每处灸疗不能少于5~10分钟;若全身性冻伤加灸大椎、八髎,上肢冻伤加外关,下肢冻伤加昆仑、足三里。

每天灸1次,每5天为一疗程,轻中度冻伤灸1~2疗程均可治愈,重度冻伤2疗程后休息3天,再灸第三疗程,冻伤均可治愈。

按语:冻伤是肌肤被寒冷刺激造成对皮肤的破坏与伤害。灸局部冻伤处,能温通皮肤气血,祛除寒冷凝结,增加经络气血运转,血液卫气充足,冻伤则修复好转;再灸穴位,尤其是全身冻伤加灸大椎、八髎,可以温通躯体、经脉与经筋,调节全身气血流通,抵御外寒,冻伤则愈。在灸疗过程中,冻伤部位会有针刺热痛感,再继续灸疗冻伤,热痒刺痛感就会逐渐减退,肿胀第2天就开始消退。所以轻中度冻伤在1周左右就可基本治愈,重度冻伤10天左右可治愈。若遇黑变坏死,黑皮脱落可滴甘油类油脂性在坏死皮内,仍可继续温灸,坏疽就可自行脱落。

在临床中用灸疗治冻伤是一种非常好的办法,若再遇寒冷气温,冻伤不易复发,比用药物敷疗和其他物理疗法效果更佳,灸疗后复发率最低。若有复发者冻伤程度会很大程度减少,再灸1疗程,以后稍加保护就不会再生冻疮。在雷火灸临床治疗中,从未发现未治愈的冻伤。

第五节　神经性皮炎

一、中医辨证

神经性皮炎,中医学归纳在"癣"类范畴。本病分内因和外因。内因多为七情所伤,喜、怒、恐、惊易使躯体皮肤发生骤然挛缩、紧张,造成气闭血瘀;脏腑有蓄热,心经被熏,心热内生;肝郁阴虚火旺;脾胃湿热,均可导致皮肤燥热发痒。外因暑湿,风热侵犯肌肤,阻塞肌肤腠理,气血受阻,产生皮肤瘙痒而发病。常发生颈部瘙痒,反复发作称为"摄领疮"。

辨证:

1. **精神因素七情所致**　过度兴奋、忧郁、紧张、焦虑、恐慌、神经衰弱等,造成身体皮肤挛缩、紧张,周围神经功能性障碍,皮肤常呈现苔藓样变化。

2. **阴虚内热所致**　皮损呈淡色或淡白色,皮肤粗糙,心悸乏力,月经淡红量多,舌质淡红,脉沉细。

3. **脾胃湿邪所致**　皮肤受损成暗灰白色,皮厚光滑,腹胀,便溏,舌体胖大,边有齿痕,苔白厚腻,脉滑濡。

4. **肝风内热所致**　皮损成红色,心烦易怒,心悸,口干苦,舌边及舌间呈赤红色,舌苔薄黄,脉弦细。

5. **风湿热邪所致**　皮损呈红色或肤色,有时呈现恶寒发热(无体温增高出现),皮肤发痒,抓后呈丘疹,苔薄白,舌质红,脉浮紧。

二、雷火灸治疗

随时注意去掉药灰,保持火头火红。

灸疗治则:活血化瘀,消炎治痒。

灸疗部位:皮损局部;穴位:三阴交、血海、曲池、大椎、足三里。

灸疗方法:患者取便于灸疗的姿势,点燃1支药,先温灸皮损及皮损周围部位,距离皮损局部 2~3cm,灸至皮肤发红,深部组织发热为度,每处不能少于5 分钟,每晃动灸 7 次,停歇 3 秒,深部组织发热后,再用小螺旋形法,距离皮肤1~2cm 灸皮损处,每旋转 5 次为 1 壮,每壮之间停歇 3 秒,共灸 7 壮;灸距离皮肤 2cm,用小螺旋形法,皮损在颈部、头面、躯干、上肢,加灸大椎、曲池,若在下肢部位加灸血海、三阴交、足三里,每穴各旋转 8 次为 1 壮,每壮之间用手压一下,每穴共灸 6 壮。

每天可灸 1~2 次,每 7 天为一疗程,每疗程之间可休息 2 天,一般需灸 2~5疗程。

按语:神经性皮炎是末梢神经的一种慢性炎症综合征,是由于大脑神经产生兴奋造成的末梢神经功能障碍,由于反复刺激,病情加重,形成末梢神经的慢性炎症。所以雷火灸施灸时,先施行温灸,使皮损处及其周围皮肤解除紧张而松软,血脉肌腠易于气血流通,活血化瘀,再行皮损处泻法灸法,可以促使皮损处的热毒消散,再加灸穴位可以疏通经络气血,调和脏腑阴阳平衡,疏肝理气,肌肤气血济养充足,皮肤内的热毒易消,末梢神经的炎症则退,神经性皮炎则愈。灸时有针扎一样的痛痒感出现,继续灸时,原有的瘙痒感均会消失。复发后不要用手抓,用雷火灸治疗,数次以后,基本会减退。

第六节 疣

一、中医辨证

中医学认为疣是发生在皮肤浅表的小赘生物,病名在《内经》中已出现。又称"疣目"、"鼠乳"、"千日疮"、"枯筋箭",俗称"瘊子"。常发生在青少年的手背和手指,也可发生在身体的任何部位,形状不一,数目或多或少,《薛氏医案》提出:"疣属肝胆少阳经,风热血燥,或怒动肝火,或肝客淫气所致。"所以中医学认为疣的形成,与风热之邪搏于肌肤,瘀积阻塞脉络有关,或怒气动肝火,血虚肝失所养,导致气滞血凝,客留肌肤而生疣。

病因分类:

1. **肝火血毒,凝结肌肤** 初起皮肤受损,出如米粒,渐大如豌豆,突出皮面,质坚硬,灰褐色或污黄,凸面粗糙,数目少则 1~2 个,多则数十个,甚至更多,全身均可出现,无明显自觉症状,疣被碰撞摩擦时易出血。西医称为"寻常疣"。

2. **风热毒邪,搏于肌肤** 为针头至米粒大小扁平丘疹,破损皮肤,表面光滑,呈淡褐色或肤色,初起时,数目较多,密集或散在分布,多发于颜面、肩胛、前臂、手背等,轻度瘙痒或无自觉症状。西医称为"扁平疣"。

二、雷火灸治疗

随时注意去掉药灰,保持火头火红。

灸疗部位:与疣相邻的穴位。

灸疗方法:点燃一支药,先距离疣生长的部位2~3cm,把皮肤熏红,深部组织熏热后,距离疣面0.5~1cm,用密抖法灸,保持0.5cm的距离,以疣为中心,上下或左右移动,每次不超过0.2cm,每抖动10次为1壮,每壮之间移开灸头3秒,再灸第2壮,每个疣不少于灸5壮,灸时皮肤感觉灼烫,可适当选与疣相邻的一个穴位再灸,灸的壮数可根据疣的情况决定,或不选穴配合也可。

每天灸1次,每7天为一疗程,根据情况作第二疗程治疗,有的灸7天以后就开始脱落,凡用此灸法治疗扁平疣和寻常疣,无一例未治愈。在原发处未发现再生疣的情况出现。

按语:疣是内外热毒在皮肤上破坏生成的小赘物,用灸的热红外线力可以杀死和破坏疣的小赘物,使它无法再生存,而自行干死脱落,又使局部皮肤肌腠,气血活通,活血化瘀,热邪瘀毒消散,皮肤得以济养,被破坏的皮肤完好如初。雷火灸密抖式近距离灸法,对疣毒杀伤排泄力非常强,避免直接破坏真皮,遗留瘢痕灸的不美观现象,又避免注射、手术切除的复杂操作治疗。一定在先用温灸法熏后才能使用密抖式灸法(即是先提高皮肤的抗温耐热力)。

第七节　白　癜　风

一、中医辨证

白癜风是皮肤被破坏呈现大小不等,不规则的一种色素减退或脱失斑,此种肤色形成时,在视觉上略低于皮肤角质层,皮肤纹理消失变光滑,毛孔减少或无毛孔。形成这种皮肤损害的因素,中医学认为与脏腑气血失调,肝气郁结,肾阴亏损,脾胃失运,心气不足,脉络受阻,经筋迟缓,禀赋不足,风寒湿邪搏于肌肤。致病因素不十分清楚,原因众多。该病多发于面部、颈部、手部及小腿部,可遍及全身。体质减弱时,白斑可扩大或增加,恢复困难,治疗时间长。

病因分析:

1. **肝气郁结**　喜、怒、忧、悲均可造成肝郁不疏,影响肝血输布,血不能荣养肌肤,肤失所养就会产生脱色白斑。

2. **肾阴亏损**　房室不节,疲劳过度,累及肾脏,肾功能失调,肾精干枯,皮失所润,皮肤受损,褪变发白。

3. **脾胃失运**　因脾胃失运,纳食差,食欲减少,化生水谷精微功能减弱,供应济养肌肤的精微缺乏,皮肤失润,缺乏滋养,皮损变白。

4. 心气不足 由于气血运行全身,全赖于心气充足,正气旺盛,血液才能在血脉中正常运行,供养四肢、百骸、肌肉、肌肤,才能骨坚肌润,丰满完美。若心气受损,心气不足,则会发生皮肤给养不足,皮肤失养,受损而变白色。

5. 脉络受阻 因久病,体质变弱;或因脏腑气血不调;还可因外力损伤致脉络受阻;还因感染,皮肤脉络均可受阻,导致皮肤受损而发白。

6. 经筋迟缓 人体的经络、经筋可因多种原因而发生部分功能减弱,可致受累的肌肤吸收功能减退,而致使皮色失养而发白。

7. 禀赋不足 皮肤受损发白,有家族史因素,若患者遗传家族史疾病,先天带来的皮肤受损发白。

8. 风寒湿邪搏于皮肤 因受冷风或寒湿刺激皮肤,皮肤受到强烈刺激,寒邪搏于肌肤造成气瘀血阻,而损伤皮肤,皮肤受损或失滋养,均可致使皮肤发白。

二、雷火灸治疗

随时注意去掉药灰,保持火头火红。

灸疗治则:使局部皮肤血液供养充足,身体素质增强,神经功能正常,是以调节脏腑,阴阳调和,正气内生,外济充足,局部舒经活络,祛风除湿为主。

灸疗部位:以白斑部位为中心;穴位:内关、足三里、三阴交以及选相关的1~2穴。

灸疗方法:患者取易灸的姿势,点燃1支药,固定在单头灸具上,以白斑部位为中心,距离皮肤2~3cm,进行温灸,灸至皮肤发红,深部组织发热为度,时间不能少于25分钟,每旋转、横向、纵向移动灸头10次为1壮,每壮之间用棉花签头(根据白斑面积大小用1至多支以上)在白斑点处轻微揉摩,用小回旋法,距离皮肤2cm,灸内关、足三里、三阴交,可加灸白斑点附近的1~2个穴位,譬如面部可加灸风池、大椎,手部可加灸合谷、曲池。每穴各灸8壮,每回旋8次为1壮,每壮之间用手压一下。

每天灸1次,每10天为一疗程,一般灸2~6疗程,每疗程之间休息5天,观察皮肤变化情况,根据好转程度再决定灸下一疗程。临床灸疗过程中如果发现大面积的白斑,有白皮整块脱落时,在脱皮的周围用75%的乙醇消毒,无皮肤覆盖的组织面用生理盐水冲洗后,敷上甘油类的药物滋润(切忌敷浓厚的油膏,注意不要擦破皮下组织,未灸时用无菌纱块保护),灸时揭开无菌纱块,然后继续用温灸法,1次长出的皮肤颜色就会恢复正常。

按语:白癜风是因为身体皮肤缺乏济养患生的皮肤疾病。灸内关、足三里、三阴交,内关强心,足三里、三阴交补养脾胃,能调节脏腑功能,增强营血化生,全身气血畅通。局部施温灸,能使白斑处血脉扩张,气血疏通,排出风寒,增加局部济养,皮肤白斑就会得到逐渐改善,而达到白斑消除,皮肤恢复正常颜色的目的。

第八节　斑　秃

一、中医辨证

斑秃属中医学"油风"、"鬼剃头"范畴。一般表现为头发脱落,成不规则的圆形或椭圆形,形成时头皮光滑,可扩大连片,甚至头发全部掉光,称为斑秃。有的还影响眉毛、睫毛脱落,严重的还会使身体的汗毛脱落。

病因:多是由于脏腑气血不足,阴阳不调,不能营润肌肤,滋养毛发;身体素质下降,致使毛发失养;阴虚阳亢;疲劳过度;肾阴亏损;以及禀赋先天不足;还可因长期精神忧郁,均可造成毛发脱落。

1. **阴虚阳亢**　因脏腑阴精亏损,阳亢生热,化生血热,或肝阳上亢生风,均使阴津亏损,血热随风夹杂犯巅顶,头皮发燥易痒,头发失滋养而形成脱发。有广泛性脱发,有集中在一处或几处脱发,这种脱发往往伴有头皮屑增多。

2. **气血两虚**　因体质下降,大病过后,外伤出血过多,身体内脏均受影响,发生气血两虚,滋养皮肤津血不足,毛发失养,就容易发生头部毛发片状脱落。

3. **肾阴亏损**　肾气充足,则筋柔骨坚,肌润发莹,因房室不节、疲劳过度,伤及肾精,肾精亏损,精髓失养,肌肤萎黄,毛发受损,会形成头部大片的脱落头发。

4. **气滞血瘀**　头部受外界因素,夹杂内因气血不足,会造成头部局部气滞血瘀,该处头皮就会失去营血供养,头发就会萎缩变黄,根部缩小而脱落。

5. **禀赋先天**　家族史有斑秃或头发易脱症,很容易因其他的因素而诱发本病,也有先天斑秃的。

有的斑秃,如上述前三种因素致斑秃,可因身体情况好转,肝风内息,气血调养充足,肾气能摄,肾阴充足,头发均可再生。有的头发时生时脱,不易治疗,说明病因与脏腑气血不调有关。

二、雷火灸治疗

随时注意去掉药灰,保持火头火红。
灸疗部位:斑秃处;穴位:百会、大椎。
灸疗治则:疏经活血,活血化瘀。

灸疗方法:患者取坐位,点燃1支药,固定在单头灸具上。对准斑秃处及其周围头皮,先用温灸法,距离皮肤3cm,灸至皮肤发红,整个头皮发热为度,最少要灸10分钟,每移动或旋转灸10次,用棉花头揉擦一下斑秃部;用小回旋法,灸百会、大椎,每回旋10次为1壮,每壮之间停歇3秒,每穴各灸8壮。

每天灸1次,每10天为一疗程,可连续灸2个疗程。根据情况可再加疗程。根据头发脱落形状,为便于施灸,有时可叫患者全头剃光。

按语:斑秃是因为局部头皮缺乏血液供应,造成头发脱落。灸疗局部斑秃处及其周围,可使头部肌肉、皮肤组织血脉疏通,瘀阻消散,血液供应改善,毛发根部有充足的血液供养,就会长出新的头发;灸百会、大椎,可以疏通头部督脉,增强头部的精髓给养,推动头部气血,使头部津血更加充足,肤润发莹,脱发停止,新发易生。

雷火灸治疗斑秃临床疗效非常明显,一般一个疗程生发率在90%以上。

第九节　银　屑　病

一、中医辨证

银屑病俗称"牛皮癣"。中医学称银屑病为"白疕",是常见的慢性、复发性、炎症性皮肤病。其特征是出现大小不等的丘疹,红斑,表面覆盖银白色鳞屑;还有脓疱性,累及关节活动,疼痛僵直;发红、发热等全身症状出现。

病因:中医学归纳成血热、血燥、风热、湿热、夹杂内外邪、情志因素、过敏体质等多种原因所致皮肤受损,形成银屑病。根据牛皮癣的形态,中医学有多种病名,如"肤如疹疥,白而痒、搔起白皮",称"白疕",或"状如苍松之皮,红白斑点相连"又称"松皮癣",还有称"蛇虱"的,有脓疱型,脓疱破溃后,底色呈红斑,都是根据银屑病的症状以及全身并发症的出现情况而命名。

病因辨证分型:

1. **寻常型银屑病**　病因有风热型、湿热型、血虚阳亢型、血热实热型、血虚气滞型、冲任失调型、禀赋先天型、过敏型。

(1) 风热型:外感风热,客于肌肤,又因外感风邪,侵犯呼吸道发生炎症,发热,内热熏蒸,不能宣发,皮肤热邪不能透出,内热与外邪搏于肌肤,瘀积发为红斑、丘疹,皮损出现白色鳞屑。

(2) 湿热型:肠胃素积有湿热,又因过食醇酒、辛辣之物,湿热毒邪,蕴积肌肤,不能宣泄,而皮肤上出现疹点、红斑,形成片状或块状红斑,上覆白色鳞屑。此型发病急。

(3) 血虚阳亢型:因脏腑气血失调,形成血液亏损,阳气过盛,变生燥热,血热易瘀阻肌肤,又因风热外侵肌肤,内燥外热夹杂,瘀塞肌肤,变生丘疹,形成片状,皮损出现鳞屑。

(4)血热实热型:肝火内生,心火过旺,是因内脏蕴热,热灼经脉,不能宣发,血瘀气阻于肌肤,发生红斑、鳞屑。

(5)血虚气滞型:身体素质虚弱,久病阴虚阳旺,气血不足,血运行至皮肤,易发生气滞血瘀,瘀久发热,而生热毒,毒邪于皮下,形成红斑、丘疹、皮损鳞屑。

(6)冲任失调型:女性月经期前后或妊娠期前后,出现淡红色或红色斑疹,发病时伴有微痒,心烦口干,舌质红,脉细沉数。

(7)禀赋先天型:此型疾病有遗传性。

(8)过敏型:有过敏体质,又喜吃辛辣厚味之物,热积肠胃,客于肌肤而发病。发病较迅速。

2. 关节型银屑病　关节处红斑、丘疹合并疱疹,反复发病,毒邪渗透关节筋膜,使关节发炎,僵硬变形,关节疼痛,伸屈受限。

3. 脓疱型银屑病　内因湿热壅积于肌肤,外又因风热搏击肌肤,内外热毒相结,热毒壅盛,又生湿毒,不能宣泄,相搏于皮肤,湿疹、红斑发为脓疱。

4. 红皮病型银屑病　继发于寻常型银屑病和脓疱型银屑病,好转后常发生全身性红斑,属于热毒未净,若遇风热或食过敏性食物,或治疗不当等其他因素影响,皮肤易发为全身性红皮病型银屑病。

二、雷火灸治疗

随时注意去掉药灰,保持火头火红。

灸疗治则:以清热解毒,祛风除湿润肤为主。

灸疗部位:银屑病患病部位;穴位:手十指冲、足十趾冲、肾俞。

灸疗方法:患者取易于灸疗的姿势,根据银屑病的面积大小,点燃1~2支灸药,固定在灸具上。距离皮肤0.5~1cm,每雀啄或旋转10次为1壮,每壮之间停歇3秒,灸至皮肤发红,有明显灼痛感为度,每处不能少于8壮。若皮损在上肢,灸手十指冲;若在下肢,灸足十趾冲,距离皮肤1cm,每指(趾)不能少于8壮,每壮之间间歇3秒。灸肾俞,距离皮肤2cm,每雀啄10次为1壮,每壮之间停歇3秒,各灸8壮。

每天灸1次,5天为一疗程,观察银屑病消退情况,再加2~3疗程灸疗,一般情况一个疗程银屑病就有明显好转。

按语:中医学认为银屑病是湿热毒搏击肌肤而发病。用雷火灸泻法灸疗银屑病患病处,能宣泄肌肤湿毒,增强局部营养。熏指(趾)冲,可以疏通肢体气血,增加宣泄热毒的功效;灸肾俞,用平补平泻法,可以调节肾功能平衡,保养肾气而摄精,改善肾阴亏损,而济养肺经,肺气充足,皮毛则莹润,内外调治,银屑病则愈。

赵氏雷火灸治疗银屑病36例,2个疗程后统计,22例治愈,12例明显好转,2例好转(银屑病好转标准是鳞屑皮较原病减少60%,皮损基底部微红),总有效率100%。

第十节 阴 虱 病

一、中医辨证

阴虱病是属于中医学"湿热生虫"范畴的疾病。寄生在男女阴部毛囊之内的寄生虫名为阴虱。身体有湿热,下注于阴毛部,若清洁卫生差,湿热壅塞过久就会产生虫患,破坏皮肤,于毛囊内寄生,病灶瘙痒,有紫红斑出现。彻底杀灭此寄生虫有一定的难度,因虫在毛囊内,虫卵也在毛囊口。

二、雷火灸治疗

随时注意去掉药灰,保持火头火红。

灸疗部位:阴虱患病部位。

灸疗方法:患者取仰卧位,下肢置于易灸部位。首先剃去阴毛,手术者要戴手套。点燃1支药,距离皮肤2~3cm,灸至皮肤发红,深部组织发热为度,每灸摆动10次间歇3秒,时间不能少于20分钟。

每天灸1次,每10天为一疗程,至皮肤上无红斑点,无瘙痒,观察3天,多数患者灸一疗程阴虱可完全灭绝。

按语:阴虱是传染性寄生虫疾病,属于中医学湿热致皮下生虫的疾病。灸疗产生的红外线热可以渗透在皮下及皮内直接消灭阴虱。雷火灸的药力效应,在灸的过程中会使阴虱窒息,所以能消灭毛囊内寄生的阴虱,同时也会直接宣泄阴毛部分的湿热,清除了阴虱寄生的温床,也不容易使阴虱寄生。

重庆赵氏雷火灸门诊部灸疗阴虱病,成为常规治疗法。

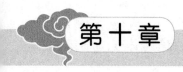

第十章

灸疗外科疾病

第一节 疼 痛

一、中医辨证

疼痛,中医学认为是身体因各种疾病因素致使局部或全身气血不通畅,而产生的一种刺激机体的因素,呈现的不适与精神因素相影响的异常感觉,即"痛感"。导致疼痛的因素分内因和外因。

外因:

1. **风寒痛** 人体遭受风寒邪气侵犯,会发生风寒感冒,风寒游走全身,影响阻塞头部及四肢关节,闭塞不通,产生恶寒,头痛,腰腿关节酸冷疼痛。因风寒凝聚肌肤,造成寒凝气滞而产生经络阻塞不通而痛。舌质淡,体肥大,苔白腻,脉浮紧。

2. **风热痛** 人体因遭受风热侵犯,发生受累器官热毒壅积,如扁桃体肿大,恶寒发热,咽喉肿痛,头痛,舌质红,苔黄,脉浮数。热毒阻塞器官,产生血热瘀积不通而痛。

3. **湿热痛** 久处湿热气候,生活或工作,因被湿热毒邪熏蒸,侵犯肢体肌肤,造成关节红肿热痛,舌红,苔黄腻,口干渴,脉滑数。因湿热侵犯,经筋、关节发生肿痛,不通而痛。

4. **外伤疼痛** 因肢体扭伤或挫伤形成肿胀疼痛,因刀伤斧切致使皮肉筋骨破裂,产生疼痛。因外伤筋骨、肌肤及血脉,发生血瘀气滞而产生伤痛。

内因:

1. 脏腑内素有积热,而致使某脏器发生热毒瘀积,产生疼痛,如中医的肠痈(阑尾炎或化脓性阑尾炎)会产生腹部疼痛或绞痛。如心肌或心包络受热毒壅塞(心肌炎或冠心病),会反映在前胸、后背疼痛。肠胃热毒壅塞,会发生便秘而产生肛门肿痛。以上均是造成器官局部气血壅塞不通而发痛。

2. 年老体衰,容易发生肠胃消化不良,若饮食稍有不慎,就会引起胃部消化不良。胃部被食物损伤,胀满疼痛,产生瘀阻而发痛。因年老体衰,筋骨痿软,疲劳或负重均可造致腰膝疼痛,关节增生障碍性疼痛。

按疼痛的程度可分为轻度、中度、重度疼痛。①轻度疼痛:感觉上可以忍受,不太影响生活和工作;②中度疼痛:表现精神差,睡觉不太踏实,给生活和工作带来一定影响;③重度疼痛:不能忍受,失去身体的支撑力,不能正常活动,还可产生昏厥。

按疼痛发病的缓急分为急性疼痛和慢性疼痛。①急性疼痛:急性炎症、突然外伤均可造成急性疼痛。②慢性疼痛:内脏的慢性炎症,癌症,产生在肢体的疼痛都是逐渐发生的,可归纳为慢性疼痛。

二、雷火灸治疗

随时注意去掉药灰,保持火头火红。

灸疗治则:温通血脉,疏风散热,化郁结。

灸疗部位:疼痛部位及周围部分;穴位:阿是穴、大椎、手足十指(趾)冲、肾俞。

灸疗方法:

1. 因风寒或寒湿所造成的躯体、四肢、头部疼痛,重点灸头部,前额、双耳、大椎,疼痛的大关节,根据疼痛的部位,用1~2支药,保持火头红火,距离皮肤2cm,熏至皮肤发红,深部组织发热或有微汗出为度。灸肾俞,灸至皮肤发红,深部组织发热为度,每灸10次为1壮,每壮之间用手压一下。大关节疼痛处不能少于20分钟。

2. 风热、湿热造成的头痛及关节痛,局部用温灸法,距离皮肤3cm,灸受累的关节,灸至皮肤发红,深部组织发热为度,时间最多不超过5分钟,上肢灸手十宣,下肢灸足十宣,距离皮肤1cm,每移动灸10次为1壮,每指(趾)各灸8壮。

3. 慢性炎症疼痛,距离疼痛处皮肤2~3cm,保持火头红火,灸至皮肤微红,深部组织发热为度。时间不能少于10分钟,每移动灸10次,根据情况停歇3~5秒,根据疼痛部位,分别灸少冲穴小指(趾)末端前方。

4. 慢性疼痛,如癌症疼痛,距离疼痛部位2~3cm,灸至皮肤发红,深部组织发热为度,中间停歇时间根据情况而定,灸疗时间不能少于20分钟。可选阿是穴、肾俞,用雀啄式,各灸疗5~7壮。

5. 急性疼痛,局部只能温灸,在疼痛部位时间不要超过5分钟,灸大椎,上躯干部及上肢头部疼痛,灸十指冲,下腰部及下肢部疼痛加灸十趾冲,灸的方法同上述。

备注:急性疼痛,如急性阑尾炎(急性肠痈)、急性心肌梗死、急性炎症并发全身高热产生的疼痛,结合中西医内科抢救治疗。

按语:疼痛是机体受到阻塞刺激,与情感相结合而产生的一种不愉快感觉,中医学认为是经络、气血受阻产生不适反应的痛苦症状。气血流通则不痛,如灸疗反应的疼痛部位,可以温化风寒、风热、瘀血等各种堵塞经络气血的因素,而使肌肉、经络、腠理消瘀化积,气血疏通则不通;加灸大椎、阿是穴、十指(趾)冲,可以疏通上下肢体经络、气血,促进气血调和通畅,通则痛止。

第二节 疖

一、中医辨证

疖,中医学认为是皮肤浅表层的一种局限性的小的热毒疮,色红、灼热、疼痛,突起,根浅,肿势局限,易化脓,头穿脓排即愈,是一种常见的外科疾病。根据病因证候不同,又可分有头疖、无头疖、蝼蛄疖、疖病等。其特点是肿势限局,范围多在3cm左右。

病因:常因内郁湿火,外感风邪,两相搏结,蕴阻肌肤所致;或夏秋季节感受暑毒而生;或因天气闷热汗出不畅,暑湿热蕴蒸肌肤,引起痱子,复经搔抓,破伤染毒而成。

临床表现:局部皮肤红肿疼痛,可伴有发热、口干、便秘、苔黄、脉数等症状。

(1) 有头疖:患处皮肤上有一红色结块,直径约3cm,灼热疼痛,突起根浅,中心有一脓头,出脓即愈。

(2) 无头疖:患处上有一红色结块,直径约3cm,无脓头,表面灼热,触之疼痛,2~3天化脓,溃后多迅速愈合。

(3) 蝼蛄疖:多发于儿童头部。临床常见两种类型:①坚硬型,疮形肿势虽小,但根脚坚硬,溃破出脓而坚硬不退,疮口愈合后还会复发,常为一处未愈,他处又生;②多发型,疮大如梅李,相连三五枚,溃破脓出而不易愈合,日久头皮窜空,如蝼蛄窜穴之状。不论何型,局部皮厚且硬者较重,皮薄成空壳者较轻。若不当治疗则迁延日久,可损及颅骨,如以探针或药线探之,可触及粗糙的骨质,必待死骨脱出,方能收口。

(4) 疖病:好发于项后发际、背部、臀部。几个到几十个,反复发作,缠绵不愈。也可在身体各处散发疖肿,一处将愈,他处续发,或间隔周余、月余再发。患消渴病、习惯性便秘或营养不良者易患病。

实验室检查:必要时可进行血常规、血糖、免疫功能等方面的检查。

鉴别诊断:

1. **痈** 常为单发,初起无头,局部顶高色赤,表皮紧张光亮,肿势范围较大,6~9cm,初起即伴有明显全身症状。

2. **颜面疔疮** 初起有粟粒状脓头,根脚较深,状如钉丁,肿势散漫,肿胀范围显著大于疖,出脓日期较晚而且有脓栓,大多数患者初起即有明显全身症状。

3. **囊肿型痤疮** 好发于面颊部和背部,初为坚实丘疹,挤之有白色粉样物质,反复挤压能形成大小不等的结节,病程较长,30岁以后发病减少。

二、雷火灸治疗

随时注意去掉药灰,保持火头火红。

灸疗治则:宜清热解毒,活血化瘀。

灸疗部位:局部疖疮处;穴位:大椎、十指冲、风府。

灸疗方法:患者取坐位,点燃一支药,固定在单头灸具上。对准疖疮处,距离皮肤3cm,用雀啄法或小旋转法,进行温灸,灸至皮肤微红为度,每灸5次为1壮,每壮之间停歇3秒,每疖疮处灸5壮;灸风池、大椎、手十指冲,每穴距离皮肤2cm,每雀啄7次为1壮,每穴各灸7壮;在面"三角区"内的疖疮不灸局部(经常用淡盐水或茶叶水清洗,随时保持皮肤清洁),只灸穴位;若是蝼蛄疖,对局部灸疗壮数可多加3壮。

按语:疖是皮肤浅表层的热毒(细菌感染)形成的化脓性小疮。灸疗疖局部,使局部血热排泄;灸疗穴位风池、大椎,可祛风散热,温通经络,促进气血活通,尤其是灸十指冲,排毒止痛能力会增强。面部"三角区"的疖,热毒易扩散,引起全身症状,局部灸疗时,须慎重,请勿用手挤压排脓,自行头穿脓出后,可局部使用灸法治疗,以温灸为宜,壮数不超过5壮,局部气血流通,治愈后不易再发。

灸疗疖的种类及方法繁多,譬如隔姜灸、隔蒜灸等,雷火灸治疗疖的优点在于方便,灭菌拔毒能力强,效果好,不易复发。

第三节 头 皮 血 肿

一、中医辨证

头皮血肿属于中医学"瘀血"范畴。造成头部头皮血肿的因素是头部受到外力撞击,跌扑时头部触地,或被击伤,均可造成头部皮下出血,无头部骨折,局部瘀血肿包块,高出其他头皮,按压有波动感,疼痛但不十分严重。这种血肿块在皮肤内、皮下或骨包膜;头部筋膜、腠理、皮肤,是根据头部损伤的程度而形成。还有胎儿出生时,接产不当易产生头部血肿。可作颅部 X 线、CT、磁共振检查确诊有无颅内损伤。

二、雷火灸治疗

随时注意去掉药灰,保持火头火红。

灸疗治则:活血化瘀。

灸疗部位:血肿部位为主,双耳部。

灸疗方法:新伤血肿1~5天,适当加压包扎,防止继续出血;5天后,点燃一支药,固定在灸具上,对准血肿部位,距离头皮 3~5cm,进行温灸,每旋转 10 次轻抚摩血包,灸至皮肤发红,深部组织微热为度。若血肿在 1 周后未消散,灸至皮肤发红,深部组织发热为度,时间不能少于 15 分钟;10 天后血肿未净,除了灸血肿处,加灸双耳部,双耳灸红灸热为度,这种灸法可使瘀血易消散,加速组织恢复。

按语:头皮血肿即是头皮瘀血包块。灸局部,能使瘀血溶解,活血化瘀,组织修复。自行消散的血肿容易发生头部后遗症,如头部昏痛,瘀血久不消散,发生头皮感觉障碍,用灸后,这些后遗症就可避免。

第四节　颈部肿块

一、中医辨证

颈部肿块属于中医学的"瘿瘤"范畴。

瘿分为气瘿、肉瘿、瘿痈、石瘿。

1. **气瘿**　是瘿病的一种,因其患部肿块柔软无痛,可随喜怒而消长,故称为气瘿。俗称"大脖子"病。见于《诸病源候论》:"气瘿之状,颈下皮宽,内结突起,腘腘然亦渐长大,气结所成也。"病因由外因和内因所致。外因系平素饮水或食物中含碘不足;内因为情志不畅,忧怒无节,气化失调,升降障碍,营运阻塞。临床表现为女性发病率较男性高,压迫气管,比较常见;压迫食管,可引起吞咽不适感,但不会引起梗阻症状;压迫颈深部大静脉,可引起头颈部的血液回流受阻,出现颈部和胸前表浅静脉的明显扩张;压迫喉返神经,可引起声带麻痹,患者发音嘶哑。

2. **肉瘿**　是瘿病中较常见的一种,其临床特点是颈前喉结一侧或两侧结块,柔韧而圆,如肉之团,随吞咽动作而上下移动,发展缓慢。好发于青年女性及中年人。相当于西医的甲状腺腺瘤或囊肿,属甲状腺的良性肿瘤。病因由于忧思郁怒,气滞、痰浊、瘀血凝结而成。情志抑郁,肝失条达,气滞血瘀;或忧思郁怒,肝旺侮土,脾失运化,痰湿内蕴。气滞、湿痰,瘀血随经络留注于结喉,聚而成形,乃成肉瘿。临床患者年龄多在 30~40 岁,以女性占多数。在结喉正中一侧或双侧有单个肿块,呈半圆形,表面光滑,可随吞咽动作上下移动,按之不痛,生长缓慢,一般无明显全身症状。

3. **瘿痈** 是瘿病中一种急性或亚急性炎症性疾患。其特点是喉结两侧结块,色红灼热,疼痛肿胀,甚而化脓,常伴有发热、头痛等症状。相当于西医的急性或亚急性甲状腺炎。病因多因风温、风火客于肺胃,内有肝郁胃热,积热上壅,夹痰蕴结,以致气血凝滞,郁而化热,而成瘿痈。瘿痈须与颈痈和锁喉痈相鉴别。

4. **石瘿** 瘿病坚硬不可移动者,称为石瘿。其特点是结喉两侧结块,坚硬如石,高低不平,推之不移。好发于 40 岁以上的中年人。相当于西医的甲状腺癌。病因由于情志内伤,肝脾气逆,痰湿内生,气滞则血瘀,瘀血与痰湿凝结,上逆于颈部而成。亦有由肉瘿日久转化而来。临床多见于 40 岁以上的患者,女性多于男性,或既往有肉瘿病史,颈前多年存在的肿块生长迅速,质地坚硬如石,表面凹凸不平,推之不移,并可出现吞咽时移动受限。可伴有疼痛,若颈丛神经浅支受侵,则耳、枕、肩部剧痛。石瘿为恶性肿瘤,一旦确诊,宜早期手术切除。

瘤是瘀血、痰滞、浊气留于机体组织间而产生的结块。瘤分为气瘤、血瘤、筋瘤、肉瘤、骨瘤、脂瘤(相当于西医的良性肿瘤)。临床特点是局限性肿块,多生于体表,发展缓慢,一般没有自觉症状。瘤是全身性疾病的局部表现,其发病原因较复杂,但归纳起来不外内因、外因两个方面,概括为为六淫之邪、情志郁结、脏腑失调、饮食不节等。上述病因中,瘤主要是邪气偏盛,即机体抗病减低,加之邪毒侵袭,日积月累,导致瘤的相成,正如明·李中梓《医宗必读》所言:"积之成者,正气不足,而后邪气踞之。"总之,瘤病因的特点是本虚而标实,正气亏虚为本,气滞、血瘀、痰凝、湿热或阴毒结聚为标。瘤以发于肢体或各个器官而命名,如发于肌肉,命名为肉瘤;发于骨,称为骨瘤。瘤可分为良性肿瘤和恶性肿瘤。恶性肿瘤又称为癌症。

二、雷火灸治疗

随时注意去掉药灰,保持火头火红。

灸疗治则:消痰逐瘀,疏通经络,调理脏腑为主。

1. 颈部肿块即瘿瘤灸疗

灸疗部位:肿块部位;穴位:风池、天突、廉泉、大椎、合谷、足三里、心俞、内关、神门、三阴交。

灸疗方法:灸气瘿、肉瘿,距离肿块2~3cm,每旋转10次为1壮,每壮之间可用棉花球轻揉数次,灸至皮肤发红,深部组织发热为度,用雀啄法,灸风池、天突、廉泉、大椎、合谷,若久病身体较差的患者,加灸足三里、心俞、内关、神门、三阴交。灸前组穴位,用泻法,距离皮肤1cm,雀啄每穴各7次为1壮,每穴之间用手压一下,每穴各灸7壮;灸后组穴位时,用温灸法,距离皮肤2~3cm,用小回旋法,每回旋8次为1壮,每壮之间用手压一下,每穴各灸6壮。气瘿过大的须做手术切除治疗。

每天灸1次,每10天为一疗程,休息3天观察疗效。根据灸疗效果可随情况增加疗程,随时用辅助检查如超声波或活检进行观察。肿块转归情况若好转,可继续灸疗,如有恶变要及时手术治疗。

肉瘿红肿热痛期并发全身高热症状,应结合中西医内科治疗。待全身症状减退后,可结合上述灸法治疗。

石瘿确诊后,应立即手术切除,切除后可用温灸法灸疗局部,结合穴位灸疗。

2. **良性肿瘤** 均可采用灸气瘿、肉瘿的方法进行治疗。

3. **恶性肿瘤** 确诊后须早期手术切除治疗,如不能做切除手术的患者,疼痛时,可用雷火灸灸疗局部和双手十指冲,每灸一次时间不少于30分钟,灸中冲或十指冲不少于9壮,在临床中止痛效果可维持2~4小时。

按语:在颈部的瘿瘤是在致病因素的作用下导致脏腑经络功能失调,气滞、血瘀、痰凝结于颈部,逐渐形成。灸疗局部包块、廉泉、天突、合谷,有疏通经络、活血化瘀、消痰除湿的功效;灸疗内关、三阴交、足三里、心俞,调理脏腑,阴阳平衡,增强脏腑生理功能,卫气充足,以助颈部瘿瘤处气血疏通,精津经脉济养充足,助包块消散,增进抗体的作用;灸十指冲,增强通经活络的作用,故止痛效果较好。

第五节　乳腺囊性增生病

一、中医辨证

乳腺囊性增生病,中医学属于"乳癖"范畴,是乳腺组织一种既非热毒,又非瘿瘤的增厚或增大的凝结性疾病。特点单侧或双侧乳房疼痛,并出现肿块,乳痛和肿块与月经周期及情志变化有密切关系,乳房肿块大小不等,形体不一,边界不清,质地不硬,活动度好。本病好发于25~45岁的中青年妇女,是一种常见的乳房疾病,它有合并或转化成瘿瘤的癌变危险,需随时注意病情转化。

病因:

1. 由于情志不遂,忧郁不解,久郁伤肝,或受到精神刺激,急躁恼怒,可导致肝气郁结,气机阻滞,蕴结于乳房胃络,乳络经脉阻塞不通,不通则痛而引起乳房疼痛;肝气郁久化热,热灼津液为痰,气滞、痰凝、血瘀即可形成乳房肿块。

2. 因冲任失调,使气血瘀滞,或阳虚痰湿内结,经脉阻塞而致乳房结块、疼痛、月经不调。

临床表现:乳房疼痛以胀痛为主,可有刺痛或牵拉痛。疼痛常有月经前加剧,经后疼痛减轻,或疼痛随情绪波动而变化的特点,痛甚者不可触碰,行走或活动时也有乳痛。乳痛主要以乳房肿块处为甚,常涉及胸胁部或肩背部。有些患者还可伴有乳头疼痛和作痒,乳痛重者影响工作或生活。

乳房肿块可发生于单侧或双侧,大多位于乳房的外上象限,也可见于其他象限。肿块的质地中等或硬韧,表面光滑或颗粒状,活动度好,大多伴有压痛。肿块的大小不一,直径一般在1~2cm,大者可超过3cm。肿块的形态常可分为以下四种类型:

1. **片块型** 肿块呈厚薄不等的片块状、圆盘状或长圆型,数目不一,质地中等或有韧性,边界清,活动度好。

2. **结节型** 肿块呈扁平或串珠状结节,形态不规则,边界欠清,质地中等或偏硬,活动度好。亦可见肿块呈米粒或沙粒样结节。

3. **混合型** 有结节、条索、片块、沙粒样等多种形态肿块混合存在者。

4. **弥漫型** 肿块分布3个象限或超过乳房3个象限以上者。

二、雷火灸治疗

随时注意去掉药灰,保持火头火红。

灸疗治则:以疏肝理气;通经活络为主。

灸疗部位:患侧乳房部及同侧腋下部;穴位:内关、足三里。

灸疗方法:患者取仰卧位,点燃2支药,距离皮肤2~3cm,温灸整个患侧乳房部及同侧腋下部、肋部,每旋转或移动灸10次,用手平抚被灸处,熏至皮肤发红,深部组织发热为度,时间不可少于20分钟;灸乳房肿块处,距离皮肤1~2cm,用小旋转法,每旋转10次,用手轻揉压肿块处,反复施灸,时间不少于10分钟;灸内关、足三里,距离皮肤2cm,用雀啄法,每雀啄8次为1壮,每穴各灸8壮。

每10天为一疗程,每天灸1次,观察肿块,若肿块逐渐变小或变软,就可继续施灸疗程,一般在3~5疗程肿块会消失;若发现肿块增大、变硬,须进行组织活检,病情若有恶变,立即结合手术治疗。

按语:乳腺囊性增生,中医辨证认为是肝郁气滞而变生的乳房肿块。灸疗乳房部及腋下部,能温通乳房及其乳络气血;重灸乳房肿块处,能促进郁结消散;灸内关与足三里,能疏通脏腑经络,调和阴阳,卫气充足,能促进乳房肿块消散,增强体质,抗体增强,以利乳疾恢复。

赵氏雷火灸门诊部治疗乳腺囊性增生病,经检查确诊21例,最小年龄25岁,最大年龄44岁,平均年龄35岁,经三个疗程治疗,肿块消失12例,有效8例,无效1例,有效率95%。

第六节 急性乳腺炎

一、中医辨证

急性乳腺炎属于中医学"乳痈"范畴,是由于热毒入侵乳房而产生的一种急性乳房红肿热痛的乳房疾病。常发生于产后未满月的哺乳期妇女,尤以初产妇多见。在哺乳期发生的名外吹乳痈;在妊娠期发生的名内吹乳痈;在非上述两期发生的名不乳儿乳痈。临床上以外吹乳痈最为常见。其特点是乳房局部结块,红肿热痛,并有恶寒发热等全身症状。

病因:

1. **乳汁郁积** 乳汁郁积是最常见的原因。初产妇乳头皲裂,或乳头畸形、凹陷,影响充分哺乳;或哺乳方法不当,或乳汁多而少饮,或断乳不当,均可导致乳汁郁积,乳络阻塞结块,郁久化热酿脓而成痈肿。

2. **肝郁胃热** 情志不畅,肝气郁结,厥阴之气失于疏泄;产后饮食不节,脾胃运化失司,阳明胃热壅滞,均可使乳络闭阻不畅,郁而化热,形成乳痈。

3. **感受外邪** 产妇体虚汗出受风,或露胸哺乳外感风邪;或乳儿含乳而睡,口中热毒之气侵入乳孔,均可使乳络郁滞不通,化热成痈。

临床表现:

多见于产后3~4周的哺乳期妇女。

1. **初起** 初起常有乳头皲裂,哺乳时感觉乳头刺痛,伴有乳汁郁积或结块,乳房局部肿胀疼痛,皮色不红或微红,皮肤不热或微热。或伴有全身感觉不适,恶寒发热,食欲不振,脉滑数。

2. **成脓** 患乳肿块逐渐增大,局部疼痛加重,或有雀啄样疼痛,皮色焮红,皮肤灼热。同侧腋窝淋巴结肿大压痛。至乳房红肿热痛第10天左右,肿块中央渐渐变软,按之应指,有波动感,穿刺抽吸有脓液,有时脓液可从乳孔中流出。全身症状加剧,壮热不退,口渴思饮,小便短赤,舌红苔黄腻,脉洪数。

3. **溃后** 脓肿成熟,可破溃出脓,或手术切开排脓。若脓出通畅,则肿消疼减,寒热减退,疮口逐渐愈合。若溃后脓出不畅,肿势不消,疼痛不减,身热不退,可能形成袋脓,或脓液波及其他乳络形成传囊乳痈。亦有溃后乳汁从疮口溢出,久治不愈,形成乳漏者。

在成脓期大量使用抗生素或过用寒凉中药,常可见肿块消散缓慢,或形成僵硬肿块,迁延难愈。

实验室检查:血常规检查可有白细胞总数及中性粒细胞比例增高。深部脓肿可行 B 超检查。脓液细菌培养及药敏试验有助于确定致病菌种类,指导选择抗生素。

急性乳腺炎须与炎性乳腺癌相鉴别。

二、雷火灸治疗

随时注意去掉药灰,保持火头火红。

灸疗治则:灸以清热解毒,疏通经络为主。

灸疗部位:患病乳房及患侧腋下;穴位:十指冲、阿是穴、足三里。

灸疗方法:点燃 1 支药,距离乳房及患侧腋下部皮肤 3~5cm,每旋转纵向或横向灸 9 次,用手轻揉捏肿胀疼痛处的包块及患侧乳房部,灸至皮肤发红,深部组织发热为度,灸疗不能少于 20 分钟,重点灸乳房肿块处(阿是穴);灸双手十指冲,距离穴位 1cm,每穴各灸 7 壮,每雀啄 7 次为 1 壮,每壮之间停歇 3 秒。

每天灸 1 次,3~7 天为一疗程,如合并发生全身症状,可结合中西医内科治疗,及早灸疗可避免脓肿发生。

按语:灸患侧乳部及相关腋下部,能疏通乳房经络气血;重心灸肿胀包块处,能清热解毒;灸十指冲,能通脏腑气血,有助于排毒止痛;灸足三里,能调和胃气,化生津液,营养肌肉与腠理。

第七节　痔　疮

一、中医辨证

痔疮是直肠末端黏膜下和肛管皮下的静脉丛发生扩大曲张所形成的柔软静脉团。是临床上的常见病、多发病。本病好发于 20 岁以上的成年人。分内痔、外痔、混合痔。

1. **内痔**　是指肛门齿状线以上,直肠末端黏膜下的痔内静脉从扩大、曲张和充血所形成的柔软静脉团。是肛门直肠病中最常见的疾病。好发于截石位的 3、7、11 点处,又称为母痔区,其余部位发生的内痔,均称为子痔。其特点是便血,痔核脱出,肛门不适感。

病因:内痔的发生,主要是由于先天性静脉壁薄弱,兼因饮食不节、过食辛辣醇酒厚味,燥热内生,下迫大肠,以及久坐久蹲、负重远行、便秘努责、妇女生育过多、腹腔癥痕,致血行不畅,血液瘀积,热与血相搏,气血纵横,筋脉交错,结滞不散而成。

临床表现:

(1)便血:是内痔最常见的早期症状。初起多为无痛性便血,血色鲜红,不与粪便相混。可表现为手纸带血、滴血、喷射状出血,便后出血停止。出血呈间歇性,饮酒、疲劳、过食辛辣事物、便秘等诱因常使症状加重。出血严重者可出现继发性贫血。

(2)脱出:随着痔核增大,排便时可脱出肛门外,若不及时回纳,可致内痔嵌顿。

(3)肛周潮湿、瘙痒:痔核反复脱出,肛门括约肌松弛,常有分泌物溢于肛门外,故感肛门潮湿;分泌物长期刺激肛周皮肤,易发湿疹,瘙痒不适。

(4)疼痛:脱出的内痔发生嵌顿,引起水肿、血栓形成、糜烂坏死,可有剧烈疼痛。

(5)便秘:患者常因出血而人为地控制排便,造成习惯性便秘。干燥粪便又极易擦伤痔核表面黏膜而出血,形成恶性循环。

由于病程的长短不同,可分为三期:

Ⅰ期痔核较小,不脱出,以便血为主。

Ⅱ期痔核较大,大便时可脱出肛外,便后自行回纳,便血或多或少。

Ⅲ期痔核更大,大便时痔核脱出肛外,甚者行走、咳嗽、喷嚏、站立时痔核脱出,不能自行回纳,须用手推或平卧、热敷后才能回纳,便血不多或不出血。痔核脱出未能及时回纳,可因充血、水肿和血栓形成而发生嵌顿。

实验室和其他辅助检查:指诊检查可触及柔软、表面光滑、无压痛的黏膜结节,肛门镜下可见齿状线上黏膜有结节突起,呈暗紫色或深红色。

2. 外痔 外痔发生于齿状线以下,是由痔外静脉丛扩大曲张或痔外静脉丛破裂或炎症反复致纤维增生而成的疾病。其表面被皮肤覆盖,不易出血。其特点是自觉肛门坠胀、疼痛、有异物感。由于临床症状和病理特点及其过程的不同,可分为静脉曲张性外痔、血栓性外痔和结缔组织外痔等。

(1)结缔组织外痔:结缔组织外痔是指急、慢性炎症的反复刺激,使肛门缘皱襞的皮肤发生结缔组织增生、肥大,痔内无曲张的静脉丛。包括哨兵痔、赘皮外痔。肛门异物感为其主要症状。

(2)静脉曲张性外痔:静脉曲张性外痔是齿状线以下的痔外静脉丛发生扩大曲张,在肛缘形成的柔软团块。以肛门坠胀不适为主要症状。

(3)血栓性外痔:是指痔外静脉破裂出血,血积皮下而形成的血凝块。其特点是肛门部突然剧烈疼痛,并有黯紫色血块。好发于膀胱截石位的3、9点处。

3. 混合痔 混合痔是指同一方位的内外痔静脉丛曲张,相互沟通吻合,使内痔部分和外痔部分形成一整体者。多发于截石位3、7、11点处,以11点处最为多见。兼有内痔、外痔的双重症状。

病因:多因Ⅱ、Ⅲ期内痔反复脱出,或经产努责,腹压增加致筋脉横解,瘀结不散而成。

诊断:内痔与外痔相连,无明显分界,括约肌间沟消失。用力排便或负重等致腹压增加,可一并扩大隆起。内痔部分较大者,常可脱出肛门外。

二、雷火灸治疗

随时注意去掉药灰,保持火头火红。

灸疗治则:清热解毒,活血化瘀。

灸疗部位:肛门及肛周部位;穴位:阿是穴、关元。

灸疗方法:患者取侧卧位或肘膝位,点燃1支药,左手带无菌性手套,灸头距离皮肤3~5cm,每旋转或顺肛周纵向灸,每移动灸10次为1壮,每壮之间用1~2手指在痔疮突出部位或肛周(内痔未脱出部)轻揉压一下,熏至肛周及其附近组织皮肤发红,肛内发热为度,时间不少于20分钟(初灸时可只灸15分钟);灸血栓部位,对准血栓,用小回旋法,距离皮肤3cm,每旋转6次为1壮,每壮之间用手指轻抚压一下血栓,共灸6壮。灸关元,距离皮肤2~3cm,用小旋转法,每旋转10次为1壮,每壮之间用手压一下,灸至皮肤发红,深部组织发热为度。

每隔1天灸1次,3~7次为一疗程,一般灸1次血栓均会减小,连灸3次后,血栓基本可以消退,纤维增生性痔一般灸7次,以后逐渐软化。若肛周红肿严重的患者,可结合内服清热解毒的药物,但凉药不可服用太多,容易造成血栓凝结,不易消散。未灸的期间,可用药水熏洗,灸药结合治愈的痔,复发的几率会减少。

按语:痔是肛门组织薄弱处,血与邪热搏结而生的疮疾。灸肛周及附近组织可以温通肛肠及周围腠理经络,疏通气血;灸阿是穴,可以宣热解毒,结合熏蒸外洗,保持肛周清洁卫生;灸关元,可以治疗肠道郁结,使癥瘕消散,使肠道气血疏通,解除直肠热毒,肛痔则愈。

第八节 慢性附睾炎

一、中医辨证

慢性附睾炎,中医学认为是湿热瘀阻阴囊经络,是因湿热侵犯阴囊,阴囊发生气血瘀阻,血热相搏,阴囊红肿热痛,未能及时完全排除湿热毒,致阴囊处发生慢性增生性疾病。余毒瘀塞阴囊处经络组织,造成组织瘀积而增生,致使经络组织肿硬不适,有时还会因前列腺炎致使阴囊组织肿硬,肿硬的组织有节状增生。病久不愈,会影响生育。

二、雷火灸治疗

随时注意去掉药灰,保持火头火红。

灸疗治则:以活血化瘀,祛热解毒为主。

灸疗部位:阴囊及阴茎部,前、后阴处;穴位:阿是穴、肾俞、曲骨。

灸疗方法:患者取仰卧屈髋位,自灸取坐位。点燃一支灸药,灸整个阴囊、阴茎、前阴与后阴,距离皮肤2~3cm,灸至皮肤发红,深部组织发热为度(灸热一处换另一处灸,反复灸上述各部位),灸时间不少于20分钟;灸阴囊肿硬处,距离皮肤2~3cm,用小旋转法,每旋转灸6次为1壮,可灸6~8壮;再灸曲骨、肾俞,距离皮肤2cm,每灸8次为1壮,每壮之间用手压一下,每穴各灸8壮。

按语:慢性附睾炎是因为湿热余毒阻塞经络而致附睾慢性炎症。灸阴囊以及相关部位,能温通组织的经络与气血;灸肿硬的睾丸处(阿是穴),能散瘀排毒;灸曲骨与肾俞,能调节与阴囊相关的经络气血,增强脏腑给予阴囊处营养,所需气血推动力,有利于解除附睾组织增生。用灸治疗附睾炎,效果良好,对男性不育是一种很好的治疗方法。同时对前列腺炎的治疗也有很大效果。

第九节 前 列 腺 炎

一、中医辨证

前列腺炎分急性前列腺炎和慢性前列腺炎,本节只讨论慢性前列腺炎。

中医学认为,慢性前列腺炎是中青年男性常见的一种生殖系统综合征。前列腺炎临床上有急性和慢性、有菌性和无菌性、特异性和非特异性的区别,其中以慢性无菌性非特异性前列腺炎最为多见。主要表现以会阴、小腹胀痛,排尿不适,尿道灼热为主。其特点是发病缓慢、病情顽固、反复发作、缠绵难愈。本病属于中医学的"白浊"、"劳淋"或"肾虚腰痛"等范畴,因病位在精室,故又称"精浊"。

病因:相火妄动,所愿不遂,或忍精不泄,肾火郁而不散,离位之精化成白浊;或房事不节,精室空虚,湿热从精道内侵前列腺,湿热壅滞,气血瘀阻而成;病久伤阴,肾阴暗耗,可出现阴虚火旺证候;亦有体质偏阳虚者,久则火势衰微,易见肾阳不足之象。

临床表现：临床症状表现不一，患者可出现轻微的尿频、尿急、尿痛、尿道内灼热不适或排尿不净之感；有的在排尿终末或大便用力时，自尿道滴出少量乳白色的前列腺液。多数患者可伴有腰骶、腹股沟、下腹及会阴部等处坠胀隐痛，有时可牵扯耻骨上、阴茎、睾丸及股内侧。部分患者因病程较长可出现阳痿、早泄、遗精或射精痛等，或伴头晕、耳鸣、失眠多梦、腰酸乏力等神经衰弱症状。

直肠指检前列腺多为正常大小，或稍大或稍小，触诊可有轻度压痛，有的前列腺可表现为软硬不均或缩小变硬等异常现象。

实验室及其他辅助检查：前列腺分泌物涂片检查，白细胞每高倍视野在10个以上或成堆聚集，而卵磷脂小体减少。尿三杯试验可作为参考。前列腺液培养有利于病原菌诊断。但慢性非细菌性前列腺炎占绝大多数，细菌培养多呈阴性。

慢性前列腺炎应与慢性子痈（附睾炎）、前列腺增生症和精囊炎相区别。

二、雷火灸治疗

随时注意去掉药灰，保持火头火红。

灸疗治则：以清热解毒，活血化瘀，扶正驱邪为主。

灸疗部位：前阴器至后阴骶尾椎部；穴位：气海、横骨、三阴交、阴谷、委中、至阴、趾少冲、肾俞、上髎、足三里。

灸疗方法：点燃一支药，距离前阴至后阴骶尾椎部，用温灸法，距离皮肤3~5cm，先灸前阴生殖器部，然后再熏后阴至骶尾椎部，每移动灸9次停歇3~5秒，再反复熏灸，每部位熏至皮肤发红，深部组织发热为度，大约须灸20分钟；用泻法，雀啄法，距离皮肤1~2cm，灸气海、横骨、肾俞、上髎、委中、至阴、趾少冲、足三里，每穴各灸7壮，每壮之间用手轻揉压。属于虚热阳亢所致之疾病，可以配合中医内服滋阴解毒用药。

每天灸1次，每7天为一疗程，休息3天观察疗效，一般灸1~3疗程，病情就可好转或治愈。迁延不愈者，还可配合西医消炎药物。好转或治愈后要嘱咐患者注意调养，房事要有节制，少吃辛辣烟酒之物。

按语：慢性前列腺炎是因为湿热之毒、不洁之物、肾气不纳、血瘀气阻湿凝所致前列腺的疾病。用温灸法灸疗前阴、后阴、骶尾关节部，能促使前列腺部经脉疏通，调理前列腺、周围筋膜和相关器官，使组织柔软，血脉疏通，通则能排泄热毒，化解郁结与湿浊；灸疗与前列腺相关的穴位，如气海、横骨，可以促进膀胱气化，减轻对前列腺的压迫；灸疗后阴，可以疏通大肠，大肠活跃，排便容易，也可减少对前列腺的挤压；灸肾俞，可使肾经阴阳调和，肾气充足，精液生化有度；灸上髎、委中、至阴、趾少冲，也能疏通膀胱经，同时可泄前列腺热毒;灸足三里,健脾益胃,对湿浊分化能力增强,清者自流,浊湿不生,前列腺疾病就容易治愈。注意并发症的处理。

雷火灸治疗慢性前列腺炎临床疗效显著,无不良后果,并且经济实用。

第十节　前列腺增生症

一、中医辨证

前列腺增生症俗称前列腺肥大,是老年男性的常见疾病之一。本病属于中医学"癃闭"范畴,现称之为"精癃"。临床特点以尿频、夜尿次数增多、排尿困难为主,严重者可发生尿潴留或尿失禁,甚至出现肾功能受损。

病因:本病的病机是老年肾气虚衰,气化不利,血行不畅,与肾和膀胱的功能失调有关。

(1) 脾肾两虚:年老脾肾气虚,推动乏力,不能运化水湿,终致痰湿凝聚,阻于尿道而生本病。

(2) 气滞血瘀:前列腺的部位是肝经循行之处,肝气郁结,疏泄失常,可致气血瘀滞,阻塞尿道;或年老之人,气虚阳虚,不能运气行血,久之气血不畅,聚而为痰,痰血凝聚于水道;或憋尿过久,则精瘀浊停聚不散,凝滞于溺窍,致膀胱气化失司而发为本病。

(3) 湿热蕴结:若水湿内停,郁而化热,或饮食不节,酿生湿热,或外感湿热,或恣饮醇酒,聚湿生热等,均可致湿热下注,蕴结不散,瘀阻于下焦,诱发本病。

临床表现:本病多见于55岁以上的老年男性患者。逐渐出现进行性尿频,以夜间为明显,并伴排尿困难,尿线变细。部分患者由于尿液长期不能排尽,致膀胱残余尿增多而出现假性尿失禁。在发病过程中,常因受寒、劳累、憋尿、便秘等而发生急性尿潴留。严重者可引起肾功能损伤而出现肾功能不全的一系列症状。有些患者可并发尿路感染、膀胱结石、疝气或脱肛等。

辅助检查:直肠指检前列腺常有不同程度的增大,表面光滑,中等硬度而富有弹性,中央沟变浅或消失。此外,可进行B超、CT、膀胱尿道造影、膀胱镜及尿流动力学等检查以协助诊断。

前列腺增生症应与前列腺癌和神经源性膀胱功能障碍相鉴别。

二、雷火灸治疗

Ⅰ度、Ⅱ度前列腺增生症可灸疗,尤其是Ⅰ度最适用于灸疗,Ⅱ度和Ⅲ度手术治疗后,也适用于灸疗。

灸疗治则:温肾益气,祛热解毒,活血利尿。

灸疗部位:膀胱部位,前阴,后阴,骶尾关节部;穴位:神阙、肾俞、足三里、肝俞、期门、阴廉、承山、上髎、十趾冲。

灸疗方法:点燃2支药,放入两孔斗式灸具内,分别温灸膀胱部位,骶尾关节部位,距离皮肤3~5cm,以皮肤承受为度,每处灸疗不少于30分钟,灸至皮肤发热,深部组织发热为度,取出两支药,距离皮肤4~5cm,灸疗前阴生殖器及后阴,分别灸至皮肤发热,深部组织发热为度,每移动灸8次停歇3~5秒,再反复灸至皮肤发热,深部组织发热为度。脾肾两虚加灸脾俞、肾俞、足三里,距离皮肤2cm,用小旋转法灸疗,每旋转8次为1壮,每穴各灸疗8壮;气虚血瘀,加灸期门、肝俞、三阴交,灸疗方法同上述穴位灸疗法;湿热蕴结,加灸承山、上髎、十趾冲。

每天灸1次,每10天为一疗程,一般灸1~3疗程,每疗程之间休息3天,观察情况,根据病情再决定灸以后的疗程。

按语:前列腺炎是因为膀胱不能正常气化疏泄,脾肾两虚,气滞血瘀,湿热蕴结而导致的前列腺增大,致膀胱排泄发生多种改变的疾病。温灸膀胱部、前后阴、骶尾关节部,能使膀胱、前列腺气血疏通,经脉得养,湿热得出,活通气血,尿液则利;脾肾两虚,加灸脾俞、肾俞、足三里,可以调理脾肾,阴阳调和,阴盛摄阳,肾功能升降水液能力增强,脾能健运,促使膀胱通利,水道通利,尿液不潴留;气滞血瘀,加灸期门、肝俞、三阴交,能疏理肝气,肝血得行,气血通畅,血瘀无存,瘀血则消,就不会引起膀胱与前列腺障碍增生;湿热蕴结,因水湿停食蕴结而致,加灸承山、上髎、十趾冲,均可增加膀胱气化能力,排除湿热,消除瘀阻。以上部位与穴位的配合灸疗,临床治疗效果良好,有许多遗尿的患者得以治疗,Ⅰ度、Ⅱ度患者或手术后患者均有良好疗效。

第十一节 尿 潴 留

一、中医辨证

尿潴留属于中医学闭证中的"癃闭"范畴,是膀胱尿液不能排泄而患生的疾病。产生的原因有:①尿道狭窄:可因尿道炎症水肿,外伤瘀肿,前列腺增生,或肿瘤,急性前列腺炎或脓肿压迫尿道,使尿道变狭窄,尿液不易排出;②功能障碍:膀胱疾病,如膀胱炎症、瘢痕、膀胱颈增肥厚、结石、肿瘤等因素都可使尿道阻塞狭窄,不能排尿;③神经因素:多种因素(中枢神经的疾病、糖尿病)所致的自主神经损害,均可使尿道发生挛缩、狭窄,而使尿液不能排泄。

尿液在膀胱内不能排出称为尿潴留。如尿液完全潴留膀胱,称为完全性尿潴留。如排尿后仍有残留尿液,称为不完全性尿潴留。急性发作者称为急性尿潴留,急性尿潴留时膀胱胀痛,尿液不能排出;缓慢发生者称为慢性尿潴留,此时常无疼痛,经常有少量持续排尿,又称假性尿失禁。

二、雷火灸治疗

灸疗部位:膀胱部位,穴位:八髎、肾俞、关元、气海、曲骨、三阴交。

灸疗治则:通闭,疏经活络,活血化瘀,除湿利尿。

灸疗方法:点燃2支药,装在两斗式灸具内,放在关元至曲骨部位,温灸30分钟,取出一支药装在灸具上,吹红火头,距离关元、气海、曲骨,用雀啄法,距离皮肤2cm,每灸8次为1壮,每壮之间用手按压一下,每穴各灸6壮;用小旋转法,距离肾俞、八髎2~3cm,每灸10次为1壮,每壮之间用手按压一下,各灸8壮;灸两侧三阴交,距离皮肤2cm,每雀啄8次为1壮,每壮之间用手压一下,共灸8壮。

每天灸1次,3~5天为一疗程,灸至尿能自行排泄为止。根据致病因素,如有尿结石,须结合排石药内服;有肿瘤须结合肿瘤科治疗,如有急性炎症或脓肿,应与全身抗生素结合治疗。尿潴留严重时,可以导尿。总之,应辨证施治施灸。

按语:多种原因造成尿道狭窄,致使膀胱尿液潴留。中医认为是闭证范畴。温灸膀胱处与任脉穴,能促进膀胱经络气血疏通,瘀阻消散,经筋柔软,膀胱得热而气化功能增强,尿液得以气化,经筋弛张,尿道通而不阻水;加灸关元、气海、曲骨,使腑气畅通,有助膀胱排泄改善;灸肾俞、八髎,能使肾功能增强,肾阳旺盛,能蒸发尿液,八髎能温通前列腺,使前列腺组织柔软,减轻前列腺炎症,减少对膀胱尿道压迫;灸三阴交用泻法,可以通脏腑经络,诱发尿意。

第十二节 早 泄

一、中医辨证

中医学认为,早泄是由于肾气不固,肾阴亏损所致,它的发生与脏腑、情志均有密切关系。临床上,早泄的病因可分为肝经湿热、阴虚阳亢、肾气不固、心脾两虚四类。

1. **脏腑因素** 与心、脾、肝、肾等脏腑的功能失调有关。如朱丹溪说:"主闭藏者肾也,司疏泄者肝也。二脏皆有相火,而其系上属于心。"指出了精液的藏摄和疏泄与人体脏腑经络有着非常密切的关系,它有赖于心、肝、脾、肾等脏器的共同作用。精液的疏泄与肾、肝、心相关,以肾为本,肾阴阳失调,发生早泄。

2. **情志因素** 青少年男性手淫会造成肾阴亏损;或房室不节,房劳过度,夫妻性生活障碍等因素均可造成早泄。

二、雷火灸治疗

随时注意去掉药灰,保持火头火红。

灸疗治则:疏肝理气,调和脏腑,扶正固肾。

灸疗部位:生殖器部位,第3腰椎至骶尾椎;穴位:曲骨、肾俞、命门、三阴交、足三里、足趾十宣穴。

灸法:点燃2支药,首先灸第3腰椎至骶尾椎(可用两孔或三孔式灸具),把温灸斗放在第3腰椎至骶尾椎处,温灸30分钟,然后取出1支药,灸生殖器,至生殖器灸红,深部组织灸热为度;灸曲骨、肾俞、命门、三阴交、足三里,距离皮肤2~3cm,用小旋转法,每旋转8次为1壮,每穴各灸8壮;若有口干舌燥,舌苔薄黄,舌质红,脉沉细数,诊断是肝经湿热所致,加灸足趾十宣穴,距离脚趾末节前端1cm,每穴各灸7壮,每雀啄7次为1壮,每壮之间停歇3秒,隔日灸1次。可根据病因如肝经湿热,配合知柏地黄丸内服;阴虚阳亢服六味地黄丸;肾气不固服金锁固精丸或桂附地黄丸;心脾两虚可服十全大补丸。

每天灸1次,每10天为一疗程,一般情况灸1~2疗程,病情可好转,嘱咐患者性生活要有节制,注意生活与工作不可太劳累,适当增强锻炼和饮食调节。

按语:早泄是脏腑气血不调,影响肾气不固,精气神不足所致。灸生殖器、第3腰椎至骶尾椎,温煦与生殖器有关的组织与经络,能疏通相关的经络组织,增进生殖器功能活力;灸曲骨、肾俞、命门、三阴交、足三里,能调和脏腑,脏腑气血充足,滋阴固肾,肾气充足,肾精则摄;若肾阳亢湿热,加灸足趾十宣,可以宣泄湿毒,通达肾精与生殖器气血;因此热为阴虚湿热,结合致病因素,内服相关滋阴养肾,固精,补养心脾的中药,可以增强灸疗效果。疗效显著,有许多患者未服内服药,用灸后效果非常良好。

赵氏雷火灸门诊部灸疗早泄已将上述灸法列为常规治疗。

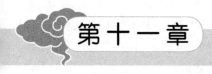

第十一章

灸疗妇科疾病

第一节 痛 经

一、中医辨证

妇女经期或经期前后,小腹及腰部疼痛不适,甚至剧痛难忍,随着月经周期发作者称为"痛经"。中医学认为本病是因为寒凝、血瘀、气滞,致月经运行不畅,脉络阻塞不通而致病。经前痛者多为血瘀气滞,经后痛者多属虚寒凝结。

病因:中医学认为,致病因素与情志、寒湿有关,痛经分为热痛(热毒犯胞络)、寒痛(寒凝气滞血瘀)、血虚痛(肝肾不足)。

(1)与情志有关:由于人的忧思悲恐,致使肝气郁结,气机运行不畅,形成气滞,气滞则血瘀,导致经行不畅而痛经;肝郁不舒,肝不能统血,可形成血虚,胞络失养,经血不足,亦可造成经行不畅而痛经;恐则伤肾,肾精亏损,又可因肝肾不足,经血亏损,胞脉失于济养,而经后胞宫血海空虚,仍可作痛。

(2)与寒湿有关:久卧湿地,被湿邪侵入胞中;喜饮寒冷之物,寒凉之邪,传于胞中,经血被寒湿凝结,运行不畅,不畅则痛。

症状:经前腹部胀痛,多属湿证,为气血瘀滞。小腹胀胜于痛,或时痛时胀,多属气滞;痛胜于胀,或持续疼痛不止,多属血瘀;经后疼痛,或喜按,多为血虚证;拒按压为实证;绞痛得热而安为寒证;刺痛得热,疼痛加重为热证。

二、雷火灸治疗

随时注意去掉药灰,保持火头火红。

灸疗治则:治疗以疏肝理气,祛寒除湿为主。

灸疗部位:小腹、骶髂关节部;穴位:关元、气海、曲骨、三阴交、足十趾冲、足三里、肾俞。

1. **热痛** 胞络血分有热,产生的痛经,点燃 1 支药,灸曲骨、三阴交、足十趾冲,距离皮肤 1~2cm,用雀啄法,每雀啄 7 次为 1 壮,每穴各雀啄 9 壮,每壮之间用手轻压。

经期疼痛时灸,每天 1 次,灸 1~3 天,或经前 3 天灸。

2. **寒痛** 点燃 2 支药,装在两头灸具上,距离小腹与骶髂关节部 2~3cm,灸至皮肤发红,深部组织发热为度,每处不能少于 15 分钟,每晃动灸 10 次为 1 壮,每壮之间用手按抚一下,灸关元、气海、足三里,距离皮肤 2cm,每穴各灸 8 壮,每雀啄 8 次为 1 壮,月经痛时可灸。

月经疼痛期可灸,每天 1 次,灸 1~3 天。月经后 1 周再灸 10 天,为下次月经不痛作治疗,有的灸两个月经周期后,寒性痛经即愈。

3. **血虚痛** 肝肾不足,造成血不能荣养胞络,点燃 2 支药,灸小腹、骶髂关节,距离皮肤 2~3cm,灸至皮肤发红,深部组织发热为度,每个部位灸疗时间不能少于 10 分钟;灸肾俞、关元、三阴交、足三里,距离穴位 2cm,用小回旋法,每穴各灸 8 壮,每旋转 10 次为 1 壮,每壮之间用手压一下。

月经疼痛期可灸,每天 1 次,灸 1~3 天,月经后 1 周,可再灸 10 天。一般灸月经后 1~3 个疗程就可治愈。

按语:痛经属于肝郁气滞,肝肾不足,寒凝血瘀而致。胞络血分热毒致经痛,当祛热解毒,灸曲骨、三阴交、足十趾冲,可以清热凉血止痛;灸寒凝、气滞、血瘀导致痛经,以活血化瘀,祛寒除湿为主,温灸小腹及骶髂关节两处时间各不能少于 15 分钟,就能温通胞络,祛寒除湿;灸关元、气海、足三里,加强活血化瘀,胞络气血疏通,通则不痛;血虚痛灸小腹及骶髂关节部,各灸 10 分钟,能使胞络、经脉柔软弛张、易于接纳济养;灸肾俞、关元、三阴交、足三里,能调节脏腑,使阴阳调和,经血充足,济养胞络,胞宫气血营润,经络舒畅,痛经则止。

该痛经灸疗方法已列为重庆市赵氏雷火灸门诊部常规治疗法。

第二节 闭 经

一、中医辨证

闭经是妇科的常见病症之一,闭经的原因十分复杂,中医学根据症状分为虚证和实证。与脏腑气血失调,先天不足,寒湿热邪,脾、胃、肾有密切关系。致病因素繁多,中医学以辨证求因而审虚实经闭之因。

虚证:多为患者因先天不足,久病失血,阴血亏虚;或后天损伤,饮食劳伤,伤及脾胃,生化失调,无精血之源;或肾气不足,多产房劳,损伤肝肾,经血亏损等致使血海空虚,冲任失养,气血不足,无血可行,病发闭经。

实证:多因邪气阻隔,肝郁气滞,气机不畅,血滞不行;或经期、产后调摄不宜,外感寒邪,内伤生冷,血为寒凝,冲任受阻;或素体肥胖,多痰多湿,或脾滞水湿不运,湿聚生痰,痰湿阻滞冲任,胞脉闭塞而致经闭。

1. **先天不足** 在母体时,多因母体素质虚弱,胎儿营养不足,致肝肾不足,肝血虚少,肾精枯萎,冲任失于济养,而后无经血可下;或因多产、堕胎、房劳及久病伤肾,致使肾精耗损,经血缺乏,源泉枯竭,胞宫无血可下而形成闭经。

2. **气血两虚** 素体质虚弱,脾胃虚损;或忧郁思虑,损伤脾胃心神,摄入食物不足,缺少水谷化生津血,营血不足;或久病大病,失血过多;哺乳期长,耗损气血阴精,至冲任气血两虚,胞宫不能充盈而闭经。

3. **阴虚血热** 阴虚阳亢而生热,血虚而生燥热,多由于体质阴虚,或久病血虚,或失血阴虚,以及过食辛热食物或燥热药物灼伤精血,而伤精耗阴,致使血海枯竭而经闭。

4. **气滞血瘀** 七情内伤,肝气郁结,气滞血瘀,血行不畅,瘀阻冲任,经水阻隔不行而闭经。

5. **寒湿凝结** 产期之内,调摄不当,感受风寒湿邪,或内饮生冷,侵犯胞宫,宫脉失温,血遇寒而凝,不能畅行,而致经闭。

6. **热灼胞宫** 因感受热邪,而使经血分蕴积热毒而伤阴,为热湿阴少或因体质阳盛内热,或因过食辛燥火热之物,或感受热邪,热邪熏蒸津血,以致阴血亏损,血热阻脉而闭经。

7. **痰湿内阻** 因肥胖之人多痰湿,痰湿阻隔胞脉之经络;或脾运失调,摄食过多而生痰,痰湿脂膏,阻滞冲任,胞经闭塞而阻滞,发生经水不行而闭经。

二、雷火灸治疗

随时注意去掉药灰,保持火头火红。

灸疗治则:以疏肝解郁,活血化瘀,祛寒除湿为主。

灸疗部位:小腹,骶髂关节;穴位:关元、气海、曲骨、脾俞、肝俞、肾俞、三阴交、足三里、足十趾冲。

灸疗方法:点燃2支药,距离小腹及骶髂关节部皮肤3~5cm,灸至两个部位皮肤发红,深部组织发热为度,每个部位灸疗各不能少于20分钟,每移动灸20次,用手按压一下被灸处;若先天不足,加灸气海、关元、曲骨、肝俞、脾俞、肾俞、三阴交、足三里,用1支药行小螺旋形灸法,距离穴位2cm,每穴各灸6壮,每旋转8次为1壮,每壮之间用手压一下穴位;若气血两虚,灸关元、足三里、三阴交、肝俞、脾俞、肾俞,灸法同上;若阴虚血热,加灸曲骨、三阴交、足十趾冲,每穴各灸5壮,距离皮肤1cm,每雀啄5次为1壮,灸法同上;气滞血瘀,灸法与气血两虚相同。

按语:闭经致病因素繁多,中医学归纳为虚、实两型。灸小腹及骶髂关节部,可以温煦胞宫,疏通胞宫经脉,接纳五脏气血供应,温热能祛寒除湿;加灸关元、气海、曲骨、脾俞、肝俞、肾俞、三阴交、足三里、足十趾冲等穴位,可以疏通脏腑气血,调和阴阳,疏肝理气,阴血易生,脾胃健运,水谷津液化生,心血平和,心气充足,肾阴充足,经血充盈,胞宫经血横溢,气血充足,经水顺行。

第三节　月经不调

一、中医辨证

月经不调是妇科常见的疾病,中医学指出妇女的月经应有一定的周期,如果出现周期异常改变,如行经提前为经行先期,行经延后为经行后期,行经先后无定期为行经紊乱,经期行经量较平时色淡或减少,均称为月经不调。

月经不调的病因可分为内因和外因。内因:先天禀赋不足、肝郁不疏、气血亏损、肾气不足;外因:寒凝胞宫,热犯胞宫,情绪因素,环境因素,工作因素。月经不调,有时两三个周期后可自行正常,但有的长时不能恢复,严重的会影响生育。

1. **经行先期**　月经周期提前超过了7日,连续3个周期以上者,称为月经先期,本病主要是由血热旺行,气虚不能固摄经血,冲任失调所致。分血热型、血虚型。

2. **经行后期**　月经周期延后7日以上,称经行后期。本病有虚有实,虚者或因营血亏损,阳气衰弱,致使血源不足,血海不能按时满盈;实者因气滞血瘀,或因寒凝经脉,冲任不畅,致使经期延后。分血虚型、血寒型、气滞型、肝气郁结、肾虚等型。

3. **经行先后无定期**　月经不按周期来潮,时而提前,时而延后,称月经先后无定期,因肝郁疏泄失常或肾虚藏经失司,均可使血海气机失调,导致月经先后无定期。

行经先期为血热所致,行经后期为血寒凝所致,经期紊乱多为情志因素所致。

二、雷火灸治疗

随时注意去掉药灰,保持火头火红。

灸疗治则:疏肝理气,祛热除寒,扶正养血。

灸疗部位:小腹及骶髂部位;穴位:三阴交、阴交、肾俞、脾俞、肝俞、隐白、神阙、血海。

灸疗方法:血热型月经不调,点燃 2 支药,灸阴交、血海,距离穴位 2~3cm(用两个温灸器分别装一支药,各穴放置一个,固定在穴位处),用灸时间各穴 20 分钟,灸至皮肤发红,深部组织发热为度;每天灸 1 次,经后 1 周,连续灸 10 天。一般灸 1~2 个周期月经就会按时来潮。

血虚型月经不调,点燃 1 支药,灸阴交、三阴交、脾俞,距离穴位 2~3cm,用小螺旋形法,每旋转 10 次为 1 壮,每穴各灸 10 壮。每天灸 1 次,经后 1 周,连续灸 10 天,灸 1~3 个月经周期。气虚灸阴交、隐白、肾俞,灸法同上。

寒凝血瘀型月经不调,点燃 2 支药,灸小腹部及骶髂关节部,用两孔式灸具,各放入两支药,温灸时间各 20 分钟,灸致皮肤发红,深部组织发热为度;加灸神阙,距离皮肤 2~3cm,每旋转 10 次为 1 壮,灸 6 壮,每壮之间用手压一压。

肝气郁结型月经不调,点燃 1 支药,灸神阙、肝俞、肾俞、三阴交、隐白,距离皮肤 2~3cm,用小螺旋形法,每旋转 10 次为 1 壮,每壮之间用手轻揉 1 次,每穴各灸 10 壮。月经周期后 1 周,连续灸 10 天为一疗程,灸一疗程多数患者月经不调已好转,以后根据情况再施灸。

肾阴亏损型月经不调,点燃 1 支药,灸肝俞、脾俞、肾俞、三阴交、隐白,距离皮肤 2~3cm,用小螺旋形法,每穴各灸 10 壮,每旋转 10 次为 1 壮,每壮之间用手压一下,月经周期后 1 周,连续灸 10 天,一般连续灸 1~3 疗程。

备注:灸月经周期的疗程,若下个月经周期能按时来潮,就可以停灸,不再灸疗,并告知患者注意饮食起居,劳逸结合。

按语:因月经不调多为七情伤肝,肝郁血热,至行经先期,灸疗阴交、血海,可以宣通肝气,清胞宫血热,血热去则血不妄行,经期会按时而至。

寒凝血瘀,灸小腹及骶髂关节,能温暖胞宫,温则祛寒,活血化瘀;灸神阙,能调节脏腑,阳气充足,助胞宫活血化瘀,胞宫血脉活通,障碍排除,行经正常。

血虚型,灸阴交、三阴交、脾俞,能疏理肝气,肝摄血充足,脾化生水谷津液,滋养五脏,阴阳调和,气血充足,胞宫血液济养充盈,气血则固,月经按期而致,经量适宜。

肾阴亏损,灸肝俞、脾俞、肾俞、三阴交、隐白,能固肾养经,调和脏腑气血,血液营运调和,肾气足,能使胞宫收缩有节度,经血行期自然按周期而至,经量复苏。

治疗月经不调,用雷火灸方法效果良好,赵氏雷火灸门诊部并把以上灸法作为治疗月经不调的常规治疗法。

第四节 带 下

一、中医辨证

带下是指妇女阴道内分泌物产生的异常现象,如出现量多,变色,腐臭味等,称为"带下"。正常白带量适中,白色,无异味。异常白带如白色量多,清稀或呈现豆腐渣样、色黄、色清、色红、色黑,并伴有腐臭味,均称为带下证。

病因:此病与体质虚弱,纳食较少,脾失运化,不能化生水谷精微,水湿下注胞宫;情志不舒,肝气郁结,郁而化热,血热坠于胞宫;肝郁脾虚,湿热积聚胞宫,发为带下之疾。五色之带是湿热偏盛,或湿热并发,热盛或黄或赤,气虚湿盛带白量多,湿盛积而寒,色青或黑,五色均合并有腐臭味,多以带白量多,带黄而臭为常见。

症状:有实证与虚证之分。

(1) 实证:脏腑内产生的湿热,如脾胃积聚之热,肝经郁结之热,心经血燥之热,肾经阳亢之热,传至宫中,湿热内困或湿毒内侵者,症见带下色黄如脓,或赤白相兼,黏稠秽臭,或浑浊如米泔,呈泡沫状,阴部瘙痒,或灼痛,小便短赤,口苦咽干,发热,舌红苔黄腻,脉滑数。肝郁气滞者,兼见胸胁胀满,乳房胀痛,脉弦。痰湿甚者,带下量多,乏力困倦,胸闷,苔腻,脉滑。

(2) 虚证:多脾胃两虚。脾虚者带下量多如涕,面色无华,肢冷神疲,纳少便溏,下肢浮肿,脉虚。肾虚者带下清稀,淋漓不尽,面色苍白,乏力,头目眩晕,腰酸尿频,少腹虚冷,脉沉迟弱。气虚,如久病体质虚弱,发生气虚,胞宫津液不摄,带下赤白相兼,有腥臭味,精神倦怠,口干而不渴,舌淡苔薄黄,脉细弦。

二、雷火灸治疗

随时注意去掉药灰,保持火头火红。

灸疗部位:小腹,带脉;穴位:八髎、三阴交、足三里、足趾中冲、气海、曲骨、肾俞、脾俞、肝俞。

1. **实证灸疗** 点燃 1 支药,熏肚脐两侧的带脉至肾俞,距离皮肤 2~3cm,熏至皮肤发红,深部组织发热为度,时间大约 20 分钟;灸气海、关元、曲骨、三阴交、足趾中冲,距离皮肤 1cm,用雀啄法,每雀啄 9 次为 1 壮,每穴各灸 7 壮,每壮之间用手压一下。

每天灸 1 次,每 7 天为一疗程,休息 3 天,观察带下情况,一般 1~2 个疗程带下好转,在灸的过程中可配合消炎药运用。

2. **虚证灸疗** 点燃 2 支药,放在两孔式温灸具内,距离皮肤 3~5cm,竖放在小腹上,距离皮肤 3~5cm,横放于八髎穴上,各灸 20 分钟,灸至皮肤发红,深部组织发热为度;灸肾俞、脾俞、肝俞、足三里、三阴交,距离穴位 2~3cm,用小螺旋形法,旋转 10 次为 1 壮,每壮之间用手按压一下,每穴各灸 8 壮。

每天灸 1 次,每 10 天为一疗程,每疗程后休息 5 天,观察带下情况,可考虑再灸 1~2 疗程,在灸疗中根据病情结合服用补养气血之药物。

按语:

1. **实证** 灸带脉至肾俞,可使脏腑气血宣通,排泄湿热,不易下坠胞宫;灸气海、曲骨,可调节任脉、经络舒畅,能使胞宫气血活通,湿热得宣;灸三阴交、足趾中冲,能使胞宫经脉复苏,湿热排出,摄纳有度,带下治愈。

2. **虚证** 是脏腑气血虚损,胞宫不得滋养,气血不足,被湿热反侮,产生带下淋漓不尽,有时赤白相兼,用温灸法灸小腹胞宫处及灸八髎,可使胞宫温化湿热,经脉畅通;灸脾俞、肝俞、肾俞、足三里、三阴交,可使脏腑气血调和,肝郁气疏,脾胃健运,肾气充足,宫血得养,湿邪得出,带下得愈。

第五节 盆 腔 炎

一、中医辨证

盆腔炎,中医学无此病名,归纳到妇人的腹痛症如"带下"、"癥瘕"、"不孕"等范畴。中医学认为它与瘀血、湿热有关,病因是由于分娩、流产、经期瘀血未净,或被湿热邪侵犯,或不洁之物带入胞宫,或性交时不注意清洁卫生等因素致使瘀血、邪热、湿热毒侵犯胞宫,损伤冲任,时久气滞血瘀于盆骨内胞宫中而发本病。

症状:

1. **血瘀** 症见小腹胀痛,腰酸背痛,疼痛固定不移,拒按,带下赤白相兼,色黯有瘀块,月经紊乱,瘀血甚多,胸腹胀满不适,瘀血盛者,面色青紫,大便秘结,舌黯有瘀点,脉沉弦而涩。

2. **湿热** 低热,头重目眩,身体困倦,胸闷腹胀,小腹坠胀,带下量多,色黄带臭,或带下如脓状,小便淋漓赤黄,口干不欲饮,舌红苔黄腻,脉弦滑数。

3. **邪毒伤阴** 体温高低起伏不定,五心烦热,入夜盗汗,小腹疼痛,腰骶关节酸胀,口干而渴,带少而黄,月经不调,舌质红而苔薄黄,脉细弱而数。

二、雷火灸治疗

灸疗部位:少腹、小腹、骶髂关节;穴位:关元、气海、足三里、三阴交、带脉、阿是穴、足十趾冲、八髎。

灸疗治则:清热除湿,活血化瘀为主。

灸疗方法:

(1) 瘀血致病:点燃2支药,放入两孔斗式灸具内,灸具放在小腹部(名温灸器摆竖阵),或同时用两个两孔式灸具分别放在两边少腹部(名温灸器摆斜阵)(根据诊断疼痛部位和具体位置来放),温灸20分钟;然后把一个温灸器横摆在骶髂关节处(名温灸器摆横阵)温灸20分钟,火头距离皮肤3~5cm,以能忍受的温度为距离,灸至皮肤发红,深部组织发热为度;灸阿是穴(腰部酸胀疼痛部位)、关元、足三里、三阴交,距离穴位2~3cm,用小螺旋形法,旋转9次为1壮,每穴各灸7壮,每壮之间用手按压一下。

每天灸1次,10天为一疗程,每月经周期之间灸一疗程,一般1~2疗程后85%的患者均可治愈或明显好转,根据病情可增加治疗周期。

(2) 湿热致病:点燃2支药,放入两孔式灸具内,把温灸器放在带脉上,温灸25分钟,取出1支药,灸关元、气海、三阴交、足三里、八髎、足十趾冲,距离穴位1~2cm,每旋转9次为1壮,每穴各灸7壮,每壮之间用手压一压。

每天灸1次,每月经周期之间灸10天为一疗程,一般灸1~2个月经周期,病情有明显好转,可治愈后停灸。治疗期间可结合西药的消炎药应用。灸邪毒犯病的灸法与湿热致病的灸法相同,仍然可结合西医治疗应用。

按语:盆腔炎的致病因素是湿热毒、瘀血凝结所致的妇科盆腔内器官的疾病。①瘀血型:温灸胞宫前后,可使盆腔内的经脉疏通,还可温化盆腔内脏器各种组织内的血瘀气阻,气行则血行;灸阿是穴、关元、足三里、三阴交,可以促进局部脏腑气血调和,脏腑化生气血,气血充足,能促进盆腔内各种脏器经脉充盈,增强盆腔内各个脏器气血流通,催化瘀血,瘀散则痛止,宫血能摄,预期而致,带下则有度。②湿热和邪毒型:灸疗主要是泻热毒。热毒,也由脏腑阳亢所生,传至盆腔,或妇女生育、经期等多种原因使血热病毒传至盆腔内的各个器官所致,灸带脉可泻脏腑邪热,调和脏腑阴阳,气血调和,下济盆腔,抗击盆腔内的热邪湿毒;用泻法灸疗关元、气海,可疏通任脉湿困,任脉通畅,有助盆腔内脏器湿毒排出;灸三阴交、足三里、八髎、足十趾冲,可增强脏腑气血疏通,促使盆腔内邪热排出,进而达到清热解毒,脏腑气血阴阳调和,盆腔内邪热尽出,病则愈。

第六节　子宫内膜异位症

一、中医辨证

中医学没有子宫内膜异位症的病名,因此病与妇女的月经不调、不孕、性生活发生疼痛有关,故中医学认为属于妇人的"腹痛症"、"癥瘕"、"痛经"、"月经紊乱"、"不孕"等范畴,致病的因素有肝郁气滞,痰湿凝结,寒凝瘀积,气虚而凝,多种因素均与血不能行有关。由于情志因素,可造成肝郁气滞,气不行则血凝,变生异位内膜;肝阴过盛而阻脾湿运化,湿凝生痰,痰湿瘀阻则痰凝,异位内膜则生;妇人行经期或产期被寒湿侵入,宫中经脉被寒凝,产生气阻血瘀,瘀久会发生癥瘕内膜异位;由于体质虚弱,肾气不足,不能化生水液,水湿凝结,产生气血瘀阻,亦可产生异位内膜。

《诸病源候论》曰:"妇人月水来腹痛者,由劳伤血气,以致体虚,受风冷之气,客于胞络,损冲任之脉。"明代张介宾在《景岳全书·妇人规》曰:"瘀血留滞作症,惟妇人有之,其证则或由经期,或由产后,凡内伤生冷,或外受风寒,或恚怒伤肝,气逆而血留……或积劳积弱,气弱而不行。总有血动之时,余血未净,而一有所逆,则留滞日积而渐以成症矣。"

临床表现:

(1)气滞血瘀:小腹胀痛,行经期疼痛加重,疼痛放射至腰骶关节,剧痛时可发生昏厥,疼痛拒按,胸胁胀满,乳房胀痛,性交不快反疼痛,行经淋漓,经色紫黯,并有瘀块,婚后不孕,舌质紫,舌边有瘀点,苔薄,脉弦紧。

(2)痰凝瘀阻:经行后期,经量或多或少,肛门、阴部均有坠胀感,腰骶关节酸胀疼痛,行经时疼痛加剧,形体肥胖,精神倦怠,平时带下量多,行房时疼痛不快,婚后不孕,舌质黯,苔白腻或厚腻,舌边有齿印,脉细濡。

(3)寒湿瘀阻:常发生下腹部冷痛或隐痛,得温热而舒适,经行后期,行经时腹痛加重,恶寒肢冷,腰膝酸痛,头昏脑痛,带下白而多,大便稀溏,婚后不孕,舌胖,边紫黯,苔白腻,脉细滑。

(4)肾虚瘀凝:时常腰酸胀,耳鸣头晕脑胀,行经时腹痛加重,影响腰骶关节疼痛加重,肛门坠胀,月经紊乱,先后期不定,行经量多,经色黯红,精神倦怠无力,孕后易发生流产,继发不孕,舌质薄白,脉细涩。

二、雷火灸治疗

灸疗部位:小腹,骶髂关节部位,双耳孔;穴位:神阙、气海、归来、八髎、阿是穴。

灸疗治则:以通经活络,活血化瘀,除湿化凝为主。

灸疗方法:点燃2支药,放入两斗式灸具内,横放在小腹上(摆横阵),竖放在骶髂关节部(摆竖阵),灸头距离皮肤3~5cm,以能承受的温度为距离,每处各温灸30分钟,取出1支药后,灸神阙、气海、归来、八髎、阿是穴(腰部疼痛处),距离皮肤1~2cm,用雀啄法,每雀啄9次为1壮,每穴各雀啄7壮。

每天灸疗1次,每月经周期后周治疗10天为一疗程,一般治2~4疗程,病情会明显好转或治愈,不能治愈者一定要做进一步妇科检查,确定是否有肿瘤癌变增生,及早发现,及早手术治疗。

按语:子宫内膜增生是因为多种原因产生的气滞血瘀,寒凝瘀阻,痰湿凝结,水湿为患所致的增生性疾病。用温灸器做小腹及骶髂关节部灸疗,可以改善盆腔子宫内经络气血疏通,温化血凝、痰结、湿凝等,治疗气瘀血阻的疾患;灸神阙、气海、归来、八髎、阿是穴,可以增强下腹腔内的气血疏通,血脉充盈,对抗击各种瘀阻现象产生通透力量,血瘀气滞,痰凝瘀阻,寒凝湿困能得到有效的治疗,内膜增生疾病就会好转并治愈,许多不孕妇女也能生育。

第七节 胎 位 不 正

一、中医辨证

中医学无胎位不正之病名,将胎位不正称为"倒产"、"横产"、"偏产"等,认为主要由于气血虚弱或气滞血瘀所致。孕妇气血虚弱,气虚则不足以托正胎位,血虚则胞脉干涩;羊水量不足,使胎儿不能转动而造成胎位不正;气滞血瘀会使宫体经血不足,宫体紧缩或产生肿瘤妨碍,胎位不正。总之妇女以气血为本,气顺血足则胎安产顺,若气血失调而致气滞血瘀,胞脉受阻,则对胎儿转动不利,会发生胎位不正。

影响气血不足的因素与肝、脾、肾功能的受损有关。若情志不舒,会产生肝郁气滞,肝失舒畅调和,则会产生胞宫气滞血瘀,而影响胎儿不易转动;脾健能生化水谷精微而养胎;脾失健运,不能运化水湿而停滞于胎中,胎儿悬浮不定,形成胎位不正;肾为先天之本,胎儿的发育依赖先天的赋予,肾气充足,胎位正,若肾气衰弱,冲任失调,无以系胎,胎位则不易固定而产生胎位不正。

二、雷火灸治疗

随时注意去掉药灰,保持火头火红。

灸疗穴位:至阴穴。

灸疗方法:点燃1支药,灸疗两侧至阴穴,距离穴位2cm,灸至皮肤发红,足小趾整体发热为度,时间不能少于15分钟,每天灸2次,一般灸2~3天,胎位大多数能转为正常,若发现个别胎位不能转为正常者,应与妇产科医生会诊。

按语:胎位不正在临床上常能见到,至阴穴为足太阳膀胱经之起始点,膀胱与肾有密切关系,互为表里,膀胱经络通畅,能调理肾气充足,胞中胎儿禀赋肾精气而得保养,胎气充足,胎动灵活,对胞宫中的胎儿移动转位有帮助,胎位得正。

灸至阴穴,矫正胎位,在古今的灸疗师均有丰富的临床经验,而且取得了临床的验证,雷火灸灸疗双至阴穴对矫正胎位同样取得了良好的疗效。在临床中发现灸疗时间与次数可以减少,因为雷火灸的效力较一般艾条要强。

第八节 不 孕 症

一、中医辨证

不孕症,为婚后一年不避孕的情况下不受孕。不孕症分"原发性不孕症"和"继发性不孕症"。原发性不孕症是婚后三年从未受过孕,继发性不孕症是婚后受孕过或流产过,三年以后不再受孕者。不孕症的病因有先天性生理缺陷和病理性妇科疾病两种。先天性生理缺陷是针药不能治愈,病理性妇科疾病所产生的不孕症可用针灸治愈。病理性妇科疾病是本节讨论的重点。病理性疾病致病的因素为肾气先天不足,后天脏腑功能失常,气血失调,冲任胞宫病变导致不孕,常见有关的疾病是由于肾虚、肝郁、痰湿所致。

婚后不孕病因与症状:

(1)肾虚不孕:先天肾气不充,阳虚不能温煦子宫,子宫虚寒不温,精血不足,阴虚不能滋养子宫,冲任虚损,胞脉失养,以致不能摄精成孕;或阴虚火旺,胞脉宫中积热,仍不能受孕等致经血量少,经行后期量少色淡,面色晦暗,头晕耳鸣,腰酸腿软,下腹发凉,性欲淡漠,小便清长,大便溏或不实,带下色白清稀,舌苔淡薄,脉沉细。

(2)肝郁不孕:情志不舒,肝气郁结,气血不调,经期先后不定,经行而不畅,量少色黯,质黏稠,有小瘀块,胸胁苦满,经前乳房胀痛,精神忧郁,烦躁易怒,多年不孕,舌质正常或黯红。

(3)痰湿不孕:形体肥胖,性欲淡漠,经闭或经行后期,带下量多,质黏稠,倦怠嗜睡,面色㿠白,头晕心悸,胸闷泛恶,苔白腻,脉滑。

二、雷火灸治疗

灸疗治则:扶正强肾,疏肝理气,活血化瘀,健脾除湿;局部应以活血化瘀,除湿祛痰,养宫血为主。

灸疗部位:小腹,骶髂关节部;穴位:神阙、关元、三阴交、肾俞、肝俞、足三里。

灸疗方法:点燃2支药,患者取易灸姿势,放入两孔式灸具内,在小腹部摆横阵进行温灸(即是温灸器横放在小腹上),灸疗30分钟,距离皮肤3~5cm,灸至皮肤发红,深部组织发热为度;在腰骶关节部摆两孔式灸具为横阵,距离皮肤 3~5cm,灸至皮肤发红,深部组织发热为度,时间 30 分钟以上;取出 1 支药,灸神阙、关元、三阴交,用雀啄法,距离皮肤 2cm,每旋转 8 次为 1 壮,每壮之间用手压一下,每穴各灸 8 壮。若是肾虚不孕,加灸肾俞穴 8 壮,若是肝郁不孕加灸肝俞 8 壮,若是痰湿不孕加灸足三里 8 壮。

每天灸 1 次,10 天为一疗程,在每个月经周期之间行灸,经后 3~5 天开始施灸,有的灸 3~5 个月经周期就可开始怀孕,如果经检查是病理性原因引起,只要灸至盆腔内生殖器官疾病治愈,多数妇女均可受孕。

按语:不孕症是由于禀赋先天气血不足,后天脾胃不健,情志伤肝致冲任脉损伤,而造成胞宫经血不足,痰瘀血阻,而变生多种疾病,致使不孕。用温灸器灸疗小腹及骶髂关节部,能使盆腔内的生殖器官得以温煦,盆腔内的各种生殖器官,宫脉疏通,经脉、痰凝、瘀血都可得以温化排泄;灸关元、神阙,能调理冲任;灸三阴交、肝俞、肾俞,可以疏肝理气,生精益髓;灸脾俞、足三里,可以健脾除湿。灸穴位可以使脏腑阴阳调和,气血旺盛而养胞宫,促进气滞血瘀,痰凝消散,宫能摄血,经期按时而致,体健病愈,自然受孕。

灸疗附件炎,两斗式灸具摆放少腹两侧成斗式八字阵,时间不少于 30 分钟。

笔者采用雷火灸主治疗输卵管炎症性阻塞 54 例,取得满意效果,54 例均为门诊患者,经过西医碘油造影明确诊断。原发不孕 3 例,继发不孕 51 例。病程最短为 1 年,最长为 6 年。经雷火灸治疗后,54 例患者痊愈 14 例,占 25.9%;显效 19 例,占 35.2%;有效 16 例,占 29.6%;无效 5 例,占 9.3%,总有效率为 90.7%。

第九节　妊娠呕吐

一、中医辨证

妊娠呕吐,中医学称"妊娠恶阻",是孕妇受孕 6 周左右也即是受孕早期,出现的恶心、呕吐、厌食等现象,是妊娠的正常反应,它不太影响生活及工作,经一段时间可逐渐恢复,一般情况无须治疗。但有些孕妇持续时间长或有剧烈性呕吐,食欲不佳,若不及时治疗,会影响孕妇身体健康,胎儿营养不足,影响发育。中医学认为本病的发生是孕妇脾胃被胎气扰乱而产生的不适反应。病因:因孕妇素来体质虚弱,脾胃不健,胞宫胎气上逆,就会发生肠胃性恶心、呕吐、不欲食;由于月经正常运行,排出为常习,受孕后宫中经血完全供养胎儿,常有生理现象中断产生冲任不调;若肝气不疏,阴血养胎,血虚而冲任气盛,上逆影响胃气肃降,而发生胃气不和,反胃,恶心,呕吐,厌食等,甚至反复发作完全不能进食,应给予治疗,调和胃气,适应胎气,否则会因纳食差,而影响胎儿发育。

症状:

(1) 胃气弱:受孕后,症见呕吐清水、清涎,久久不止,头晕,心悸,面浮肿,神疲思睡,四肢倦怠,口淡,厌食,进食则吐,舌淡苔白润,脉缓滑无力。

(2) 肝胃气不和:妊娠早期,不能进食,恶心,呕吐,呕酸苦水,胸胁胀痛,嗳气叹息,头晕脑胀,心烦口苦,尿少便结,舌质红,苔薄黄,脉弦滑数。

(3) 痰滞郁结:妊娠初期,脾虚生痰,痰湿郁结,恶心,呕吐,不思饮食,呕吐痰涎,口淡无味,头晕目眩,胸闷,心悸气短,舌体胖质淡,苔白腻,脉滑。

二、雷火灸治疗

随时注意去掉药灰,保持火头火红。

灸疗部位:胃脘部,灸疗穴位:中脘、气海、关元、内关、肝俞、脾俞、足三里、三阴交、阴陵泉、内庭。

灸疗方法:点燃一支药,保持火头红火,灸胃脘部,距离皮肤3~5cm,用大螺旋形法,由胃脘中心向外顺时针方向旋转至整个胃脘部,每旋转10次为1壮,每壮之间用手轻压一下,灸至皮肤发红,胃内发热为度;灸中脘、气海、内关、足三里、三阴交,距离穴位2~3cm,用小旋转法,每旋转10次为1壮,每壮之间用手轻抚摩一下,每穴各灸8壮。若脾胃虚,加灸脾俞、关元;若痰湿瘀阻,加灸阴陵泉;若肝郁,加灸肝俞;若胃热,加灸内庭。每天灸1次,10天为一疗程,每疗程后观察3天,若呕吐缓解后,可停止灸疗,也可适当加灸3~5天。

按语:妊娠呕吐是妊娠早期常见的疾病。灸胃脘部,能使整体胃部经脉温通,消散寒凝痰结,缓和胃体,紧张挛缩;取内关宽中和胃,调和心气,降逆止吐;中脘是任脉与足阳明经之会穴,是胃之主穴,腑之会穴;灸足三里相配,能降胃气之逆呕;痰湿加灸阴陵泉,可利湿健脾,消痰化滞;肝气虚加灸肝俞,能疏肝理气和中;胃热加灸内庭,可以清热除湿和胃;脾胃虚灸脾俞、关元,健脾温中除寒;因孕期多气血两亏,灸三阴交、足三里,能疏肝理气健脾,益气养阴。

妊娠期不宜吃药,用灸疗等物理疗法治疗妊娠呕吐对胎儿无影响,赵氏雷火灸灸疗适合治疗妊娠呕吐之疾病。

第十节　子宫脱垂

一、中医辨证

子宫脱垂,中医学无此病名,把它归纳为"阴脱"、"阴癫"、"阴菌"、"阴挺"、"子宫脱出"等范畴。子宫脱垂是指子宫由正常位置沿阴道不同程度脱出为主症的子宫下垂疾病。本病主因中气不足,气虚引起,素体虚弱;或产后劳动过早;或分娩时用力过度;生产过多;或便秘努责,损伤胞络,失于固摄,均可导致气虚下陷,无力系胞,以致子宫脱出。产时孕妇受寒侵或月中睡卧寒湿之地,此时胞宫气血较弱,寒邪易客于胞中,致使胞宫寒凝,宫体凝重,产妇气血稍差亦可发生"阴挺"。"阴挺"时间较长也可致胞宫受寒邪侵犯而变凝重。常发生于劳动妇女,以产后为多见。

临床症状:阴道有物下坠到阴道口,或脱出阴道口外,大者如鸡卵,自觉小腹下坠,腰酸,倦怠乏力,气短,平卧时症状减轻,站立行走时加重,尿频,白带量少等。气虚者伴有面色㿠白,心悸;湿热者伴有心烦,口苦,胸闷,纳呆,舌红苔腻,脉数等。脱出程度分三度。Ⅰ度:子宫位置下降,但在阴道内;Ⅱ度:子宫颈及部分子宫体露出阴道口外;Ⅲ度:子宫完全脱出阴道口外。

二、雷火灸治疗

本节雷火灸治疗讨论子宫脱垂Ⅰ度、Ⅱ度治疗,Ⅱ度治疗四个疗程后无效者和Ⅲ度均建议手术治疗。

灸疗部位:小腹,骶髂关节部,带脉,阴道口;穴位:百会、神阙、关元、气海、三阴交、肾俞、脾俞、肝俞、阴陵泉。

灸疗方法:点燃2支药,放入两孔式温灸具内,摆横阵于小腹、骶髂关节部,各灸30分钟,距离皮肤3~5cm,灸至皮肤发红,深部组织发热为度;灸百会、神阙、关元、气海、三阴交,距离皮肤2cm,行雀啄法,每雀啄8次为1壮,每穴各灸8壮,每壮之间用手压一下。距离阴道口3~5cm,用纵向灸法,灸至会阴部发红,阴道内感觉发热为度,每来回灸10次停歇3秒,或戴手套轻揉会阴部。Ⅱ度脱出时加灸带脉穴20分钟,肾虚型加灸肾俞,肝郁型加灸肝俞,虚热型加灸阴陵泉,每穴各灸8壮。

每天灸1次,每10天为一疗程,休息3~5天,观察疗效再灸第2疗程,灸至阴挺回收停灸,同时可服用补养气血之药物。

按语:子宫脱垂多由脾虚、肾虚、中气不足下陷所致,有的还合并有寒邪,多种因素共同作用而致脱垂。用温灸法灸小腹、骶髂关节及带脉,可以使盆腔内经脉疏通,气血流畅,使胞宫经脉舒畅;同时灸阴道口会使脱垂的宫颈血脉温通,整个胞宫血脉舒畅活跃,就能吸收给养,排除寒凝,宫体自然活跃;灸百会能使下陷之气上升;灸带脉可上温五脏气血,下煦六腑之气;灸神阙、气海、关元,可养任脉之损而增系胞宫之力;灸肝俞、肾俞、三阴交增进脏腑气血旺盛,宫体活跃,就可提升宫体复位。

第十一节　功能失调性子宫出血

一、中医辨证

功能失调性子宫出血,属中医学"崩漏"范畴,也可称"经行先期"、"经行先后期"。在行经期中,月经量少,行经时间混乱为漏;行经量超量为崩。

病因:属脏腑气血阴阳不调,气血不足或虚热所致,与心、肝、脾、肺、肾的功能有密切关系,尤其是与肾阴不足,肾阳上亢形成的崩漏因素为重,如肾阴不足,肾经亏损,不能滋养心血与肝血,就会形成心血不足,心阳横行,致使宫血不能摄;肝不能藏血,下行横于胞宫,宫血不能摄;肾阴不足,肾阳不能摄,阳亢横行于胞宫,宫血亦不能摄;脾虚不能统血,发于胞中,冲任失调,胞宫不固,血出胞宫;脏腑血虚,不能固气;卫气不足,宫血不能摄,均可发为崩漏。心血不足,心阳不能摄,心火横移,亦可致胞宫发为崩漏。总之脏腑阴虚均会产生阳气横行,导致胞中崩漏疾病。阴血不足,会产生胞宫气滞血瘀,经血时停时行,淋漓不尽,时而量多等崩漏现象。

症状:

(1)血热:经血量多,色鲜红,气味腥臭,小腹疼痛,不能按压,大便结燥,口干,面色赤红,心烦不能入睡,色红苔黄,脉洪数而滑。

(2)血瘀:经血淋漓不断,有时突然血量增多,有瘀血块出现,腰及小腹疼痛,小腹不能按压,瘀块排除后腰胀痛,小腹疼痛减轻,舌质紫红,舌边及舌尖有瘀点,脉沉涩或弦紧。

(3)脾虚:经血暴下,或淋漓不尽,血色淡,面色苍白,精神萎靡,四肢发凉,小腹冷痛,纳少气闷,大便稀溏,舌体胖,边有齿印,苔白薄,脉细弱无力。

(4)肾阴虚,冲任失调:经血量少,淋漓不尽,血色鲜红,出现头昏耳鸣,五心烦热,腰膝酸软,夜不能入睡,舌质红,少苔或无苔,脉细数。

(5)肾阳虚,冲任不调:经血量过多或量少,淋漓不尽,色淡质清,精神疲倦,头晕,目眩,耳鸣,面色晦暗,恶寒肢冷,腰膝酸软无力,小便清长尿多,舌质淡红,苔薄白,脉沉细无力。

二、雷火灸治疗

随时注意去掉药灰,保持火头火红。

灸疗部位:小腹部,骶髂关节部;穴位:阿是穴、关元、隐白、三阴交、足三里、内关、肾俞、脾俞、十趾冲。

功能失调性子宫出血在灸疗时,出血量多,以治标为主;出血量少,淋漓不

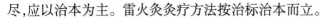

尽,应以治本为主。雷火灸灸疗方法按治标治本而立。

1. 灸疗崩证

灸法:点燃1支药,患者取适宜灸疗的姿势,注意保持红火红头,随时吹灰(以免烫伤),灸关元、三阴交、隐白、肾俞、脾俞、肝俞、十趾冲,距离皮肤1cm,用雀啄法,每雀啄9次为1壮,每壮之间用手压一下,每穴各雀啄7壮。在经期也可治疗,此法是泄热邪,有收缩血管的作用,是强刺激的结果。

每天灸1次,每5天为一疗程,经量减少后此法停用。

2. 灸疗漏证

灸法:点燃1~2支药,装在两斗式灸具内,距离皮肤3~5cm,放在小腹与骶髂关节部,各温灸15分钟;取出1支药,灸关元、内关、足三里、三阴交、肾俞、脾俞、肝俞、隐白,距离皮肤2~3cm,用小回旋形法,每回旋8次为1壮,每壮之间用手压一下,每穴各回旋8壮。可选用阿是穴灸腰膝疼痛部位。

每天灸1次,每7天为一疗程,休息1周,观察疗效,如果病情还须治疗,可再灸1~2疗程。

按语:功能失调性子宫出血是中医学的"崩漏"范畴,是冲任损伤所发的疾病,崩证属于子宫的热邪所致,漏证是属于气滞血瘀,血虚所致。雷火灸灸疗崩证以泻热止血为主,在灸法上采用了泻法,灸关元、三阴交、隐白、肾俞、脾俞,可以及时调理脏腑阴阳,使阳气泻出,阴阳能及时平衡,血不妄行;灸十趾冲能增加排泄经络、经脉血热的作用,其产生的刺痛感可以影响经络收缩,限制经脉中的血液横行,因此可以产生止血的作用。雷火灸灸疗漏证是以养经血,补益气血,活血化瘀为主,灸疗小腹与骶髂关节,可以温化胞宫中的气滞血瘀,消除慢性湿热;灸疗关元、内关、足三里、三阴交、肾俞、脾俞、肝俞、隐白,可以调和脏腑气血;内关可以调和心气,心神宁静,使血液不妄行;足三里、三阴交、隐白、肾俞,可以使脾经运化充足,肾阴得养而摄肾阳,肝气得疏,脏腑气血调和,冲任得治,宫血得摄,经血不会妄行淋漓,崩漏得治。

注意:患者用灸2~3次,不管是崩证还是漏证均有一定效果,可灸至月经正常为止。同时还要辅以食疗、药疗。若大失血不止,可使用中西医止血药配合治疗。

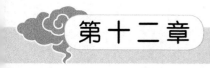

第十二章

灸疗儿科疾病

第一节 小儿腹泻

一、中医辨证

小儿腹泻是儿科常见的病症,小儿脏器娇嫩,脾胃薄弱,会因饮食失调,起居不慎,寒湿侵犯而发病。本病四季可犯,尤其夏秋较多。由于脏器柔弱,抵抗力差,若因乳食不节,壅滞胃肠,会产生消化不良而腹泻;外感暑湿邪气,湿热内蕴,导致脾胃肠受损,升清降浊功能失调,水谷不分,传至大肠而产生腹泻;或寒湿邪气侵犯胃肠,产生湿浊过多,食物不能在胃肠道正常消化,食物以湿浊混流至大肠,发生腹泻;脾胃虚弱,不能完化水谷,亦可产生消化不良而发生腹泻。小儿泄泻以大便次数增多,粪便稀薄如水样为主症,久泻会使肛门坠出,多见于3岁以下的婴幼儿,年龄越小发病率越高,这里不包括肠道细菌感染引起的腹泻。

病因与症状:

(1)乳食伤泻:腹部胀满,时痛时止,痛时欲泻,泻后痛减,泻下之物酸腐臭秽,大便成黄水样,带奶块或食瓣,甚则呕吐,不思饮食,小儿夜睡不安,舌苔厚腻或微黄。

(2)湿热腹泻,夏秋季常见,泻下时急迫,每日近十次,伴恶心,呕吐,时有腹痛,不欲食,疲劳不爱动,小便黄少,烦躁,生微热。泻下时水分较多如注,粪色黄而臭,舌苔薄黄,脉细数。

(3)脾虚腹泻:神疲肢倦,面色萎黄,泻下完谷,食欲不振,日渐消瘦,大便稀溏,食后便泻,色淡不臭,舌质淡,苔薄白,脉沉细弱。

(4)寒邪腹泻:寒困脾胃,产生气机不畅,腹部胀满肠鸣,泻下时,便成绿色并带有不消化的食物及奶瓣,稀便成泡沫状,并带黏液,腹部发凉,恶寒发热,小便清长色白,舌苔白,脉象沉缓。

二、雷火灸治疗

随时注意去掉药灰,保持火头火红。

灸疗部位:胃脘部,下腹部;穴位:中脘、神阙、关元、足三里、天枢、曲池。

灸疗方法:点燃一支药,距离上腹部和下腹部皮肤3~5cm,装入网罩灸具内,每旋转或横向移动6或8次,用手轻压一下,灸至上腹部和下腹部皮肤发红,深部组织发热为度,每处不可少于10分钟;然后对准神阙、天枢、足三里,距离穴位3cm,用小螺旋形法,每旋转6次为1壮,每穴各灸8壮。若遇湿热型加灸曲池。

湿热泻每天灸1次,其他类型腹泻灸2次。以3天为一疗程,根据病情可灸第二疗程,休息2天再灸。一般1~3疗程均可明显好转或治愈。

按语:小儿因为脏器娇嫩,易受损害而发生腹泻,灸疗以温灸为主。灸疗胃部及下腹肠道部,能使六腑气血充盈、通达,健脾益胃,增强肠道吸收能力,并能温化水湿,使食物在肠道能正常停留而被消化;灸疗天枢,能调理肠胃;灸神阙,温中固气;灸足三里,能使胃经调和,健脾益胃,理气化浊;灸曲池,能清热化湿。增加灸穴位,是加强小儿脏腑气血调和,脾胃健运,能升清降浊,腹泻自止。

第二节　小儿遗尿症

一、中医辨证

遗尿症,俗称"尿床"、"遗溲"、"夜尿症",是夜间或白天睡觉时不自觉的排尿,醒来后才发现的一种病症,多发于4~14岁的儿童,甚至有的人延至成年,或老年人。中医学认为遗尿的病因有小儿身体虚弱,先天肾气不足,膀胱虚冷,气化失职,通调水道功能失常;脾肺虚弱:不能运化水道,散布水湿滋润肺气,而发生肺气虚不能通调水道;膀胱功能失约;憋尿不及时排尿,膀胱过度充盈,均可造成遗尿。总的因素是肾气不足,或肺脾虚弱,不能肃降水湿,累及肾脏,致使肾气受损不足而致病。中医学认为肾与膀胱互为表里,如先天禀赋不足,后天调理不当,损伤下元,肾气固摄无权,膀胱失去约束,又肺胃虚弱,遗尿症则成。

病因与症状:

(1)肾虚亏损:症见精神不振,恶寒,少腹坠胀,尿液频数,小便淋滴不断,头晕,腰酸胀,足软无力,四肢发凉,常在睡眠中遗尿,一夜可发生数次,醒后方觉,伴面色发白,智力低下,舌质淡,苔白,脉沉细而滑。

(2) 脾肺气虚:睡中遗尿,面色萎黄或苍白,尿频而量多,精神疲倦乏力,饮食不佳,大便稀溏,舌质淡,苔薄,脉沉细或脉缓。

(3) 膀胱失摄:因情志关系,训练失时或肾虚,膀胱功能失去应有的贮藏水液能力,发生膀胱松弛,出现尿次数增多,量少,不能摄纳,夜间睡眠之中有尿液就会自遗,甚至白天亦发。

二、雷火灸治疗

灸疗治则:以调理气血,增进脏腑功能为主。

灸疗部位:小腹部;穴位:关元、三阴交、命门、脾俞、肾俞、气海、足三里。

灸疗方法:点燃1支药,装入一孔斗式灸具内,距离皮肤4~5cm,放在小腹部进行温灸,时间10分钟,灸至皮肤发红,深部组织发热为度;灸关元、三阴交、气海,用小旋转法,距离皮肤3cm,每旋转6次为1壮,每穴各灸6壮。肾虚加命门、肾俞;脾肾虚加肺俞、脾俞、足三里;膀胱失约加气海。

每天灸1次,3~5天为一疗程,观察疗效,多数小儿遗尿可治愈或有明显好转。根据情况休息2天,再灸3天或5天。有效率与治愈率均可达90%以上。

按语:遗尿是因小儿体质器官功能还未完全具备,而发生的肾气不足,肺脾虚弱,膀胱失约。用温灸器温灸小腹膀胱部位,能使小腹部及膀胱器官气血活通,经脉充盈,养益膀胱,复苏正气,摄纳尿液有度;肾气不足,取命门、肾俞,能壮阳益气止遗,扶阳摄精;肺脾气虚,灸关元、三阴交、足三里、肺俞、脾俞,能健脾益胃,精液输布有度,上养肺经,滋润肝经,水液不下泛滥,肾阴调和,阳气充足,尿液能摄;灸气海,能增加膀胱气化水液的能力,使膀胱约束功能增强。综上所述,肾气充足,肺脾健运,升降有度,膀胱摄纳有力,小儿遗尿自然好转治愈。

赵氏雷火灸成为小儿和老年遗尿治疗的良好方法,屡治见效。

第三节　小儿慢性胃炎

一、中医辨证

小儿慢性胃炎,中医学认为属"小儿积滞"范畴,是因饮食不节,乳食积聚中脘,滞而不化的一种胃脘疾病。饮食不化,积滞中脘,积久生热,伤及胃脘,发生腹部胀痛,嗳腐噫气,呕吐乳食,大便腥臭,经久不愈还可发生便血。继发腹部时痛,迁延失治,经久不愈可变为积;积久不消,影响小儿营养和生长发育,形体日渐消瘦,则转变为疳。两者病名虽不同,但实质相同,只是病情证候有轻重深浅之区别。本病造成的原因还有本身体质弱,脾胃虚弱,更易伤食,发生小儿积滞。

病因与症状:

(1) 乳食不节:婴幼儿乳食不知自节,或因喂养不当,乳食过多,过食肥甘生冷和难以消化的食物,均可损伤脾胃,致使脾胃运化失常,而发生食物积滞胃脘,而损伤胃脏,出现呕吐乳块,口中有乳酸味,不欲哺乳,烦躁不安,腹痛哭啼,时发时止,两腮红赤,舌质淡红,苔白厚,指纹紫滞。

(2) 脾胃虚弱:小儿脾胃薄弱,饮食稍有不慎,就难于腐熟,停滞不消,形成积滞,伤及胃脘。若伤乳,呈现面色萎黄,困倦无力,不思饮食,大便稀薄,或夹有乳食残渣,兼有呕吐出现,睡眠不安,舌质淡,苔薄白或厚腻,脉象细弱,指纹青淡;若伤食,胃脘会发生胀痛拒按,烦躁哭闹或伴有低热,夜间盗汗,面色青黄,大便臭秽,便后痛减,苔黄厚,脉弦滑,指纹紫滞。

二、雷火灸治疗

随时注意去掉药灰,保持火头火红。

灸疗部位:胃脘部;穴位:天枢、足三里、脾俞、胃俞。

灸疗方法:点燃1支药,距离胃脘部3~5cm,作旋转横行或纵行温灸,每移动灸8次,轻揉胃脘1次,灸至皮肤发红,深部组织发热为度,时间不少于15分钟;灸天枢、足三里、脾俞、胃俞,距离皮肤3cm,行小回旋形灸法,每旋转8次,轻揉一下穴位,每穴各灸8壮。

每天灸1~2次,每5天为一疗程,观察3天,若小儿进食逐渐正常,呕吐、腹泻停止,腹痛不再发作,即可停灸,一般情况灸1~2疗程,90%的小儿慢性胃炎便可好转或治愈。以后注意婴幼儿饮食应有节度,少吃生冷,待脾胃完全康复后,才有利小儿身体健康。

按语:小儿慢性胃炎,多因脾胃虚弱,伤食停乳所致。温灸胃脘部,可使胃脘部血脉舒张,血养供应充足,胃气调和,使胃脘损伤得以恢复,腐熟食物能力增强,乳食积滞自然不存;灸疗天枢,可以调和胃肠气机升降;灸疗足三里、脾俞、胃俞,增强脾胃调和之力,能健脾益胃,水谷运化正常,胃肠积滞则不存,胃伤则愈。

赵氏雷火灸治疗小儿积滞所致慢性胃炎,在临床中效果良好,治疗两个疗程以后均不见好转的可进行西医进一步检查确诊,并进行其他治疗。

第十三章

灸疗痛症

胸　痛

一、中医辨证

胸痛属中医学的脏腑疼痛，是指由各种致病因素导致的脏腑疼痛，即内脏疼痛，也即五脏六腑发生病变。绝大部分内脏疼痛是由于内脏的炎症、损伤、缺血、痉挛、牵拉、扩张、梗阻、扭转、癥瘕、异位、物质刺激等原因引起的。在胸背部皮肤产生痛觉，如切割、锥刺、烧灼、酸胀、压痛等多种疼痛感出现，而内脏痛大多数表现为深部钝痛，比较缓慢和持续，疼痛难以定脏腑病变部位。因疼痛范围广泛难以定位，一般是根据某种脏腑病变常发生类似的疼痛部位，来确认是属某脏器病变疼痛，如肠痈初发时可在整个腹部有扩散性疼痛，病情严重时集中在阑尾点发生剧烈疼痛和反跳性压痛而确认为肠痈；肾脏疼痛可引起腰部和腹股沟区疼痛；内脏生长癥瘕或癌变，是癥瘕、肿瘤直接侵蚀脏器或压迫产生疼痛。内脏疼痛常伴有其他部位的牵涉性疼痛，如肝脏和胆囊疼痛可引起右肩疼痛，冠心病疼痛除前胸痛外，可引起右肩疼痛。内脏疼痛大多会伴有烦躁不安、高热或低温、出汗、恐惧和不愉快。

《灵枢·厥病》里记载了五脏阴虚阳亢上逆犯心而发的内脏痛并提出了相应的针灸治疗方法："厥心痛，与背相控，善瘛，如从后触其心，伛偻者，肾心痛也，先取京骨、昆仑，发狂不已，取然谷；厥心痛，腹胀胸满，心尤痛甚，胃心痛也，取之大都、太白；厥心痛，痛如以锥针刺其心，心痛甚者，脾心痛也，取之然谷、太溪；厥心痛，色苍苍如死状，终日不得太息，肝心痛也，取之行间、太冲；厥心痛，卧若徒居，心痛间，动作痛益甚，色不变，肺心痛也，取之鱼际、太渊；真心痛，手足青至节，心痛甚，旦发夕死，夕发旦死。"中医学认为本病主要是由于感

211

受寒邪,客于经脉,内传脏腑,气血凝滞;或由于忧思悲怒,气机不畅,气滞则血瘀,导致不通则痛;或由于脏腑气血虚亏,荣养失职,脏腑阳亢,导致不荣则痛。

二、雷火灸治疗

灸疗治则:以温经散寒,疏肝理气,扶正驱邪为灸则。

灸疗部位:诊断清楚后的脏腑患病部位(无急性化脓性疾病呈现);穴位:膻中、内关、心俞、中脘、阳陵泉、足三里、胃俞、膈俞、三阴交、太冲、肾俞、照海、气海、中极、天枢、合谷、手十指冲、足十趾冲、阿是穴。

灸疗方法:点燃2支药,装入两斗式灸具内,在患病的位置处进行温灸,时间不能少于30分钟,灸至皮肤发红,深部组织发热为度。受迁延的疼痛部位,距离皮肤2~3cm,行平补平泻法,灸至皮肤发红,深部组织发热为度,每移动灸10次用手压一下。

若冠心病引起的心痛加灸膻中、关元、内关、心俞、中冲、少冲,用泻法,距离皮肤1cm,用雀啄法,每雀啄7次为1壮,每穴各灸7壮。

慢性胆囊炎痛加灸中脘、日月、阳陵泉、足三里,用泻法,距离皮肤1cm,用雀啄法,每雀啄7次为1壮,每穴各灸7壮。

胃痛加灸中脘、足三里、中冲、少冲,用泻法,距离皮肤1cm,用雀啄法,每雀啄7次为1壮,每穴各灸7壮。

肾痛加灸肾俞、照海、命门,用泻法,距离皮肤1cm,用雀啄法,每雀啄7次为1壮,每穴各灸7壮。

腹痛加灸中脘、天枢、气海、关元、足三里、合谷、足十趾冲,用泻法,距离皮肤1cm,用雀啄法,每雀啄7次为1壮,每穴各灸7壮。

胸肋痛加灸曲池、列缺、阿是穴(疼痛处),用泻法,距离皮肤1cm,用雀啄法,每雀啄7次为1壮,每穴各灸7壮。

备注:灸疗时,有的内脏疼痛合并有明显炎症、高热时要结合西医治疗。对癌症疼痛灸法请参考癌症相关治疗章节。

按语:胸痛是因为内脏风寒湿邪侵入,忧思悲怒,气机不畅,客于经脉,内传脏腑,气血凝滞;气滞则血瘀,导致不通,变生各种疾病而发痛。用温灸器灸疗患病的脏腑部位,能使脏器及周围组织经脉舒畅,气血流通,济养充足;加灸与脏腑相关的各个穴位,可以增加疏通脏腑气血,调理脏腑阴阳平衡,促进活血化瘀的功效,济养充足,脏器阴阳调和,抗体增强,脏器复苏而安。

雷火灸治疗胸痛在临床上已经过几十年的验证有良好疗效,经济实用,但一定要诊断明确,难以诊断的胸痛在治疗中要继续明确诊断。如发病时表现为腹痛,初起只认为是肠胃疾病,而实是急性阑尾炎的初期表现,所以不能轻视胸痛的诊断。

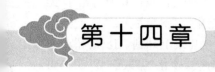

第十四章

灸 疗 塑 身

第一节 塑身含义

塑身的含义有广义和狭义两种。从广义上说,塑身在中医学的理论观念中要求阴阳调和,五行脏腑生理功能运行正常,身体健美,容颜神采焕发,为中医理论的身心健康美。狭义的塑身就是身体在形态上出现了缺陷,形态不美观,所以需要采取中医治疗方法达到修复健美形体的目的。

雷火灸通过从灸方到灸法上的创新,具有了塑造人体形态的功效。塑身是对人体进行体形的调整治疗,在这里指的调整治疗主要是对肥胖患者的灸疗。肥胖是超过标准体重或部分体态变臃肿。一种原因是人体吸收的热量大于人体各种活动消耗的能量,使体内脂肪积聚,脂肪细胞增大,造成体重增加;另一种原因是内分泌代谢失调所造成的肥胖症。

第二节 肥胖的流行病学

20世纪80年代后,国人的生活水平不断提高,生活方式不断改变,人群中患肥胖症的数量逐渐上升,1993年北京有关部门进行"肥胖症抽样调查",其结果显示抽样中北京成人超体重人数已超过40%。其中男性超重为32.7%,女性超重为67.3%,中小学生超重人数已超过20%。目前中国20岁以上的人口中,有14.44%能列入肥胖症,另有超重占15.02%,估计约有7千万肥胖患者。

美国在1988~1994年的统计学显示,每3个美国人中就有1个超重的肥胖患者。超重的指数超过25kg/m²的人占54%,超过30kg/m²的人占22.5%。目前亚洲、欧洲、非洲等许多国家的肥胖患者统计人数也大量增加。

现在肥胖症成为了一个社会性问题,肥胖造成的疾病死亡数日趋增高,肥胖患者中形势较为严峻的是儿童、青少年肥胖症的发病日趋增加,近期由国家教委、国家体委、原卫生部、国家科委、国家民委联合,对30个省市7~22岁30万名学生的一次体质健康调查表明:男生超重及肥胖症从2.7%上升到8.65%,是10年前的4倍;女生超重及肥胖症也由3.38%上升到7.18%,超重的儿童影响智力发展,易患心血管硬化性心脏病、脑血管硬化、糖尿病、肾病。同时,尤其是女性肥胖者还影响形体、生活、生育,给事业带来许多的不便和忧患,造成精神上的困扰,所以肥胖症已成为当今医学界和社会普遍关心的医学社会问题。

第三节　肥胖症及并发症

人体患肥胖症后,不仅影响形体美观、行动灵活,更重要的是肥胖患者多并发心脑血管疾病、糖尿病、高脂血症、高血压、骨性疾病(易患退行性病变、椎间盘突出)、睡眠呼吸暂停综合征、胆囊病、不孕不育症及肿瘤等。当今世界肥胖症已经取代了营养不良和感染引起的疾病,称为发生并发症死亡率最高的疾病。

据了解肥胖患者患糖尿病是正常人的5倍,患高血压为正常人的3.5倍,患胆结石、不育不孕症为正常人的3倍,患风湿、痛风是正常人的2.5倍,患心血管疾病是正常人的2倍,患关节炎是正常人的1.5倍。另外,脂肪肝、高血脂、呼吸障碍、肿瘤(女性卵巢、乳腺肿瘤为多,男性直肠癌、前列腺癌较多),体重超过30%的肥胖者患以上疾病的情况会更多。所以肥胖症患者需要特别注意减肥治疗。

第四节　肥胖症的病因

中医病因

1. 过食油腻肥甘厚味是肥胖症的主要病因

由于其嗜食甜腻之食品(膏粱厚味)、肥腻之物,致使脂腻之物在体内滋生、温化变生热能脂肪在体内急剧增加,超过人体代谢运动消耗的热能,而造成肥胖病症。《内经》中关于饮食代谢的理论,与现代医学的观念是相符合的,也是现代医学界认识肥胖症的理论根据之一,进一步说明了喜食油腻肥甘厚味是患肥胖症的重要因素。

2. 过度悠闲、少动是肥胖症的诱发病因

人处在长期休闲、少动的状态,就会影响脏腑,变生疾病,久卧则伤神,神

伤则气虚;四肢少动,肌肉筋骨则痿软无力,内损脾经,代谢能力减弱。人到中年,随着年龄的变化,运动的减少,现代化的社会交通工具的发达,人体活动的机会就越来越少,在《内经》就有论述:"久卧伤气,久坐伤肉。"气伤则虚,肉伤损脾,气虚脾虚,则运化失布,代谢能力下降,诱发膏脂内停而生肥胖症。

3. 与先天性禀赋有关

(1) 家族有肥胖史,遗传给下代,形成肥胖体形,下代在后天又饮食失调,喜多食。这是一种代谢差的表现,也是肥胖症的患病因素之一。

(2) 母亲怀孕期间,喜吃过多膏粱厚味之物,多余的热能部分被胎儿吸收,形成超重胎儿,出身后婴儿已形成"土形人",如大头、面如满月、厚肩、大腹、丰臀、粗腿等的全身肥胖症状。

4. 与自然环境地理因素有关

与地域环境差异也有关系。北方天寒地冻的时间多,多数人饮食膏粱厚味食物的时间长,运动少,代谢少,肥胖患者就较多;南方多属热带、温热带,气候湿热,人们的排泄能力较旺盛;水果、蔬菜、鱼类等物产较多,人们多食水果、蔬菜、鱼类,代谢容易正常,肥胖症相对北方较少。

5. 与情志有关

中医理论基础指明七情六欲等情志活动会影响脏腑的功能变化,脏腑的相生相克在情志的变化中也会影响它的正常生克规律而变生疾病。如喜伤心、忧伤肺、怒伤肝、恐伤肾、思虑伤脾,使脏腑功能失调,变生痰证,湿浊内停,化生脂肪内积,进而促成肥胖症。

6. 与性别、年龄相关

随着社会老龄化的增加,年龄高,运动量减少,生活较优越,代谢较低,而中青年运动量较大,社会交往频繁,劳力付出多,因此老龄肥胖患者比青少年多;女性由于有经期限制,生育负担,劳动付出较男性少,故女性新陈代谢较男性低,脂肪容易在体内堆积形成,以致身体逐渐发胖,故肥胖较男性多。

7. 脾胃及肝肾与肥胖的关系

脾胃属中焦,互为表里,胃主纳食,腐熟食物、排泄;脾主运化水谷精微,胃主降,脾主升,两者共同完成营养摄入及消化转运的生理功能,如过食甘腻肥厚之食可使脾胃功能吸收运化失常,痰湿瘀热积聚,致使脂肪在体内堆积,变生肥胖症,这说明了脾胃与肥胖的发生有密切的关系。肾是先天之本,肾气不足而亏虚,致使脾滋润运化无力,也会产生湿浊膏脂停积以致肥胖;肝主疏泄,肝气不达,肝失疏泄,脾不能健运,可导致痰湿停积,形成膏脂而生肥胖症。因此肥胖症与脾胃及肝肾功能正常与否也有关。

第五节　肥胖症分类

根据肥胖症病因,分为原发性和继发性两种。

一、原发性肥胖

在单纯性肥胖中,临床上是由于脂肪细胞增生过多所致,无明显的神经系统、内分泌系统、糖代谢障碍的出现。

(1) 体质型肥胖(先天性肥胖),是由于脂肪细胞增生所致,在青少年时,就产生体重超重,多与肥胖性家族遗传史有关。根据报告:0~13岁超重者中,到31岁时,有42%的女性及18%的男性成为肥胖症患者。在胎儿第30周到出生后1岁半,胎儿及婴幼儿脂肪细胞的增生处于活跃期,在此期由于营养过剩,也可以导致脂肪细胞增加,形成婴幼儿肥胖,延至成年肥胖。

(2) 营养过剩型肥胖,是指后天(即中青年到老年)由于摄取过剩热量,超过机体各种新陈代谢所需要的能量而贮存在体内,为后天(也称外源性)肥胖原因。

以上两种原因类型的肥胖都是指脂肪细胞增生和增大所造成的,也可因体质性肥胖先天禀承和后天营养过剩,再形成混合型肥胖症患者。

二、继发性肥胖

因患某种疾病而诱发的肥胖症,是极少见的类型,在肥胖患者中,不足0.5%,在临床上认为继发性肥胖患者不是以继发病为肥胖的主要原因。

1. **先天性异常肥胖症**　多属于遗传基因及染色体变异所致,如下:

(1) 先天性卵巢发育异常不全症。

(2) 先天性睾丸发育不全症。

(3) 颅骨内板增生症。

(4) 糖原积累1型病症。

2. **神经障碍肥胖症**　丘脑、下丘脑神经障碍产生的多食症。

3. **内分泌障碍性肥胖症**

(1) 间脑性肥胖症及肥胖生殖无能症。

(2) 垂体性肥胖症。

(3) 甲状腺肥胖症(甲状腺功能减退者)。

(4) 胰岛素肥胖症(轻度2型糖尿病患者)。

(5) 肾上腺性肥胖症(多见于肾上腺皮质腺瘤或腺癌患者)。

(6) 性腺功能衰退性肥胖症(多为女子绝经后及男子睾丸发育不良患者)。

第六节 肥胖症的诊断

诊断的方法以体重超过正常体重(标准计算方法)的 10% 为超重,超过标准体重的 20% 为肥胖症,可以用测量法测定全身各处的肥胖情况。肥胖症中可以按脂肪形成分布的情况分成全身性肥胖,向心性肥胖及四肢型肥胖。

1. 根据性别、身高、年龄、体重指数(BMI)查下表。

世界卫生组织(WHO)推荐 BMI 对肥胖分类表

分类	BMI(kg/m^2)	相关疾病的危险性
体重过低	≤18.5	低(但其他疾病危险性增加)
正常范围	18.5~24.5	平均水平
超重	≥25	
肥胖前期	25~29.9	增加
Ⅰ度肥胖	30~34.9	中度增加
Ⅱ度肥胖	35~39.9	严重增加
Ⅲ度肥胖	≥40	极为严重增加

上表[体重/身高^2(千克/米^2)]是世界卫生组织推荐标准,此标准是根据欧洲白种人的数据制定的,亚太地区 WHO 肥胖标准指数肯定要低些,但我们现在可以参考以上数据诊断肥胖症。

2. **标准体重推算法** 成人标准体重计算:
[身高(厘米)−100]×0.9= 标准体重(千克)

3. **腰围标准** WHO 1998 年建议欧洲人群腰围标准:男,不超过 94cm,女,不超过 84cm,亚太地区腰围标准:男,90cm,女,80cm。

4. **儿童体重标准测定法**

(1) 婴儿(1~6 个月):出生体重(g)+月龄 ×600= 标准体重(g)

(2) 婴儿(7~12 月):出生体重(g)+月龄 ×500= 标准体重(g)

(3) 1 岁以上幼儿:年龄 ×2+8= 标准体重(kg)

5. **局部肥胖脂肪贮存测定** 测定的指数:①可测定皮下脂肪厚度;②心包膜脂肪厚度;③脂肪肝测定。均可使用B超仪器进行测定。一般情况下需要进行这些测定后,才能做肥胖症的诊断。

6. **脂肪的百分率测定诊断** 因为单凭测定体重即诊断为肥胖症还不全面,所以还需通过脂肪含量在全身所占的比例 F% 来衡定,F% 是诊断肥胖症

的确切指数。如男性 F% 超过 25% 为肥胖症,女性 F% 超过 30% 为肥胖症,脂肪百分率如下:

(1) 用脂溶气体放射性核素氙 85 密闭吸入稀释法直接测得人体脂肪含量。

(2) 用人体密度测验。

(3) 用生物电阻法测定。

7. 按脂肪分布贮存在全身的部位分型

Ⅰ度、Ⅱ度、Ⅲ度超重性肥胖,脂肪在人体的分布不完全是均衡地分布在全身。临床上根据这种情况可分为全身性肥胖、向心性肥胖、四肢型肥胖三种。

(1) 全身性肥胖:是指头、躯干、四肢都比较匀称性地出现了肥胖的体型,即是脂肪堆积在全身体内。

(2) 多出现在Ⅱ度、Ⅲ度肥胖症,但在Ⅱ度、Ⅲ度肥胖症中也有相当一部分的肥胖形体脂肪主要是积聚在躯干胸腹部,称为向心性肥胖(俗称"啤酒肚"),这部分肥胖的人群多为中老年男士。

(3) 脂肪细胞积聚在上下肢,多为中青年时运动过度,中老年后造成的肥胖体型。

其他肥胖型如女性生育后、绝经后,内分泌紊乱,产生内分泌失调,发生的腹部及臀部逐渐肥胖,单纯性的面部胖等。

第七节　雷火灸治疗肥胖症

雷火灸治疗肥胖症的目的是调节中枢神经功能,逐渐恢复正常,使内分泌代谢功能增强,达到燃烧体内过多的脂肪,促使脂肪细胞缩小或减少的目的。调节好消化系统排泄功能,使消化系统排泄食物的能力增强,尽量减少体内吸收营养过多的因素。

现代医学认为灸利用药物燃烧时的热能量能促进和调节全身代谢内分泌系统,增加血液循环,从而调整生理功能的正常。灸的作用由燃烧时的物理因子和药化因子造成高浓药区,继续燃烧的红外线的热辐射力,可以把这些药化因子和物理因子渗透到皮下组织及脂肪组织细胞内,产生局部燃烧分解脂肪组织。结合对腧穴的灸疗,通过经络感传内脏相结合,调动全身机体内因和外因生理功能的积极作用,治疗肥胖症。根据实验测定雷火灸的热辐射力比一般灸的热辐射力高出 3 倍以上,用雷火灸治疗就可以达到好的减肥目的。

一、雷火灸治疗全身性肥胖

分Ⅰ度(轻度)肥胖,Ⅱ度(中度)肥胖,Ⅲ度(重度)肥胖。

1. **Ⅰ度(轻度)肥胖**

随时注意去掉药灰,保持火头火红。

灸疗部位:腹部,双耳;穴位:神阙、足十趾冲、风府、两风池。

灸疗方法:

(1) 点燃1支灸药,火头向下,装在温灸盒内,嘱患者仰卧,用雷火灸头对准腹部神阙穴,距离皮肤3~5cm,温灸30分钟。后取出温灸盒内剩下的半支灸药,点燃另半支灸药均装入双圈式灸具内,在任脉两侧腹部用拉辣式灸法,灸疗时间约30分钟。

(2) 灸双耳,余下的火头熏烤双耳,熏至皮肤发红,耳内发热为度,然后再灸十趾冲:灸双脚趾末端部,灸患者脚趾时,用横行灸法,距离皮肤1~2cm,保持红火头,每横行灸9次为1壮,1壮后停灸5秒,共灸9壮,灸至脚趾末端有针扎感为度,如每次治疗时间为90分钟时,可另加半支灸药作天突至中脘的分段平补平泻手法治疗。

(3) 点腧穴:风府、两风池。手法:火头距离皮肤1cm,吹红火头,保持红火,用雀啄法,每雀啄7次为1壮,用手按压腧穴,再灸第2壮,以此做法,每穴可各灸7~9壮。

5天或10天为一疗程,每天做1次灸疗,每次时间为60~90分钟,雷火灸用药量每天1.5支,间隔10天作第二疗程,第二疗程完后,每半月复诊2次,连续一季度。

一个疗程后,可停止灸疗(根据患者的情况可连续治疗两个疗程停灸)。每半个月来复诊两次,持续一季度后可停灸。

疗效:一疗程后,患者喜吃的现象逐渐被控制,自然饮食量减少,而且不喜吃油腻甘甜之物,一季度后,饮食恢复正常状态。腰腹围减少6~9cm,体重也恢复正常标准。可一月来保健两次。

2. **Ⅱ度(中度)肥胖**

随时注意去掉药灰,保持火头火红。

灸疗部位:腹部,双耳;穴位:神阙、手足十指(趾)冲、风府、两风池。

灸疗方法:

(1) 点燃两支药,火头向下,装入长斗式灸具内,嘱患者仰卧,长斗式灸具顺着腹部任脉放置,还可加用一个长斗式灸具横放在小腹部(为倒"T"字形阵灸疗法),火头距离皮肤3~5cm。注意放置长斗式灸具时,让灸具盒内的一支药火头对准肚脐部位温灸30~40分钟,后取出长斗内余下的两支药,加上点燃另半支药放入三头式灸具内,再采用腹部拉辣式灸疗法,按上述拉辣式灸疗程序在腹部进行施灸30分钟,余下的火头熏双耳前后,熏至耳部发红,耳心发热为度。然后再灸手足十指(趾)冲,双手双脚指(趾)末端部,灸时,患者五手指合拢为梅花形,用顺时针旋转泻法熏疗;灸患者脚趾时,用横行灸法,距离皮肤1~2cm,保持红火头,每横行灸9次为1壮,1壮后停灸5秒,共灸9壮(有针扎感为度)。

(2) 连续灸疗5天(根据情况可连续再做一个疗程),间隔10天,每10天来复诊两次,连续一季度。以后每月复诊2次,至第二季度停诊。

(3) 点腧穴:风府、两风池。手法:火头距离皮肤1cm,吹红火头保持红火,用雀啄法,每雀啄7次为1壮,用手按压腧穴,再灸第2壮,每穴可各雀啄7~9壮。

疗效:患者喜吃的现象逐渐被控制,自然饮食量减少,而且不喜吃油腻甘甜之物,一季度后,饮食恢复正常状态;二季度后,腹围减少9~12cm,体重基本恢复正常。患者能正常生活工作,无任何身体伤害出现。可一月来保健两次。

3. Ⅲ度(重度)肥胖

随时注意去掉药灰,保持火头火红。

灸疗部位:腹部,双耳;穴位:神阙、手足十指(趾)冲、风府、两风池。

灸疗方法:

(1) 点燃两支药,火头向下,装入长斗式灸具内,嘱患者仰卧,顺着腹部任脉放置1~2个长斗灸具,在胸部可以放两个平行长斗式灸具,火头距离皮肤3~5cm。注意放置长斗式灸具时,让灸具盒内的一支灸药火头,对准肚脐部位神阙温灸60~120分钟,后取出长斗内余下的两支药,用灭火灸具灭掉,然后另取三支灸药点燃放入两头式灸具内固定,再采用腹部拉辣式灸疗法,按上述拉辣式灸疗程序在腹部进行施灸;最后在上腹任脉两侧采用腹部拉辣式灸疗法灸疗胸部,胸腹部共灸30分钟。

(2) 重新点燃被灭掉的两支灸药熏烤双耳前后,熏至双耳部发红,耳心内发热为度,然后再灸开手足十指(趾)冲,双手双脚指(趾)末端部,灸时,患者五手指合拢为梅花形,用顺时针旋转泻法熏疗;灸患者脚趾时,用横行灸法,距离皮肤1~2cm,保持红火头,每横行灸9次为1壮,1壮后停灸5秒,共灸5壮。经济条件好的可连续灸两个疗程,一疗程可每5天中间息3天。休息半月后,每半月复诊两次,估算要坚持治疗2~4个季度。

(3) 点腧穴:风府、两风池。手法:火头距离皮肤1cm,吹红火头保持红火,用雀啄法每点7次为1壮,用手按压腧穴,再施第2壮,每穴可各点7~9壮。

一疗程为10天,每天做1次治疗,每次治疗120分钟,雷火灸用药量每天为4支(根据自身情况可每天每次加用1支灸药),连续作2个疗程,休息半月后,再作第三疗程(经济条件好的可以缩短休息时间),每半月来复诊2次,直至第4个月,再作一疗程灸疗即可。

疗效:一疗程后,腰腹围减少6~12cm(根据年龄的不同,老年人腰腹围减少比中青年多)。一季度后,腰腹围再减少9~16cm,体重也开始逐渐下降,减少6~12千克。4个月以后,饮食习惯也得到恢复,体重基本恢复正常。可一月来保健两次。整个治疗过程中,不会出现任何毒副作用。

按语:根据肥胖的程度及肥胖患者的条件,在中度和重度肥胖治疗中,可使用四个头或五个头的梅花灸具或放置长斗式灸盒1~4个(胸部可放1~2个,腹部可放1~2个,背部治疗时也可放1~3个)。

梅花灸具使用方法:①在腹部以肚脐神阙穴为中心进行顺时针大螺旋式悬灸法,反复由小而大,直至碗口大小,熏烤时间在20分钟;②由肚脐顺任脉至膀胱部纵向施灸10分钟;③在上腹部横向施灸10分钟,在两少腹部斜向各施灸10分钟;④在上腹部横向施灸约20分钟;⑤熏烤双耳至耳廓发红,耳心发热为度;⑥然后再灸手足十指(趾)冲,灸双手双脚指(趾)端部,灸时,患者五手指合拢为梅花形,用顺时针旋转泻法熏疗;灸患者脚趾时,用横行灸法,距离皮肤1~2cm,保持红火头,每横行灸9次为1壮,1壮后停灸5秒,共灸5壮。以上各种灸法,每壮之间需用手按压一下被灸处,每种手法晃动十次为1壮。

二、雷火灸治疗局部肥胖

(一) 向心性肥胖

即是躯干腹部肥胖者。也分轻度、中度、重度肥胖。

1. 重度肥胖

随时注意去掉药灰,保持火头火红。

灸疗部位:腹部,双耳;穴位:神阙、风府、两风池、手足十指(趾)冲。

灸疗方法:

(1) 灸药用量每天3支为最佳。点燃两支药,火头向下,装入长斗式灸具内,重度需用两个长斗式灸具摆在任脉线腹部上成倒"T"字形摆阵法,嘱患者仰卧,长斗式灸具顺着腹部任脉放置,火头距离皮肤3~5cm。注意放置长斗式灸具时,让灸具盒内的一支药火头对准肚脐部位神阙温灸30分钟后,取出余下的两支灸药装在双圈式灸具内,沿腹部肚脐以下任脉外向腹部两外侧作拉辣式灸疗,每灸疗一处,重复拉辣式熏灸3遍,直至把剩下的两个半支灸药用完。

(2) 再把留下的第三支分成两等份,装入双圈式灸具内固定,对上腹部横行灸疗10分钟,余下的灸药用拉辣式法对上胸部进行灸疗。熏烤耳及手足十指(趾)冲同上述。

(3) 点腧穴:风府、两风池。手法:火头距离皮肤1cm,吹红火头保持红火,用雀啄法每点7次为1壮,用手按压腧穴,再施第2壮,每穴可各点7~9壮。

5天或7天为一疗程,一疗程后,休息半月,每半月来复诊两次,以一月为大疗程。

施灸疗效:一疗程7天,可灸1~2疗程,腹围可减少6~12cm。半月后,轻度患者腰腹围已恢复正常,饮食状况正常,中度和重度患者在1月后,腰腹围也已基本达到正常,饮食也逐渐归于正常状态。以后每月可来保健两次。

2. 轻度、中度肥胖

随时注意去掉药灰,保持火头火红。

灸疗部位:腹部,肚脐到膀胱,双耳,穴位:神阙、风府、两风池、手足十指(趾)冲。

灸疗方法:

(1) 点燃两支灸药,火头向下,装入长斗式灸具内,嘱患者仰卧,长斗式灸具顺着腹部任脉放置,火头距离皮肤3~5cm。注意放置长斗式灸具时,让灸具盒内的一支灸药火头对准肚脐部位神阙穴温灸30分钟后,取出灸具内余下的两支药,放入双圈式灸具内固定,以肚脐到膀胱、任脉为中线,再采用腹部两侧向外拉辣式灸疗法,按上述拉辣式灸疗程序在腹部进行施灸30分钟。

(2) 余下的火头熏双耳前后,熏至耳部发红,耳心发热为度,再灸患者手足十指(趾)冲,与全身性轻度肥胖灸法相同。

灸疗疗效:1个月后,腰腹围基本达到正常,饮食良好,且不易复发。以后一月可以来保健两次。

(3) 点腧穴:风府、两风池。手法:火头距离皮肤1cm,吹红火头保持红火,用雀啄法,每点7次为1壮,用手按压腧穴,再施第2壮,以此做法,每穴可各点7~9壮。

每天用灸2支,5天为一疗程,可灸1~2疗程,一疗程后半月来保健一次。减肥后,不易复发。

(二) 臀部肥胖

随时注意去掉药灰,保持火头火红。

灸疗部位:先灸神阙,然后以臀部为主,灸下肢十趾冲。

灸疗方法:

(1) 把两支点燃的灸药插入长斗式灸具内,嘱患者仰卧,步骤与全身性轻度肥胖治疗的长斗式使用方法相同。温熏神阙穴时间20分钟,取出余下的两个半支药,把灸药固定在双圈式灸具上,以患者下臀纹线为界,纵向分别熏烤两侧臀部,保持火头红,距离皮肤大约23cm,熏至双臀部皮肤发红,深部组织发热为度。

(2) 若患者臀部出现下垂,熏烤时须从臀部下横纹线处,用向上提拉辣式灸疗法,用拉辣式灸疗法时,火头靠近皮肤1~2cm。一疗程后,半月来复诊1~2次即可。一季度为一大疗程。

根据肥胖程度,可用灸5~10天为一个疗程。每次用灸2支。

灸疗疗效:患者肥大的臀部基本恢复正常。可一月来保健两次。

(三) 四肢肥大

随时注意去掉药灰,保持火头火红。

灸疗部位:若上肢肥大,以灸上臂为主,配合灸上肢十指冲;全下肢肥大,以灸大腿为主,配合灸下肢十趾冲;小腿肥大,以灸小腿为主,配合灸下肢十趾冲;每处均先灸神阙穴。

灸疗方法:

(1) 把两支点燃的灸药,插入长斗式灸具内,嘱患者仰卧,步骤与全身性轻度肥胖治疗的长斗式使用方法相同。温灸神阙穴时间为20分钟,取出余下灸具内的两支灸条,固定在双圈式灸具上,上肢与下肢灸疗的步骤与方向均从肢体的内侧熏向外侧和从近端熏向远端。

(2) 熏的方式基本上采用内上侧方,斜向外下侧方。保持火头红为佳,熏至肢体皮肤发红,深部组织发热为度。减下肢或上肢均要把最后剩下的灸药分别使用在左右两肢体,重点用灸肢体内侧面。

根据肥大程度,可用灸5~10天为一疗程,用灸药量每天2支。

灸疗疗效:在一个疗程后,患者基本上达到了减肢体肥的要求。以后一定要注意饮食。大腿需减肥的患者在于肥胖部位减去3cm即可,一疗程后,基本上每个患者均达到减肥的要求;减上肢臂部肥胖患者能减2~3cm即可。一个疗程后,基本上也能达到患者的减肥要求。如果还需要再减,再加3~5天灸疗即可。恢复后可一个月来保健两次。

按语:在减全身肥胖和局部肥胖时,一定要将灸疗减肥前患者的腰腹围、四肢(上肢肩峰下10cm,下肢髂前上棘至大腿15~20cm,寻找大腿最大周径处)最肥胖处的周径寸、体重作好记录,以便对照灸疗后的效果。

三、雷火灸减肥优越性

1. 在治疗过程中不需特殊禁食,饮食状态的嗜吃现象在灸疗过程中自然会得到矫正。

2. 在治疗过程中不需特意去增加运动量来达到减肥目的。

3. 不需配合其他内服中西药来达到减肥效果。

4. 雷火灸在局部肥胖部位进行的施灸,是运用雷火灸强烈的热辐射力及远近红外线网对深部组织的热传送,使局部脂肪能就地燃烧分解,还能增强肠胃的新陈代谢及排泄功能(许多减肥患者的大便变稀而且在粪槽内出现油脂),雷火灸减肥能产生奇特效果。

5. 在灸疗耳部时,即熏灸全身310多个穴位,可以调节脏腑全身各个经络系统的生理功能;灸疗在下丘脑部位的风池、风府,调节下丘脑对饮食的神经功能作用,对全身恢复正常生理功能起到积极作用,对加速脂肪燃烧代谢起到促进作用。雷火灸运用在减肥治疗中十几年了,深受患者好评。

6. 操作方法简便,无任何毒副作用。

四、案例

病例选择:凡体重超过标准体重,腹部、臀围部等超过正常者,为本项科研观察对象。

治疗方法:以赵氏雷火灸法,选用神阙为主穴,根据肥胖部位,不同配穴,以10天为一疗程进行治疗观察。

疗效统计:本研究所选择连续使用赵氏雷火灸减肥治疗的肥胖病患者100例,检测和观察治疗后三个月的腹围、体重变化和治疗相关的一些副反应。患者年龄均数38.47±12.37岁(9~67岁),男女性别比为1∶67(男13例,女87例),患者肥胖时间均数为11±3.10年(1~20年之间)。每疗程为5天,5支灸药治疗完为一疗程(详见说明书),一般用1~2个疗程,间隔100天。结果发现治疗后上腹围缩小3~5cm、5~8cm和10cm左右者,分别为痊愈31%、无效33%、有效36%,下腹围下降3~5cm、5~10cm及以上者,分别占41%、36%和23%。体重减轻1~5kg、5~10kg和10kg以上者,分别占56%、24%和20%。总有效率100%,并且未发现恶心、腹泻、食欲下降和便秘、尿频、小腹不适等不良症状。揭示赵氏雷火灸能有效地缩小肥胖患者的腹围和体重,有重要的临床应用和推广价值。

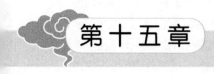

灸疗美容

雷火灸能通经活络、活血化瘀、消肿止痛,对面部产生的多种影响容颜美观的病患,如黄褐斑、雀斑、酒渣鼻、厚嘴唇、眼袋、痤疮、妊娠斑、面部减肥等,均有良好的效果。

第一节 黄 褐 斑

黄褐斑多与机体代谢及内分泌有关,女性多于男性。面色苍白的妇女及孕妇患黄褐斑较多,常分布在鼻背部,眼眶下部及额部,太阳易照射的部位,夏季色素斑较明显,在皮肤上多连成块状,无自觉症状。

一、中医辨证

1. 饮食内伤,喜食辛辣厚味之物,多属脾胃湿热积聚,反应在面部皮肤上。

2. 肾水不足,不能滋润肺气,肺不能主升荣肃降,面部肌肤经络受阻,形成黄褐色斑,在面部沉淀。

3. 七情六淫致伤:素来体质虚弱,又加上喜怒忧思无常,会导致心绪郁结,心神忧烦,致脾胃虚弱,面部营卫不足;加上六淫侵袭面部,若寒气过盛,热气过灼,使面部肌肤受损、脉络受阻,瘀积变生色斑。

二、雷火灸治疗

随时注意去掉药灰,保持火头火红。

灸疗治则:舒经活络、活血化瘀。

灸疗部位:面部患处、双耳,穴位:双合谷。

灸疗方法:

(1) 点燃灸药后,把灸药装在带网罩的灸具内或者是敞口式灸具内(药火头低于敞口处),距离面部患黄褐斑及其周围的面部处皮肤2~3cm,作顺时针旋转移动或横行移动灸法,每旋转或横向移动7~9次为1壮。医者用手压一下面部受灸处(减去皮肤温度,以便皮肤承受再次熏烤)。熏至皮肤红晕,深部组织发热后,再对准黄褐斑斑点部位作雀啄式灸疗,每壮用手摸压一下,再进行下一壮灸疗。观察皮肤达到较深红色情况停灸患处,一般每次可灸5~7壮。

(2) 悬灸双耳,以2~3cm距离为度,用上下移动或旋转法灸耳前部与后部,灸至耳部发红,再牵拉耳廓,扩大耳孔,用雀啄式法灸耳孔3~5壮。

(3) 灸双合谷5壮,每雀啄7次为1壮,距离皮肤2~3cm,每壮之间用手按一下被灸处。

疗效:一疗程后,面部黄褐斑色素开始逐渐减退,有的黄褐斑块处开始起层脱皮,不要用手碰触,涂抹润肤露即可,待其自行脱落,色斑色素变淡,半月后视情况再做第二疗程灸疗,方法同上。一般在两个疗程以后黄褐斑就基本淡化或消失。患者需注意少吃辛辣之食,面部防冻、防暴晒。

7天为一个疗程,每次用药1/4~1/3支(根据色斑大小决定用量),用灸时间为15~20分钟,一般治疗2个疗程,最多3个疗程就可以达到患者要求,可间歇观察色斑减退情况,根据情况决定是否还需再作灸疗。

按语:雷火灸治疗面部黄褐斑,能改善面部微循环,促进生理代谢,达到黄褐斑淡化或消散的目的。

第二节 雀 斑

体质较瘦弱的人群面部容易增生像麻雀卵壳上的色斑点样的皮损,斑点不成块状,而散在面部,容易在鼻部的上部成芝麻点状,故称雀斑。常出现在鼻背部、两颧部、前额部,在儿童时就可出现,女多于男。与家族史有关。

一、中医辨证

1. 有先天因素,如母亲在妊娠期间,饮食纳少,供给胎儿的营养少,母亲又患有雀斑史,婴儿面部皮肤不够滋润,易发生肤色蜡黄。出生后儿童脾胃较弱,消化欠佳,当儿童5、6岁时面部就会呈现斑点。

2. 多因身体素质弱,肾气不足,肾水滋生不充,不能上升荣于面部,水亏不能克火,虚火则上炎,犯于面部络脉及孙络,肾之本色黑,则呈现于面部,变生黑色斑点。

3. 瘦弱之体多血热内积,风邪外犯,常肝滞气郁,喜怒多忧思,又喜吃辛辣厚味之食,则易形成血热亢盛,面部再遇风、寒、暑、湿、燥邪侵犯,阻于面部皮毛腠理之间,血热与邪气相凝,变生黑色瘀点。

二、雷火灸治疗

随时注意去掉药灰,保持火头火红。

灸疗治则:舒经活络、活血化瘀。

灸疗部位:面部患处,双耳;穴位:双合谷。

灸疗方法:

(1) 点燃灸条,装在有网罩或敞口式灸具内(火头低于敞口前端),距离皮肤 2~3cm,对面部雀斑部位及更宽的面部,进行温灸。

温灸方法:①可用横行、纵向灸疗的手法,每灸 1 壮用手抚摩被灸处,再进行第 2 壮施灸,直至皮肤发红,深部组织发热为度。每次需用的时间约 15 分钟。②可把灸条装入带有支架的网罩灸具内,靠近面部雀斑部位,温度到患者自己感觉皮肤能承受的距离即可作温灸。时间约 20 分钟,也是灸至皮肤发红,深部组织发热为度。

(2) 灸双耳,以 2~3cm 距离为度,用上下移动或旋转法灸耳前部与后部,灸至耳部发红,再牵拉耳廓,扩大耳孔,用雀啄式法灸耳孔 3~5 壮。

(3) 灸双合谷 5 壮,每雀啄 7 次为 1 壮,距离皮肤 2~3cm,每壮之间用手按一下被灸处。

一疗程 5 天,一般需作 2~3 个疗程,每天用灸量根据患者雀斑部位多少来决定,每次用灸量 1/3~1/2 之间。

疗效:1~2 疗程,面部雀斑患处逐渐淡化,休息半月后,观察面部治疗雀斑情况,有的淡化或基本消退,若还需治疗,休息半个月,再做 1~2 疗程均可。治疗好转后,注意调配饮食营养,生活起居规律,不要过度疲劳,暑天不要在太阳下暴晒,防寒冻。

按语:雷火灸能治疗面部雀斑的功效在于能改善面部微循环,促进生理代谢,达到雀斑淡化或消散的目的。

第三节 酒 渣 鼻

酒渣鼻是一种以鼻尖部为中心,常出现的一种鼻部猩红,呈散在,常伴有毛细血管扩张、丘疹、脓疱等慢性炎症性皮肤疾病。有的色泽鲜红,有的紫红,形状如高粱酒渣,故称"酒渣鼻"、"酒皶鼻"、"鼻赤"、"赤鼻"、"鼻准红"、"红鼻子"等,患病部位从鼻尖可发展至两眉之间、两鼻翼部。患者多为中年人。

一、中医辨证

1. 肺部常年积热,致肺经热盛,肺经阳气偏盛,人到中年,郁积化热,肺开窍于鼻,血热入窍至鼻,使鼻部渐渐发红而致病变。《景岳全书·鼻证论治》云："肺经素多风热,色为红黑,而生皶疣者亦有之。"

2. 胃肠积热,若素有脾虚,致胃肠运化减弱,腐食停滞于胃肠,变生热毒,又加上喜吃辛辣之味,火热相交,反应在鼻部。

3. 血瘀寒凝,热邪循经上蒸,热随血行,壅滞鼻部,又遭遇寒邪侵犯鼻部皮肤,或因冷水常洗面部,鼻部热邪与冷水相击,致使血热凝结成瘀血,鼻部先红后紫,时久变生糟红。

二、雷火灸治疗

随时注意去掉药灰,保持火头火红。

灸疗部位:鼻部,双耳;穴位:双合谷。

灸疗方法:

(1) 把灸条点燃装入敞口式灸具内,火头较敞口端低,灸具敞口距皮肤1cm,以鼻尖部为中心,上至额部,用纵向灸法,每移动9次为1壮,每壮之间停息3秒,反复悬灸,时间不可少于20分钟。

(2) 鼻部红度加深,鼻腔内均感热后,吹红火头,用雀啄法,距离鼻尖部1cm,灸5~7壮。

(3) 熏双耳,以2~3cm距离为度,用上下移动或旋转法灸耳前部与后部,灸至耳部发红,再牵拉耳廓,扩大耳孔,用雀啄式法灸耳孔3~5壮。

(4) 熏双合谷5壮,每雀啄7次为1壮,距离皮肤2~3cm,每壮之间用手按一下被灸处。

5天为一疗程,每天用灸药1/3支,每次灸疗时间20~30分钟。

疗效:一疗程后,鼻部颜色开始减退,增生组织、丘疹、脓疱、痤疮等开始消散。休息1周后,再作第二疗程治疗,治疗方法同上,非重度鼻赘期酒渣鼻的症状均可基本消失。

按语:病愈后,注意饮食调养,要少食辛辣厚味之物。雷火灸能治疗酒渣鼻,是因其温度较高,热辐射力可直接杀死毛囊内的细菌、螨虫等,调节鼻面部微循环,使鼻部组织被破坏的皮肤重新得到恢复。

第四节 厚 嘴 唇

厚嘴唇俗称"翘嘴唇"。正常人嘴唇有与脸形相适应的厚薄度,而一些人的嘴唇明显超厚,口腔内的腔面一部分同时翻向口外,与原来的唇边形成翘嘴唇。男女均可能有此症状出现,有的出生时就有,有的是在6~7岁后发生。

一、中医辨证

1. 是先天生理发育形成,禀承于父母,多为上颌生长呈过凸畸形所致。

2. 在儿童门牙生长时,尤其是上门牙,生长畸形外凸,造成口唇内壁向外翻凸。随着年龄增加,翻凸现象更加明显,形成厚嘴唇。而且牙齿易暴露在外。如在青少年时期就注意治疗,比中青年容易矫正。

3. 厚嘴唇的机制是因为唇边口腔内的一部分腔内壁畸形凸出向口腔外造成的嘴唇增厚。

4. 无主客观自觉症状。多出现于上唇。

二、雷火灸治疗

随时注意去掉药灰,保持火头火红。

灸疗部位:厚嘴唇;穴位:双合谷。

灸疗方法:

(1) 点燃灸药,装入敞口式灸具或棒式灸具内,以厚嘴唇为中心作顺时针固定小螺旋形旋转式灸疗,每旋转7或9次为1壮,停3秒再作第二壮灸疗,反复灸疗时间不能少于20分钟,灸至唇边发红,口腔内发热为度。

(2) 对准厚嘴唇翻凸处,用雀啄式灸疗7~9次为1壮,灸7~9壮。

(3) 对准双手合谷穴,用雀啄式灸疗3~5壮。

7天为一疗程,每次用灸药1/2支,一般2~3个疗程,可逐渐修复正常。

第一疗程后,翻转的内唇壁部分开始缩小,休息7天后,再灸第二疗程,灸法同前述。灸2~3疗程后,口腔内翻出凸出部分基本消失,原来的正常唇线厚度也恢复正常。治好后,若是牙齿畸形凸起,则最好矫正牙齿畸形,效果更佳。

按语:雷火灸的热辐射作用,可使增厚的肥厚嘴唇减去肥厚部分,同时可产生口腔内壁的收缩作用,使嘴唇出现的正常唇线。

第五节 眼 袋

眼袋多为中老年时期产生,是下眼眶部、下眼睑部皮肤松弛,内充物为脂肪组织堆积,在下眼眶部形成袋状,称眼袋。

一、中医辨证

脾胃接纳的食物产生的热能脂肪,在中老年时由于身体体质的衰退,最容易在面部的下眼睑部发生皮肤松弛,多余的脂肪就易在下眼睑松弛部分储存,出现眼眶下部肿大。

若不治疗,有的眼袋突出非常明显,呈现出衰老现象,影响面部形象。无自觉症状出现。

二、雷火灸治疗

随时注意去掉药灰,保持火头火红。

灸疗部位:下眼睑部、双耳;穴位:四白、双合谷。

灸疗方法:

(1) 点燃雷火灸,装入敞口式灸具内,火头要低于敞口缘。火头对准一侧下眼睑部为中心,作小螺旋式悬灸。每旋转 7~9 次为 1 壮,每壮后用手按压下眼睑部,再灸第二壮,灸至眼睑部皮肤发红,眼眶内发热为度。每只眼熏灸时间不能少于 10 分钟。还可用敞口坐式灸具先作温灸 10 分钟,再用雀啄式灸法灸眼袋部 5~7 壮。

(2) 熏双耳,以 2~3cm 距离为度,用上下移动或旋转法灸耳前部与后部,灸至耳部发红,再牵拉耳廓,扩大耳孔,用雀啄式法灸耳孔 3~5 壮。

(3) 熏四白,距离皮肤 2~3cm,用雀啄法,每雀啄 7 次为 1 壮,共灸 5 壮,每壮之间用手压一下。

(4) 熏双合谷,距离皮肤 2~3cm,每雀啄 7 次为 1 壮,共 5 壮,每壮之间用手按一下被灸处。

5 天为一疗程,每天用灸药 1/3~1/2 支,灸疗 1~3 疗程,每疗程相隔 1 周。眼袋初起,时间不长,肿大不十分明显时,一疗程即可。

按语:眼袋初起,治疗一疗程后,就逐渐恢复原来下眼睑的紧缩状态。眼袋较为肿大的,时间较长的,需 2~3 疗程,眼袋部分的脂肪会基本减退,下眼睑部成收缩状态。必要时在一月内作 1~2 次灸疗,眼袋就不会明显形成。雷火灸有祛脂减肥的功效,对眼下眶部积聚的脂肪有燃烧消耗作用,使松弛的下眼睑部能恢复紧密状态。

第六节 痤 疮

痤疮属毛囊皮脂腺慢性炎症疾病,是青春期常见的皮肤病,故又称“青春痘”。常发生在面部或背部,大小不等的丘疹,顶端像刺,有的还长黑头,用手挤压有胀痛感,可挤压出现白色粉状物,故又名“粉刺”。

一、中医辨证

1. **血热偏盛** 青春期时的青年人素体阳旺,血热偏盛,又喜吃辛辣之味,以致营热,血热外至,络脉充盈,气易滞,血瘀阻而发病。

2. **肺胃积热** 肺素有积热,手太阴肺经起于中焦,肺主皮毛;足阳明胃经上行面部,下至胸中,肺胃热盛,循经逆上,熏于面部,热随血行,至于面部,故面部生粉刺痤疮,多为红色。

3. **外感风热邪** 因为感受风热之邪,可诱发或加重痤疮,面上如患有痘疮,可使痘疮增大。

4. **气血凝塞** 如遇外来灰尘带有细菌或粉刺阻塞腠理,会增加痤疮的炎症程度。或常洗冷水,面部气血易受阻塞凝结,粉刺痤疮处更加拥塞,血热凝结更严重,痤疮可由小增大,甚至发生感染,以致痘疹增多。

5. **血瘀痰凝** 病情经久不愈,使气血郁滞,经脉失畅,或肺胃积热,久蕴不解,化湿生痰,痰血凝结,可致粟疹日渐扩散,或局部出现结节,相累不断。

青春期过后,大多数患者会自愈,少数患者延至中年,容易留下瘢痕。

二、雷火灸治疗

随时注意去掉药灰,保持火头火红。

灸疗部位:面部、双耳;穴位:合谷。

灸疗方法:

(1) 点燃灸药,放在敞口式灸具或棒式灸具内使用均可,灸时在面部痘疮生长部位及面部作较广泛的熏灸,手法可旋转、横行、纵向,根据痘疮分布情况决定。温灸至面部发红,深部组织发热为度。

(2) 若痘疮散在,数量少时,只在痘疮处作温灸即可。

(3) 在痤疮硬节处可使用雀啄式灸疗3壮,每雀啄7次为1壮。

(4) 熏双耳,以2~3cm距离为度,用上下移动或旋转法灸耳前部与后部,灸至耳部发红,再牵拉耳廓,扩大耳孔,用雀啄式法灸耳孔3~5壮。

(5) 熏双合谷,距离皮肤2~3cm,每雀啄7次为1壮,共5壮,每壮之间用手按一下被灸处。

一疗程3~5天,根据痤疮的多少决定用药量,在面部用灸药量1/4或1/3,一般痤疮熏3天后,均可使炎症消失,体积缩小。休息3天后,根据情况再灸1~2疗程。每灸一疗程后需要间歇3~5天。

注意事项:暴发性痤疮呈现红色时,不宜灸疗。

按语:雷火灸的温热度可促进面部血液循环,提高皮肤免疫力,减轻慢性炎症,使寒热瘀积消散。嘱患者暂忌辛辣之味,多喝温热水。

第七节 妊 娠 斑

妊娠斑是育龄妇女在怀孕期间,出现在面部的色素斑块,面积比较大,无规则、不对称,在面部和额部都会出现,以两侧面部为多。一般产后会自行消退或淡化,但有的妇女的妊娠斑不消退也不淡化。

一、中医辨证

中医学认为妇女怀孕后,面部免疫力减退,又有胎热内结,上升至面,反映为脸上出现的色素。怀孕后,喜吃辛辣厚味,热积肠胃,热随血液循环上升至面,遇面部皮肤微循环受阻,在皮肤上也可呈现色素。此斑块无任何自觉症状,只是影响面容美观。产后若这种妊娠斑块久未消退,应作适当的治疗,以淡化消退为宜。

二、雷火灸治疗

随时注意去掉药灰,保持火头火红。

灸疗部位:面部、双耳。

灸疗方法:

(1) 点燃灸药,放在敞口式灸具或棒式灸具内使用均可,灸时在面部妊娠斑生长部位及面部作较广泛的熏灸,手法可旋转、横行、纵向,根据妊娠斑的分布情况决定。温灸至面部发红,深部组织发热为度。

(2) 熏双耳,以 2~3cm 距离为度,用上下移动或旋转法灸耳前部与后部,灸至耳部发红,再牵拉耳廓,扩大耳孔,用雀啄式法灸耳孔 3~5 壮。

一疗程为 7 天,每次用灸药 1/2 支,时间 30 分钟左右,2~3 疗程即可,中间可间歇 1 周,根据妊娠斑消退情况可再灸 1~2 疗程。

按语:雷火灸的温热效应可增加面部的血液循环,产生活血化瘀的作用;灸耳部可以调节人体脏腑内的内分泌系统,而增加免疫力,故能使面部局部产生的妊娠色素随之减少、淡化以至消退。

第八节 面 部 减 肥

虽然有的人全身营养及体格生长都符合人体正常标准,但颜面部的颧肌或下颌部肌肉长得特别丰满,形态表现粗犷,感觉面部失去秀雅的气质。需要使面部减去肌肉肥厚的部分,称为面部减肥。多为女性。

一、中医辨证

观察面部,若发现面部某处肌肉特别肥厚,失去颜面协调比例,多是两颧骨部肌肉特别突出,形成与下颌部不成比例的宽型脸;还有下颌部两侧的肌肉特别丰厚,形成下颌部宽大脸型,即"国"字型脸;还有颧部和下颌部同时肥大的混合型肥大,这几种形态都影响女性面部容颜秀美。

以上面部肌肉失调的生长情况,是属于局部肌肉异常发达或脂肪积聚过多所致。

二、雷火灸治疗

1. 颧骨部肥胖

随时注意去掉药灰,保持火头火红。

灸疗部位:颧肌突出部位;穴位:双合谷。

灸疗方法:

(1) 将一支药从中折断,固定在两头式灸具上,点燃火头,以颧肌突出部位为中心,选用横向或螺旋形平补平泻法,灸至皮肤发红,深部组织发热为度,每悬灸 7~9 次为 1 壮,每壮用手按压一下颧部,时间大约 10 分钟。医者用左手掌小鱼际由鼻部向耳部推压移动,推时力量适中,药头距离皮肤约 2cm,随着移动灸向耳前部(火头保持稍旺),反复推动灸 5 次为 1 壮,称面部拉辣式法。间歇 5 秒后,再作第 2 次灸疗,可作 3~5 壮。一侧的面部作完后,以同样的方法再作另一侧颧部。

(2) 灸两侧手合谷,余下的火头用雀啄法灸两侧合谷,各灸 3~5 壮,7 次为 1 壮。

按 7 天为一疗程,1~2 疗程,每天用灸一支。用灸时间 30~40 分钟。

疗效:一般性的颧肌丰厚,一个疗程基本达到减肥要求;特别肥大的,一疗程后,休息 1 周,再作第二疗程。2 个疗程后,减肥目的已达到。

2. 下颌部肥胖

随时注意去掉药灰,保持火头火红。

灸疗部位:下颌骨下突出部;穴位:双合谷。

灸疗方法:

(1) 将一支药从中折断,固定在两头式灸具上,点燃火头,以下颌骨下突出部位为中心,选用横向或纵向平补平泻法,灸至皮肤发红,深部组织发热为度,每悬灸选 7~9 次为 1 壮,每壮用手按压一下下颌骨,时间约 10 分钟。医者用左手小鱼际从下颌骨下缘向上推至颧骨或耳前部,随着手灸向颧骨部或耳前部,推时力量适中,每推 5 次为 1 壮,药头距离皮肤 2cm,火头保持稍红,反复向上推压灸 5 次为 1 壮,间歇 5 秒后,再作第 2 次灸疗,可推灸 3~5 壮。一侧的下颌部灸完后,以同样的方法再作另一侧下颌部。

(2) 灸两侧手合谷,余下的火头用雀啄法灸两侧合谷,各灸 3~5 壮,每壮灸7 次。

按 7 天为一疗程,1~2 疗程,每天用灸一支。用灸时间 30~40 分钟。

疗效:一般性下颌部肥胖,一疗程基本达到减肥效果。特别肥厚患者,则休息 7 天后,作第二疗程。2 个疗程结束后,也可基本达到减肥要求。

雷火灸面部减肥的优点可免去面部手术减肥的苦恼和经济负担。

3. 颧部与下颌部混合型肥胖

随时注意去掉药灰,保持火头火红。

灸疗部位:整个面部;穴位:双合谷。

灸疗方法:

(1) 将一支药从中折断,固定在两头式灸具上,点燃火头,选用横向或纵向平补平泻法,距离皮肤 2~3cm,先灸半侧面部,至半侧面部发红,深部组织发热为度,每悬灸选 7~9 次为 1 壮,每壮用手按压一下面部皮肤,时间约 15 分钟。然后医者用小鱼际部位在颧部用颧部拉辣式法灸疗 3 壮,在下颌部用下颌部拉辣式法灸疗 5 壮。

(2) 灸两侧手合谷,余下的火头用雀啄法灸两侧合谷,距离皮肤 1cm,各灸 3~5 壮,7 次为 1 壮。

一疗程 10 天,1~2 个疗程即可,每天用灸药 1 支,时间 30~40 分钟。

疗效:一个疗程后,减肥目的基本达到。特别肥厚的,休息 1 周后,再作第二疗程,作完第二疗程后,减肥要求也基本达到。

以上的面部美容灸疗,已在多家美容院推广应用,反响良好。

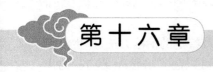

灸 疗 保 健

就保健而言,几千年来,中医理论思想指导早就建立了人生保健哲学观念,讲究阴阳调和,天人合一,也就是人体的五脏六腑,能保持相生相克,生化循环作用能正常运行,能随时与自然环境的改变保持相平衡的状态。人的情志活动,不要影响身体内脏发生相乘相侮,也就是说不可大悲狂怒,会影响五脏变生疾病。饮食方面,清淡辛辣之食品要搭配适当,不宜过多食用辛辣厚味之物。

中医学用以维护人体健康的方法,是内服养生方剂或将养生的单味药品做成汤剂、丸剂、膏剂、粉剂、胶囊,各个时令不同,内服各种方剂的属性就有所不同。例如夏季宜服平淡滋阴之药剂,冬季宜服温补之药剂。另外,还要外练筋骨,如习练五禽戏、太极拳、气功、长拳、器械,以强健体魄,还可用针与灸刺激腧穴,保持五脏六腑、奇恒之腑运行生化营血精微,卫气充沛,不易变生疾病。

雷火灸是一种由原始灸疗系统发展出的一种新的、保持人体阴阳平衡的灸疗方法。其特点有:①使用简便:做保健灸疗时,不用选准腧穴,在包含腧穴在内的部位、脏腑及奇恒之腑所在部位均可施灸;②施灸安全:采用的是悬灸法,又使用了带有网罩的灸具,不易使皮肤受伤;③作用效力快:雷火灸火力大,热辐射力强。调节人体腧穴经络反射信息功能,就会产生良好的作用。

第一节　妇女卵巢保养

一、中医辨证

妇女卵巢是产生雌激素、妇女生育、维持性功能等的重要生殖器官。妇女雌激素的正常产生是青春活力、生育力、性生活愉快的保障,它的健康与否直接关系到女性的健康和美丽,女性随着年龄增长,卵巢功能会逐渐衰退,发生萎缩,从而引起皮肤松弛,失去光泽,色素斑点增多等问题。因此想延缓衰老,推迟更年期,就不能忽视对卵巢的保护。

赵氏雷火灸以它特有的药力与热辐射力,以及特定的治疗方法,产生的温通经络,活血化瘀,调节功能,温补子宫的功效,可以起到增强卵巢功能的作用,从而达到维护健康,驻颜美容,青春永在的目的。

二、雷火灸疗法

随时注意去掉药灰,保持火头火红。

灸疗部位:少腹两侧,神阙至曲骨,第3腰椎至腰骶椎中部,骶骨部位;穴位:神阙、关元、中极、曲骨、子宫、维道、三阴交、八髎穴。

灸疗方法:

(1) 腹部灸法:点燃一支药,固定在单头灸具上。①先灸神阙穴,距离皮肤2cm,用小旋转法灸6壮,每灸8次为1壮;②用平补平泻法,距离皮肤2~3cm,横向移动灸少腹两侧,各灸8分钟,每灸一壮用手按压皮肤一下。每来回为1次,灸8次为1壮,反复用此法灸完8分钟,灸时保持火头红火;③顺任脉从神阙至曲骨,距离皮肤2~3cm,用平补平泻法,灸6壮,从神阙到曲骨来回为1次,每8次为1壮,共8壮;④用小旋转法,距离皮肤2cm,灸关元、中极、曲骨、子宫、维道、三阴交,每穴灸4壮(三阴交穴灸6壮),每灸8次为1壮。

(2) 背部灸法:①从第3腰椎灸至腰骶椎中部,距离皮肤2~3cm,用平补平泻法,每10次为1壮,每壮用手按压一下被灸处,反复灸完8分钟为止;②用平补平泻法,以骶骨为中心,由内至外用大螺旋法旋转至整个骶骨部位,每旋转10次为1壮,每壮用手按压一下被灸处,共灸8壮;③骶尾椎行纵向平补平泻灸法,距离皮肤2~3cm,每10次为1壮,每壮用手按压一下被灸处,共灸6壮;④用雀啄法灸骶骨两侧八髎穴,各穴4壮,每壮8次,每壮用手抚摩被灸处一下。

雷火灸保养治疗方法:每月进行保养治疗2~4次,每次用灸药一支,治疗分腹前部和腰、骶部(包括八髎穴)。

第二节　男性肾保养

一、中医辨证

肾左右各一,附命门,内藏元阴元阳,为水火之脏,其经脉与膀胱相通,互为表里。肾主藏精,是人体生长、发育、生殖之源,为生命活动之根,为先天之本也。肾脏维持体内水液平衡,肾有主骨、生髓、脑充发荣、精力充沛之作用。肾与其他脏腑均有密切关系:肾主纳气,气源于肾,归于肺,故有助肺之吸气和肃降;肾水济于心,心火下交于肾,水火相济,则阴阳平衡;肾为先天之本,脾为后天之本,脾之健运,有赖于肾阳之温煦,而肾气充沛,又需脾胃之养,互为滋润补养;肾精充足,肝亦得滋养;膀胱主贮存津液,其化气行水之功需肾气之蒸腾。

肾为先天之本,藏真阴而实有元阳,宜固藏,不宜宣泄,男性16岁左右"肾气盛,天癸至",说明性发育基本成熟,故有精液泄出,开始具有生育能力。56岁左右则"天癸竭",表示性功能开始衰竭,故精液减少。64岁左右则"五脏皆衰""天癸尽",说明性功能已衰竭,故生育能力丧失。所以肾病多为虚证,实则阴阳虚也。临床表现为水肿、遗精、阳痿、腰痛、耳鸣、耳聋、眩晕等症状。也有阴虚火旺之证。所以男性必保养肾。以上已说明肾宜固不宜泄,保养的实质就是不能重性欲,要有节制,自身调养很重要。

灸对肾部的治疗早有古书记载,常治疗的穴位有命门、中极、足三里、关元、神阙、三阴交、气海、归来、肾俞(双穴)、太溪。在长期的临床实践中,对治疗肾脏的疾病具有良好的疗效,所以常有灸神阙、关元、气海、肾俞、三阴交保元阳、延年益寿的论述。雷火灸保养和治疗肾病的作用,其温煦护阳的功效显得更加充分。在治疗时,不但要治疗以上的穴位,还包括了对肾有影响的生殖系统,应用广泛,对肾的维护显得更有意义。

二、雷火灸疗法

随时注意去掉药灰,保持火头火红。

灸疗部位:两肾区,第1~3腰椎,尾椎向阴囊部位,两侧少腹,耻骨联合处至阴毛之间;穴位:肾俞、神阙、关元、归来。

灸疗方法:

(1)患者取俯卧位,将一支药从中折断,分别装在双头灸具内,点燃药,用横行温灸法,距离皮肤3~5cm,温灸两肾区,每横行灸肾区10次为1壮,灸至皮肤微红、深部组织发热为度,每灸一壮用手按压一下被灸处。时间大约需要10分钟。

(2)由第1腰椎灸至第3腰椎,用纵向灸法,距离皮肤2~3cm,上下移动为1次,10次为1壮,灸6壮,每壮之间必须用手按压一下。

(3)用雀啄法灸两肾俞穴,每雀啄6次为1壮,共灸4壮,每壮之间必须用手按压一下。

(4)患者侧卧,下肢屈曲,内裤褪至膝部,灸火从尾椎向阴囊部位移动,每移动8次为1壮,每次共灸8壮,每壮之间必须用手按压一下。用雀啄法,距离皮肤1cm,雀啄6次为1壮,共灸4壮,每壮之间必须用手按压一下。

(5) 患者仰卧,灸两侧少腹,每侧少腹用斜行法灸5分钟,每来回为1次,每8次为1壮,每壮之间必须用手按压一下。

(6) 在耻骨联合处的阴毛之间,用旋转法灸6壮,每旋转8次为1壮,每壮之间停歇5秒。

(7) 用雀啄法灸神阙、关元、归来(双穴),每穴各灸6壮,每8次为1壮,每壮之间用手按一下。

全部用灸完毕,时间大约在25~30分钟。

肾保养每月2~4次,每次用灸1支,40岁以后,每月最好能做3~4次灸疗,7~10天1次。

第三节　预防肿瘤与癌变的发生

一、中医辨证

肿瘤癌变的发生,是因为人体脏腑生化精液营血不足,不能营润人体各个组织器官;卫气不旺,不能正常营运机体各个器官,络脉、孙络处易发生气血障碍,瘀血积聚或遇外邪(环境的瘴气、毒气、疫气、六淫之邪气)相搏,便会形成气瘀血阻,变生痈瘤,最后发生恶变。

有许多生理病变使人无知觉、无感受,长期停留而变生组织破坏性疾病。如身体某个器官肿瘤已形成,发觉的包块,有时觉稍有胀感,并无明显压痛,往往被人忽视,不加以治疗,长时间就会变生成癌变。癌变对生理组织细胞破坏性极大,常伴有转移,危及生命。

在饮食过程中吃了带腐蚀及病毒的食物,这些病毒饮食被吸收传至血液,留驻在某器官,也可导致肿瘤的发生。

人体的肿瘤也可禀承于父母,在后天若脾胃强盛,肿瘤因素可以被限制其发展;若后天发生气血不足,抗体减弱,肿瘤因素可以衍生成癌变,这种衍生癌变的过程往往不被发觉。

二、雷火灸预防肿瘤与癌变的功效

(一)增强免疫力

预防肿瘤与癌变,必须要增强人体的免疫力,自身的抗病因素就是"正气存内,邪不可干",在长期与疾病做斗争的临床实践中,古代医家认识到人体防卫功能与疾病的发生与发展有着密切的关系,若人体正气盛,内邪和外邪都可以抵御,不会变生疾病;若是"邪之所凑,其气必虚",这也指明人体内正气不足,被内邪和外邪所侵犯,必变生疾病,这里所指人体的正气,就是我们人自身抗病毒的免疫功能。

中医学认为人体是阴阳平衡的统一整体,与自然界协调,机体内外阴阳平衡则身体健康,精神充沛,故云"阴平阳秘,精神乃治"。若阴阳失调,则会变生疾病,阴阳失调是疾病发生发展的根本。"阴阳离决,精气乃绝",这就是强调人身体与自然界必须天人合一,人的生理活动才会正常。阴阳失调是人体发生疾病甚至死亡的重要因素。

(二)免疫组织与器官

免疫组织与器官是免疫系统重要的组成部分,免疫组织又称淋巴组织,广泛分布在机体各个部位。在消化道、呼吸道、泌尿生殖道等黏膜下有大量非包膜化弥散性的淋巴组织和淋巴小结,构成了黏膜相关淋巴组织,在抵御微生物经黏膜侵袭机体方面发挥重要的作用。此外,皮肤免疫系统在抵御微生物经皮肤入侵、产生局部免疫方面也起到重要的作用。淋巴组织构成了胸腺、脾、淋巴结等包膜化淋器官的主要成分。淋巴器官又称为免疫器官。

三、雷火灸改善免疫功能与造血

1. 雷火灸可通过局部皮肤的温热刺激,达到改善循环,促进抗体产生,提高机体免疫功能和网状内皮功能活性的目的,促进骨髓造血干细胞的分裂。雷火灸对环磷酰胺所致白细胞减少的小鼠有增强其细胞、体液免疫功能的作用。雷火灸对免疫功能的改善则被认为是通过神经内分泌作用,由神经对免疫器官的直接作用(硬线联系)和体液途径影响免疫(软线联系)达到调整机体免疫功能。

2. 雷火灸可以降低肿瘤坏死因子、白介素 -1、核转录因子的表达水平,可以使局部炎性细胞减少。

3. 雷火灸灸疗在升高白细胞数量并发挥其作用上有着良好的疗效,尤其是雷火灸在治疗化疗引起的细胞减少症更是行之有效,且价廉、方便,无毒副作用。

4. 加强造血功能

(1)加强骨髓造血功能:雷火灸有加强骨髓造血功能,对抗骨髓抑制,促进血细胞释放的作用。雷火灸对穴位的温热刺激产生冲动传至中枢,经一系列作用后,借助下丘脑—脊髓途径,一方面调整造血器官的造血功能,另一方面又可调整白细胞的贮存、释放等再分配过程。由于血液中各成分及血液流变学指标的改变,可直接影响微循环。

(2)加强髓外造血功能:其不仅作用于骨髓,还可能作用于髓外造血组织。人体淋巴细胞的增殖还依赖于胸腺及周围淋巴结等。

四、雷火灸治疗

随时注意去掉药灰,保持火头火红。

灸疗原则:补脾健胃,温阳益气生血,消积杀虫。

灸法 1

灸疗部位:神阙至耻骨联合处;穴位:气海、关元、足三里、三阴交、脾俞、肾俞。

灸疗方法:点燃一支药,用单头式灸具,用灸量 1/2 支,从神阙至耻骨联合处,采取温灸法,距离皮肤 3cm,每来回 10 次为 1 壮,用手按压一下皮肤,反复灸至皮肤红晕,深部组织发热为度。然后取气海、关元,用雀啄法,距离皮肤 2cm,每雀啄 6 次为 1 壮,各灸 6 壮。再取足三里、三阴交、脾俞、肾俞等腧穴,用雀啄法,距离皮肤 2cm,每雀啄 6 次为 1 壮,每穴共灸 8 壮。每天用灸 1 次,每 10 天为一疗程。

灸法 2

灸疗部位:第 1~7 颈椎;穴位:风府、两侧风池、脾俞、肾俞、足三里、太溪、神阙、关元、气海。

灸疗方法:点燃一支灸药,用单头式灸具施灸,用量 1/2 支灸药,第 1 颈椎至第 7 颈椎(大椎),距离皮肤 3~5cm。用温灸法,每上下灸 10 次为 1 壮,每壮用手压一下皮肤,反复灸至皮肤红晕,深部组织发热为度;然后用雀啄法,距离皮肤 2cm,每雀啄 6 次为 1 壮,灸风府、两侧风池,各 8 壮;用小螺旋灸法,距离大椎 3cm,灸 8 壮,每壮为 6 次;再用雀啄法灸脾俞、肾俞、足三里、太溪、神阙、关元、气海等,每穴各灸 8 壮,每天用灸 1 次,每 10 天为一疗程。

灸法 3 对白细胞及免疫力增长的灸疗。

(1) 灸疗部位:大椎至第 3 腰椎;穴位:大椎、双膈俞、双脾俞、双肝俞、双肾俞、双命门。

灸疗方法:患者俯卧,点燃一支药,用单头式灸具施灸,用灸药量 1 支,从大椎至第 3 腰椎(可分两段灸疗),距离皮肤 3~5cm,施行温灸,每来回灸 10 次为 1 壮,每壮之间用手按压一下,至皮肤红晕,深部组织发热为度;然后选大椎、双膈俞、双脾俞、双肝俞、双肾俞、双命门,用雀啄法,距离皮肤 2cm,每雀啄 6 次为 1 壮,每穴各灸 8 壮。

(2) 灸疗部位:天突至中脘、神阙至耻骨联合;穴位:膻中、中脘、关元、气海。

灸疗方法:然后从天突至中脘,采用平补平泻法,距离皮肤 2~3cm,每来回灸 10 次为 1 壮,每灸一壮按压皮肤一次,共灸 8 壮;再用雀啄法灸膻中、中脘,距离皮肤 2cm,每雀啄 6 次为 1 壮,每穴灸 6 壮;再用平补平泻法,灸从神阙至耻骨联合,距离皮肤 2~3cm,来回 10 次为 1 壮,共灸 8 壮;最后用雀啄法灸关元、气海,距离皮肤 2cm,每雀啄 6 次为 1 壮,每穴灸 6 壮。

(3) 灸疗穴位:双合谷、双足三里、血海。

灸疗方法:最后用雀啄法距离皮肤 2cm,再用雀啄法灸双合谷、双足三里、血海,距离皮肤 2cm,每 6 次为 1 壮,各腧穴灸 8 壮,每天灸 1 次,每 10 天为一疗程。

根据情况,以上三种灸法可任选一种与第四种灸法结合运用。

灸法4 在诊断出肿瘤部位的灸法。

灸疗部位:肿瘤部位及周围组织;穴位:远端相关经络 2~3 个腧穴。

这种灸法在雷火灸中也是非常重要的,根据肿瘤的大小,施灸时,一定要扩大到肿瘤以外的组织部分给予同样灸疗。

灸疗方法:首先采用平补平泻法,用 1/2~1 支灸药,距离皮肤 2~3cm,每摆动灸 9 次为 1 壮,每灸一壮停歇 5 秒,反复灸至包括肿瘤块在内的组织皮肤发红,深部组织发热为度;然后用顺时针小螺旋法灸,距离皮肤 1cm,每旋灸 7 次为 1 壮,根据肿块大小,旋灸 7~9 壮;然后根据肿瘤所在部位,选远端相关经络所在的 2~3 个腧穴,用雀啄法各灸 7 壮,每天灸 1 次,10 天为一疗程,可以检查一下肿瘤有无减小,以便确定下一个疗程。

灸法5 雷火灸有对癌症的止痛作用,灸法同上。根据癌变情况,可一直用灸。

第四节　延 年 益 寿

人的生命是有一定年限的,人从生长、发育到成熟后,人的生理正常功能就开始逐渐减弱;人的机体组织细胞、器官等也随之发生不同程度的衰老,人体退化到一定程度就会寿终。在历史文化及医药的发展过程中,人们早就对延长生命有了认识,并且也有具体的方法。

在我国春秋战国时期,老子、庄子就提出了"顺乎自然"的养生哲学理论和方法。中医学奠基之巨著《内经》,也在上述的理论基础上通过临床实践,总结出了中医延年益寿的养生哲学理论,《素问·上古天真论》云:"上古之人,其知道者,法于阴阳,和于术数,食饮有节,起居有常,不妄作劳,故能形与神俱,而尽终其天年,度百岁乃去。"精辟地论述了中医养生延年益寿的观点,并指导后学之士,发展到现代医学的观点,认为经常进行体格检查,早发现疾病早做治疗;更加注重环保卫生,以减少疾病传播源;注重体育锻炼,增强体质,延年益寿。

一、中医辨证

中医学的灸疗在中医基础理论指导下,在延缓衰老、延年益寿方面,通过临床实践,建立和总结出了一套独特的治疗衰老的学说。

1. 与阴阳失调有关 机体生理功能器官的衰退,就是阴阳失去了平衡,出现了偏盛偏衰,或阴阳两亏变化产生的。阴阳如果继续失去互为适应的作用,就会产生阴阳分离,生命基础消失而死亡。如唐代孙思邈指出:"人年五十以上,阳气日衰,损与天至,心力渐退,忘前失后,兴居怠惰……食欲无味,寝处不安……"说明了阳气减弱,是衰老的主要因素之一;李杲记载:"五常政大论云,阴精所奉其人寿……阴主杀故夭。"指出人的寿命也与阴亏这一重要因素有关。这些论述指出,人的生命与阴阳失调有密切关系。

2. 与脏腑衰弱有关 在中医基础理论中,人体五脏禀先天给予生命的物质基础,在它的发育生长过程中,是生克制化平衡的,而且有很强的适应外界变化的能力,能与自然界平衡统一。在《内经》中指出人体发育成熟以后,随着年龄的增长,五脏生理功能及机体组织也开始衰弱。随着衰弱的逐渐发生和发展,最终导致死亡。《灵枢·天年》论道:"五十岁,肝气始衰,肝叶始薄,胆汁始灭,皮肤枯……百岁,五脏皆虚,神气皆去,形骸独居而终矣。"指出脏腑功能衰弱是导致死亡的重要因素之一。

3. 与精、气、神亏损有关 精、气、神是表现人生命活动状况的,也就是人生命的体现。中医诊断学认为人的精、气、神充沛就证明人体内脏阴阳平衡,生克制化能互为应用,是身体健康的体现;若精、气、神出现萎靡状态,就说明身体欠佳。所以三者的状态出现不足的情况,三者则互为亏损,是衰老的象征。

《素问玄机原病式》曰:"是以精中生气,气中生神,神能御其形也。由是精为神气之本,形体之充固,则众邪难伤,衰则诸疾易染……夫气者,形之主,神之母,三才之本,万物之元……非气不足以长养万物。由是气化则物生……气乱即物病,气绝即物死。"以上论述说明,医家对人体精、气、神表现是非常重视的,根据精、气、神不同的表现,判断人体健康与衰老程度,以此发现针对精、气、神的亏损作调养与治疗。

二、雷火灸治疗

随时注意去掉药灰,保持火头火红。

1. 调和阴阳平衡

灸疗部位:天突至中脘、背部肾区;穴位:神阙、关元、三阴交、风府、大椎、双脾俞、双肾俞、双足三里,女性加八髎穴、男性加长强穴。

灸疗方法:点燃一支灸药,用单头式灸具,从天突至中脘,距离皮肤3~5cm,采用温灸法,每来回为1次,每10次为1壮,每壮用手按一下被灸处,反复灸至皮肤红晕,深部组织发热为度,大约灸10分钟;然后选神阙、关元、三阴交,用小螺旋法,距离皮肤2cm,每旋转6次为1壮,每壮用手压一下皮肤,每穴各灸 8 壮;再选肾区所在的背部位置,从第 11 胸椎至第 2、3 腰椎之间,椎体两旁背肌用温灸法上下左右移动熏灸,每移动 10 次为 1 壮,每壮用手按压一下皮肤,灸大约 10 分钟,灸至皮肤红晕、深部组织发热为度;再用小螺旋法,距离皮肤 2cm,熏风府、大椎、双脾俞、双肾俞、双足三里,每旋转 6 次为 1 壮,每壮用手按压一下皮肤,如果是女性用温灸法加熏八髎穴 5 分钟;如是男性,用小螺旋法加灸长强穴 8 壮。

用于保健,夏天每半月灸 1 次,冬天每半月灸 2 次;用于治疗,10 天为一疗程,可连续灸 1~2 疗程。

2. 调和脏腑,补脾健胃

灸疗部位:神阙至耻骨联合处;穴位:两侧肺俞、肝俞、脾俞、肾俞、足三里,男性加双命门、女性加双归来。

灸疗方法:点燃一支灸药,用单头式灸具,从神阙至耻骨联合处,距离皮肤 3~5cm,采用温灸法,来回为 1 次,10 次为 1 壮,每壮用手按压一下皮肤,灸至皮肤红晕、深部组织发热为度,约灸 10 分钟;然后再用小螺旋法,距离皮肤 2cm,灸两侧肺俞、肝俞、脾俞、肾俞、足三里。若遇男性,加灸双命门;若是女性,加灸双归来,各灸 8 壮,每 6 次为 1 壮,每壮用手按压一下皮肤。

若用于保健,夏天每半月灸 1 次,冬天每半月灸 1~2 次;若治疗脾胃病,灸 10 天为一疗程,可连续灸 1~2 疗程。

3. 保养精、气、神

灸疗部位:神阙至气海、第 11 胸椎至第 2、3 腰椎之间的两侧;穴位:三阴交、涌泉、内关、大椎、百会、足三里。

灸疗方法:点燃一支灸药,用单头式灸具,从神阙灸至气海,距离皮肤 3~5cm,采用温灸法,每上下为 1 次,10 次为 1 壮,每壮之间用手按压一下被灸处,大约熏 8 分钟;加三阴交、涌泉、内关、灸第 11 胸椎至第 2、3 腰椎之间的两侧,距离皮肤 3~5cm,每上下或左右各 10 次为 1 壮,每壮之间用手按压一下被灸处,约灸 6 分钟,灸至皮肤发红、深部组织微热为度;然后再用小螺旋法灸大椎、百会、足三里。

此灸法已在雷火灸门诊部和多家医院推广应用,收效良好。

主要参考文献

1. 陈文彬 . 诊断学 . 第 6 版 .. 北京 : 人民卫生出版社 , 2006 : 11

2. 叶任高 . 内科学 . 第 6 版 .. 北京 : 人民卫生出版社 , 2007 : 4

3. 王永炎 . 中医内科学 . 北京 : 人民卫生出版社 , 2006 : 5

4. 谭新华 . 中医外科学 . 北京 : 人民卫生出版社 , 2005 : 9

5. 颜正华 . 中药学 . 北京 : 人民卫生出版社 , 2006 : 1

6. 李曰庆 . 中医外科学 . 北京 : 中国中医药出版社 , 2003 : 2

7. 孙国杰 . 针灸学 . 北京 : 人民卫生出版社 , 2002 : 10

8. 吴焕淦 . 中国灸法学 . 上海科学技术出版社 , 2006 : 8

9. 章逢润 . 中国灸疗学 . 北京 : 人民卫生出版社 , 1989 : 2

10. 邱树华 . 正常人体解剖学 . 上海科学技术出版社 , 1984 : 10

11. 吴晓球 . 实用内科医师处方手册 . 北京 : 科学技术文献出版社 , 2007 : 3

12. 天津医院骨科 . 临床骨科学 . 北京 : 人民卫生出版社 , 1978 : 12

13. 蒋位庄 . 中医骨病学 . 北京 : 人民卫生出版社 , 1989 : 6

14. 毛文书 . 眼科学 . 北京 : 人民卫生出版社 , 1988 : 10

15. 国卜铉 . 鼻科学 . 第 2 版 . 上海科学技术出版社 , 2000 : 10

16. 姚泰 . 生理学 . 北京 : 人民卫生出版社 , 2006 : 6

17. 樊小力 . 人体机能学 . 西安 : 西安交通大学出版社 , 2006 : 1

18. 何维 . 医学免疫学 . 北京 : 人民卫生出版社 , 2006 : 6

19. 余从年 . 医学细胞生物学 . 第 2 版 . 科学出版社 , 2007 : 5

20. 李玉林 . 病理学 . 第 6 版 . 北京 : 人民卫生出版社 , 2003 : 7

21. 吴在德 . 外科学 (第 6 版). 北京 : 人民卫生出版社 , 2006 : 6

22. 裘法祖 . 外科学 . 第 4 版 , 北京 : 人民卫生出版社 , 1995 : 11

23. 陈国伟 . 现代急诊内科学 . 广州 : 广东科技出版社 , 1990 : 9

24. 唐植忠 . 实用外科医师处方手册 . 北京 : 科学技术文献出版社 , 2004 : 8

25. 吴志华 . 皮肤性病学 . 第 3 版 . 广州 : 广东科技出版社 , 1997 : 4

26. 徐文严 . 皮肤性病临床处方手册 . 南京 : 江苏科学技术出版社 , 2006 : 5

27. 丁建江 . 五官科疾病外治法 . 北京 : 中国医药科技出版社 , 2001 : 8

28. 吴中匡 . 儿科临床处方手册 . 南京 : 江苏科学技术出版社 , 2005 : 8

29. 山东省人民医院 . 实用妇科学 , 济南 : 山东科学技术出版社 , 1980

30. 吴敦序 . 中医基础学 . 上海 : 上海科学技术出版社 , 2000

31. 邓铁涛 . 中医诊断学 . 上海 : 上海科学技术出版社 , 2000

后　记

　　我撰写《雷火灸疗法》一书之意，由来已久，萌发于20世纪80年代。两个观念驱动着我下决心去闯闯"写作"的禁区：一是灸疗法是祖国医学中的瑰宝，应予发扬光大，造福于人类；二是处于安宁、和谐、优裕、欣慰的广大民众需要康健的体魄去共享盛世硕果。

　　在几十年的临床实践中，多次目睹了患者被病魔缠身的痛楚，体验了患者呻吟之声的感受，深感自己身负的社会责任重大，应在减轻他们的痛苦中"支招"，帮助他们康复，提高生活质量。于是，我依据中医灸疗法的理论和西医解剖学的原理，认真对待每一个求诊患者，运用中西医的诊断，了解其病因、征象，用雷火灸的办法给予治疗，多数患者因此而得到迅速康复。无数成功的事例既鼓舞了我，也鞭策了我，为我继续探索研究"雷火灸"注入了新的原动力。在医疗实践中，我在治未病方面，下了不少功夫。我认为，"治未病"比"治已病"要重要得多，好治得多，"防患于未然"，"以预防为主"就列为医疗工作的重点，因此，在书中占了不少篇幅。经过五年多时间的努力，终于完成了《雷火灸疗法》的编写工作。

　　在本书的写作过程中，得到了中国针灸学会原会长李维衡教授和中国针灸学会针法灸法分会原主任张缙教授的支持和帮助，也得到了许多同仁和朋友以及上海教育出版社领导、工作人员的帮助，在此一并表示衷心感谢。

　　书中可能还有一些疏漏和不足之处，请有关专家指正，并请广大读者批评，不胜感激！

赵时碧

2013年4月